新 毎日の食事のカロリーガイドブック

外食編／ファストフード・コンビニ編／市販食品編／家庭のおかず編

監修
女子栄養大学学長・医学博士　　香川芳子

調理&データ作成
カロニック・ダイエット・スタジオ　　竹内冨貴子

女子栄養大学出版部

目次 新 毎日の食事のカロリーガイドブック

この本の使い方（4〜8）

四群点数法について	6
1日にこれだけ食べよう	7
栄養価の算出方法とその表示について	8

外食編（9〜46）

人気メニュー	カレーライス・ハヤシライス	10
	ハンバーグ・ステーキなど	12
	コロッケ・カツ・フライ類	14
	ギョーザ・シューマイ・春巻きなど	18
	焼き肉・焼きとり	20
めん類	そば・うどん	22
	中国風めん	24
	スパゲティ・グラタン類	26
	焼きそば・焼きうどん・ビーフン	29
ごはん物	すし	30
	丼物など	32
	チャーハン・ピラフ類	34
	リゾット・その他	35
定食	和風	36
	洋風	38
	中国風・その他	40
喫茶	ソフトドリンク	42
	デザート・軽食	43
甘味	みつ豆・あんみつなど	44
	おしるこ・くずもちなど	45
スナック	お好み焼き・中華まんなど	46

ファストフード・コンビニ編（47〜62）

ファストフード	ハンバーガー類	48
	サイドメニュー・その他	50
コンビニ	弁当	52
	めん	54
	おかず	56
	おにぎり・すし	58
	サンドイッチ・その他	60
	菓子パン・デザート	62

市販食品編（63〜102）

おかず	冷凍食品	64
	チルド・レトルト食品	66
	缶詰・電子レンジ食品	68
	みそ汁・スープ類	70
でき上がり主食	カップめん	72
	即席めん	74
	チルド・冷凍食品	76
	レトルト・電子レンジ食品	78
複合調味料	中国・韓国料理の素	80
	カレー・パスタソースなどの素	82
	ごはんの素・その他	84
ごはんの友	ふりかけ・つくだ煮など	86
	漬け物・珍味	88
嗜好飲料	アルコール飲料	90
	ソフトドリンク	92
菓子	スナック菓子など	94

CONTENTS

	洋菓子	96
	和菓子	98
	デザート食品	100
	アイスクリーム類	102

■ 家庭のおかず編 （103～144）

♠ 第1群
卵料理
- 鶏卵 ……………………………… 104～105
- うずらの卵・ピータン ……………… 105
- 普通牛乳・プロセスチーズ ………… 106

牛乳・乳製品料理
- カテージチーズ・ヨーグルト（全脂無糖） … 107

♥ 第2群
魚料理
- アジ・イワシ ……………………… 108
- サケ（シロサケ）・サバ …………… 109

魚介料理
- エビ・イカ ………………………… 110
- アサリ・ホタテ（貝柱） …………… 111

肉料理
- 牛もも肉・牛肩肉 ………………… 112
- 牛バラ肉・豚もも肉 ……………… 113
- 豚ロース肉・豚バラ肉 …………… 114
- 鶏もも肉（皮なし）・鶏胸肉（皮なし） … 115
- 鶏ささ身・豚レバー ……………… 116
- 鶏レバー・牛ひき肉 ……………… 117
- 豚ひき肉・鶏ひき肉 ……………… 118

肉加工品料理
- ロースハム・ウインナソーセージ …… 119

豆・豆製品料理
- ゆで大豆・納豆 …………………… 120
- もめん豆腐・焼き豆腐 …………… 121
- 厚揚げ・油揚げ …………………… 122
- がんもどき・凍り豆腐 …………… 123

♣ 第3群
野菜料理
- ほうれん草・にんじん …………… 124
- 春菊・さやいんげん ……………… 125
- かぼちゃ（西洋）・にら …………… 126
- ブロッコリー・青梗菜 …………… 127
- グリーンアスパラガス・トマト …… 128
- 小松菜・ピーマン ………………… 129
- キャベツ・もやし ………………… 130
- 大根・玉ねぎ ……………………… 131
- なす・きゅうり …………………… 132
- 白菜・かぶ ………………………… 133
- ごぼう・はす ……………………… 134

芋料理
- じゃが芋・さつま芋 ……………… 135
- 里芋・長芋 ………………………… 136

きのこ・海藻料理
- きのこ類・海藻類 ………………… 137

◆ 第4群
穀物料理
- 胚芽精米ごはん・胚芽精米 ……… 138
- 精白米ごはん・精白米 …………… 139
- 玄米・もち米・もち ……………… 140
- そば・うどん ……………………… 141
- そうめん・中華めん ……………… 142
- スパゲティ・マカロニ・小麦粉 …… 143
- ビーフン・春雨・食パン ………… 144

■ 家庭のおかず編レシピ＆栄養価一覧（145～191）

標準計量カップ・スプーンによる重量表 ……………… 192

3

この本の使い方

　毎日の食事は、ますます多様化しています。家庭で手作りの料理を食べる以外に、外食したり、加工食品を利用することも増えました。それぞれのライフスタイルに合わせて、しかも栄養バランスのとれた食生活を送るためには、個々人が栄養についての知識をもち、健康状態に合わせて食事を選択する必要が出てきました。自分の健康は自分で管理することが必要な時代を迎えています。

　この本では、日常生活でよく食べる食品や料理を900点以上集め、〈外食編〉〈ファストフード・コンビニ編〉〈市販食品編〉〈家庭のおかず編〉に分類して、その栄養の情報を見やすく表示しました。

　基本的に表示した栄養価は、エネルギー量（kcal）、たんぱく質＝Ⓟ、脂質＝Ⓕ、炭水化物＝Ⓒ、塩分（食塩相当量）＝㊧、糖分（添加糖）＝㊿、コレステロール＝㋙、食物繊維＝㊦、ビタミンE＝Ⓔの9項目です。これに「四群点数法」による各食品群の熱量点数を加えました。

　この「四群点数法」は、毎日の食生活の栄養チェックに大変便利なものです。4つの食品群の分類法を覚え、適量ずつ選んで食べるようにすれば、栄養のバランスをとることができます。詳しくは6～7頁で解説してあります。

　外食編は特定店舗のものでなく、一般的な量・調理法によるモデルの料理を作成し、栄養価を算出しました。ファストフード・コンビニ編と市販食品編については、各メーカーに可能な限りのデータ提供をお願いし、その情報を基に記載しました。

　外食は店によって素材や味つけが違いますし、ファストフードやコンビニエンスストア、市販の商品は改変のペースが速まっていることや量産品の平均値であることから、全く同一の食品があるとはかぎりません。一つの目安として考え、日常の健康管理に活用してください。

　家庭のおかず編では基本的な食材の栄養価や調理法によるエネルギーの変化を知ることができます。ビタミンやミネラルを加えたさらに詳しい栄養価一覧もありますので、レシピにしたがって献立を考えれば、必要な栄養管理や家庭での食事療法等にも有効です。大いに役立ててください。

第1～4群の各熱量点数

- ♠ =第1群　卵、牛乳・乳製品のグループ
  卵1点、乳2点の1日3点が摂取目安。
- ♥ =第2群　魚介、肉、豆・豆製品のグループ
  各1点で1日3点が摂取目安。
- ♣ =第3群　野菜、芋、くだもののグループ
  各1点で1日3点が摂取目安。
  きのこ、海藻類も含みます。
- ♦ =第4群　穀物、油脂、砂糖、嗜好品のグループ
  穀物8点、油脂2点、砂糖1点の1日11点
  を目安とし、必要により増減します。

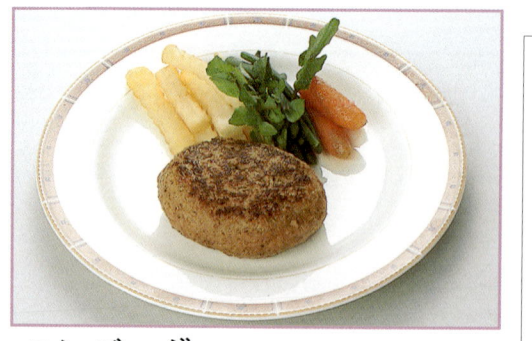

ハンバーグ

♠=0.1　♥=2.8　♣=0.7　♦=1.9　**5.5点　437kcal**

Ⓟ=21.5g　Ⓕ=30.3g　Ⓒ=17.2g　塩=1.4g　糖=0g
コ=76mg　セ=2.7g　Ⓔ=3.3mg

4つの群の合計点数

熱量点数の合計の値です。
1点=80kcalとして算出しています。

エネルギー量

生命、体温の維持、体を動かすことなど
に欠かすことのできないものです。
年齢、性別、生活活動強度などにより、個々
人の1日のエネルギー所要量は違います
が、基礎代謝量（最低必要なエネルギー
量）は、成人男性で約1500kcal、女性
で約1200kcalです。

＊数値欄の＋は微量を表します。−は未分
析（分析値なし）または非公開を示します。

素材（家庭のおかず編）の見方
平均的な1人分の1回使用量

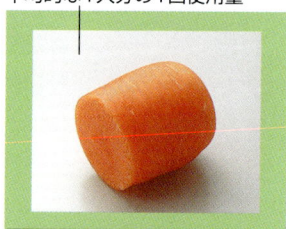

にんじん
70g=0.3点 （1点=220g）

使用重量とその熱量点数

＊熱量点数は、1点の重量を基準に
使用重量から算出し、小数第2位を
四捨五入したもの。

- Ⓟ= **たんぱく質**
  筋肉や血液などを作る大切な栄養素です。1日の摂取
  量の目安は成人男性70g、女性55g程度。第1群、第2群
  の食品が供給源です。

- Ⓕ= **脂質**
  1gが9kcalと、エネルギーが高い栄養素です。摂取エネ
  ルギーに占める割合を20～25%にするのが理想的です。

- Ⓒ= **炭水化物**
  エネルギー源として速やかに利用できる栄養素です。
  主食のごはんやパン、お菓子、くだもの、芋類などに多
  く含まれています。

- 塩= **塩分（食塩相当量）**
  食塩、しょうゆ、みそなど調味料からの塩分と、食品その
  ものが持つ塩分を合わせた食塩相当量です。1日の摂
  取は10g以下を目標にします。

- 糖= **糖分（添加糖分）**
  砂糖、みりん、ジャムなど、調味用に添加された糖分のこ
  とです。

- コ= **コレステロール**
  体の組織を作るために用いられる成分で、動物性食品に
  多く含まれます。

- セ= **食物繊維**
  海藻、野菜など植物性の食品に多く含まれます。腸の消
  化促進に役立ちます。目標摂取量は、成人で1日20～25
  gです。

- Ⓔ= **ビタミンE**
  高度不飽和脂肪酸に対する抗酸化作用があります。脂
  質の過酸化は、生活習慣病や老化を招きます。1日の摂
  取量の目安は成人男性10mg、女性8mgです。

四群点数法について

四群点数法の基本

「四群点数法」とは、どんな食品をどのくらい食べればいいかをエネルギー量（kcal）を基準にして考える方法です。

すべての食品を栄養学的特徴から見て、4つのグループ（食品群）に分類しています。この点数法では、食品のエネルギー量を80kcal＝1点という単位（熱量点数）を用いて表します。たとえば、卵1個、魚1切れ、じゃが芋1個など、1回の使用量が約80kcalである食品が多いので、覚えやすく、「1日に必要な栄養素量を満たす食品の量」を簡単に計算できます。この方法を身につければ、各食品群をバランスよく摂取することができると同時に、ある食事で摂取したエネルギー量を暗算で求めることも可能です。各食品群の種類や特徴、働きも知っておくと便利です。

80kcal＝1点の食品重量を覚えよう

	第1群	第2群	第3群	第4群
おもな食品と働き	卵、牛乳・乳製品 良質のたんぱく質、カルシウム、鉄、ビタミンB₂、ミネラルの供給源です。	魚介、肉、豆・豆製品 おもにたんぱく質源で、そのほか脂質、ビタミンA・B群などの供給源。体や筋肉、血液などを作ります。	野菜、芋、くだもの、きのこ、海藻 ビタミン、ミネラル、食物繊維の供給源となります。体の働きを円滑にする食品群です。	穀物、油脂、砂糖、嗜好品 体や体温を維持するエネルギー源となります。主食や菓子はこのグループが中心です。
1点重量の例	鶏卵55g プロセスチーズ24g 普通牛乳120g ヨーグルト130g	牛もも肉40g もめん豆腐110g（⅓丁） 鶏ささ身75g（2本） アジ65g（小1尾）	緑黄色野菜100gと淡色野菜200g じゃが芋110g（1個） さつま芋60g（¼本） キウイフルーツ150g（小2個） バナナ95g（1本） いちご240g（15〜20個）	バター11g（大さじ1弱） 砂糖21g（大さじ2⅓） 精白米ごはん50g（軽く½杯） 食パン30g（6枚切り½枚）
1日の摂取量（20点としたときの配分）	3点 卵……1点 牛乳・乳製品……2点	3点 魚介……1点 肉……1点 豆……1点	3点 野菜……1点 芋……1点 くだもの……1点	11点 穀物……8点 油脂……2点 砂糖……1点

1日にこれだけ食べよう

基本の20点を個人の必要量に合わせて増減する

各人に必要なエネルギーは、年齢や性別、活動量、健康状態によって異なりますが、第1群、第2群、第3群はそれぞれ3点ずつ（3・3・3）は摂りましょう。これは、体に必要な保全素（エネルギー以外の栄養素）をバランスよく満たすためにすべての成人に最低必要な点数です。第4群はエネルギー源となる食品群なので、個人の必要量に合わせて増減します。

1日の摂取量の基本を1600kcalと考えると、第1～3群各3点ずつの9点と、第4群の11点で合計20点となります。4群は穀物8点分を優先的に摂り、残りを油脂と砂糖で調節します。

基本の20点は控えめな量です。たとえば成人女性の平均的なエネルギー所要量は1日1800kcal（22.5点）ですから、余裕分の2.5点は好みの食品群で摂ることができます。体重をコントロールするためには、第4群の量を砂糖、油脂、穀物の順に減らします。第1～3群の各3点をけずってはいけません。とくに第3群の野菜類は、不足ぎみの人が多いので要注意の食品です。緑黄色野菜100g以上を含む合計300gを、多種類の野菜を組み合わせて欠かさず食べましょう。

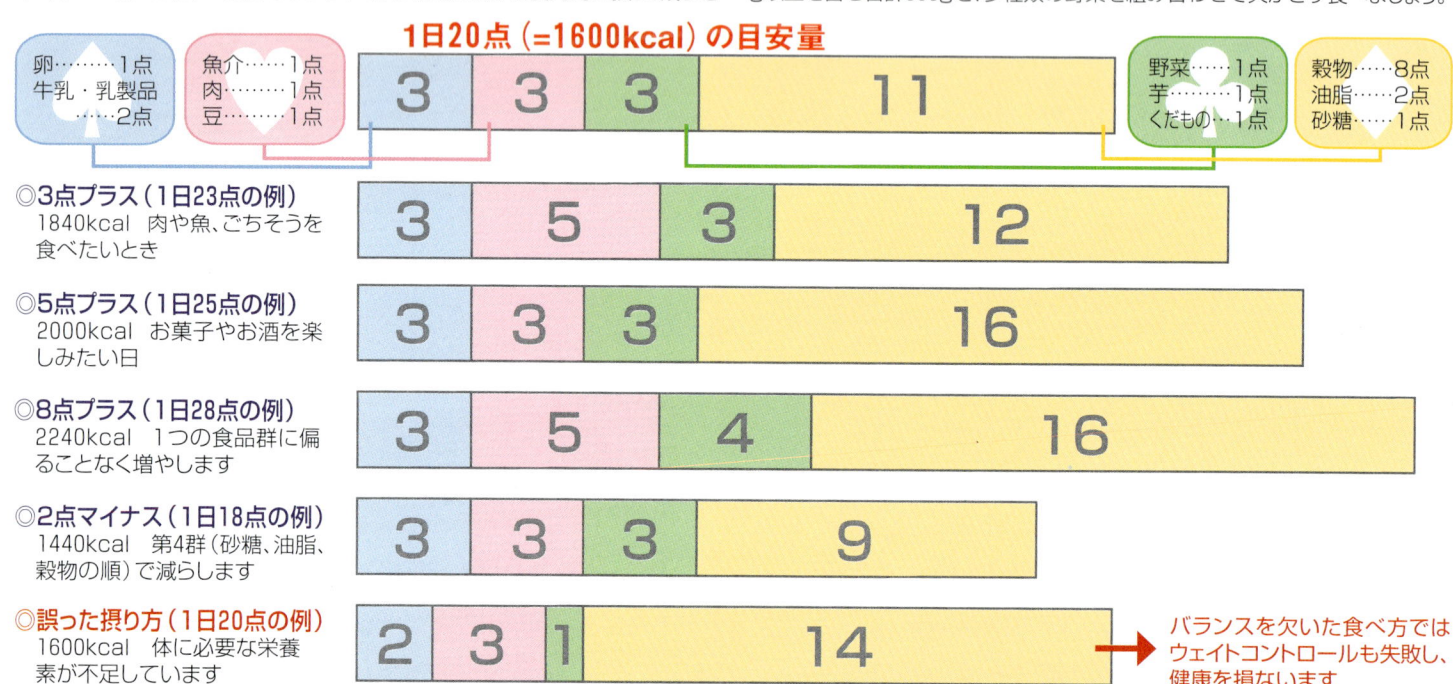

栄養価の算出方法とその表示について

〈外食編〉

◎栄養価および点数の算出にあたっては、『五訂食品成分表』(女子栄養大学出版部)のデータを使用しました。
◎栄養価は特に表示のあるもの以外は1人分(1食分)の数値です。特定店舗の商品ではなく、一般的な外食を再現して栄養価をもとめました。
◎各料理の材料について、調理済みのものを食品ごとに皿手動ばかりで計量しました。
◎衣やいため油・吸油量などについては、『増補版調理のためのベーシックデータ』(女子栄養大学出版部)を基に算出しました。
◎食べるときにつける調味料は、たれ、からしなど写真中にあるものはデータに含まれています。ソースやつけじょうゆなど写真に添えられていないものは、一般的に使う量のエネルギー等を欄外に記しました。
◎塩分については、平均的な味つけを基に食塩相当量を計算しました。なお、めん類や煮物の塩分は、汁やスープを全部飲んだときの塩分量です。

〈市販食品編〉

◎栄養価は、基本的にメーカーから提供されたデータを掲載しました。商品は2001年12月~2002年2月時点で確認を得たものです。写真右隅の★印は、メーカーから栄養価だけでなく、材料配合データも提供されたものです。
◎四群別の点数は、メーカーから材料配合データを公開されたもの(★印)についてはそこから算出し、その他のものは原材料名から、一般的な配合に基づき分類可能な限りの算出を行い、掲載しました。四群の点数配分にあたっては、例えば材料は小豆でも砂糖の多いものや乳製品・卵・野菜などが含まれていても嗜好品や主食と見なせるものは、第4群に分類しています。
◎栄養価の数値表記は、エネルギーとコレステロールが整数、その他は小数第1位までの記載を基本としています。ただし、丸美屋食品のうち2点(「ごましお」「のりたま」)、アサヒビール1点、ハーゲンダッツジャパン2点は、例外となっています。
◎★印のうち、イタリアン・トマトは、承諾を得て以前のデータから再計算を行いました。
◎栄養価の基準とした量は各食品ごとに記しました。基本的に写真中の1包装あたり、または1人分(1食分)としてよく使う量(メーカーの目安量等)としています。
◎C=の数値が炭水化物でなく糖質であるとメーカーより明示されたものについては、数値に下線をつけました。
◎冷凍食品などで、調理の際に必要となる油や調味料の栄養価は含まれていません。

〈ファストフード・コンビニ編〉

◎ファストフードの栄養価は、基本的にメーカーから提供されたデータを掲載し、四群別の点数は、その栄養価に基づいて現物より材料構成比をもとめて算出しました。商品と数値は2001年12月~2002年2月時点で確認を得たものです。
◎コンビニエンスストアの調理済み食品は、食品ごとに皿手動ばかりで計量して栄養価、四群別の点数を算出し、掲載しました。商品と数値は2001年1月時点で確認を得たものです。ただし、セブンイレブンについては、こちらの責任で商品の選択と計量を行いました。
◎写真右隅の★印はメーカーから材料配合データを得て栄養価を算出したもの、☆印は四群別の点数まですべてメーカー提供データのものです。
◎木村屋總本店と山崎製パンについては、栄養価はメーカーから提供されたデータで、四群別の点数は食品の種類から一般的な配合に基づいて算出したものです。ロッテリア、ファースト・キッチンならびにローソンのp.56上段の4品は、エネルギーのみメーカー提供データで、その他は計量により算出し、各メーカーに確認を得ました。
◎数値は量産品の一般値であり、季節や店舗、メーカーの企画改変等により、現在取り扱っていない場合もあります。

〈家庭のおかず編/レシピ&栄養価一覧〉

◎栄養価および点数の算出にあたっては、『五訂食品成分表』(女子栄養大学出版部)のデータを使用しました。
◎材料の重量は実際に食べる量で、食べられない部分(廃棄部分)は含みません。
◎糖分(添加糖分)は、調理の際に使う砂糖、みりん、ジャムなどからの数値です。みりんは重量の1/3、ジャムは重量の1/2~2/3を糖分として換算してあります。
◎塩分は添加塩分だけでなく、素材の含む塩分も加えて食塩相当量としています。
◎調味料は煮汁、たれ、ドレッシングなどすべて食べたり飲んだりしたものとして計算しました。ただし、★印のデータは素材に吸収された調味料分のみを計算しているもので、栄養価一覧でも同様のマークをつけました。
◎四群の熱量点数は1点(80kcal)の重量を基準に使用重量から算出し、小数第2位を四捨五入しているため、エネルギーと若干異なることがあります。
◎材料の計量には、標準計量カップ・スプーンを使っています(巻末参照)。
◎レシピの材料分量で、料理によっては、調理の都合から複数人数分を示しているものがありますが、栄養価と点数はすべて1人分です。

※本書制作にあたっては掲載各メーカーより栄養価等の情報、写真、商品サンプルなどの提供をいただき、ご協力を得ました。

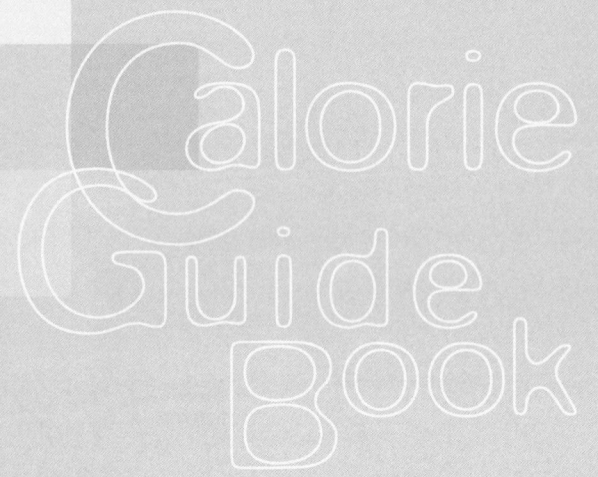

外食編

広く人気のある外食メニューから、定番の和・洋・中国風定食、喫茶、甘味等の一般値を紹介しました。
店によって量や味つけに違いがありますので、栄養価のおよその目安として活用してください。

◎料理作成　10〜17ページ：今井久美子（料理研究家・栄養士）
　　　　　　18〜46ページ：竹内冨貴子（管理栄養士・ダイエットクリエイター）

ごはんはいずれも250g＝420kcal

外食編 人気メニュー（カレーライス・ハヤシライス）

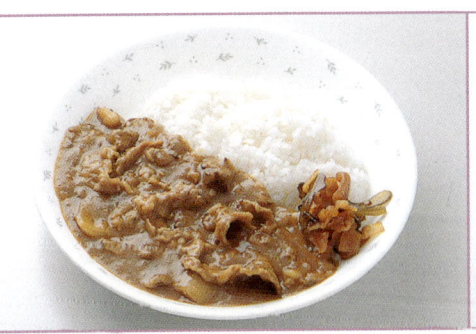

ビーフカレー
♠=0.1 ♥=3.3 ♣=0.4 ♦=7.9 **11.7点 937kcal**
P=21.5g F=39.0g C=116.2g 塩=3.3g 糖=6.8g
コ=69mg セ=3.3g E=3.1mg

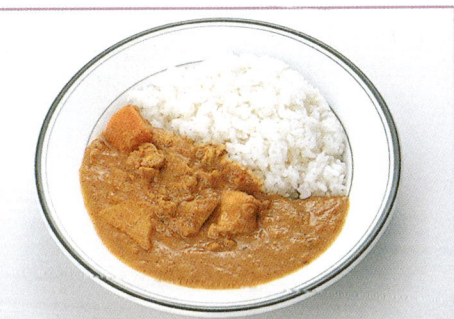

チキンカレー
♠=0.2 ♥=1.3 ♣=0.4 ♦=6.7 **8.6点 690kcal**
P=16.4g F=20.8g C=104.0g 塩=3.4g 糖=0g
コ=52mg セ=1.5g E=2.8mg

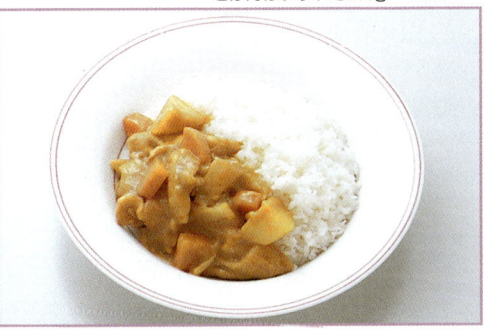

ポークカレー
♠=0 ♥=1.4 ♣=0.9 ♦=7.1 **9.4点 754kcal**
P=22.0g F=18.6g C=119.5g 塩=2.5g 糖=0g
コ=46mg セ=3.7g E=1.7mg

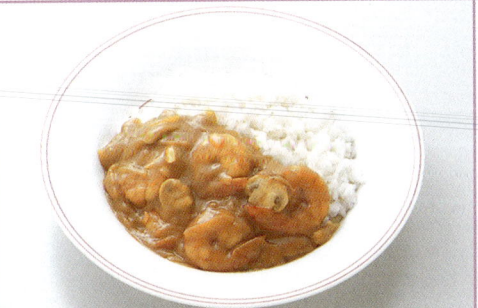

シュリンプカレー
♠=0 ♥=0.6 ♣=0.3 ♦=7.4 **8.3点 664kcal**
P=20.9g F=14.9g C=107.4g 塩=2.7g 糖=0g
コ=105mg セ=3.2g E=2.3mg

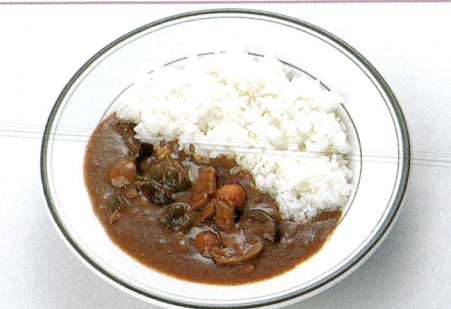

野菜カレー
♠=0.1 ♥=0 ♣=0.7 ♦=7.8 **8.6点 686kcal**
P=10.2g F=17.4g C=119.0g 塩=2.7g 糖=3.0g
コ=12mg セ=5.6g E=3.5mg

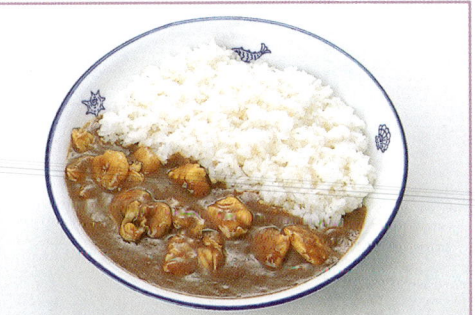

シーフードカレー
♠=0 ♥=0.8 ♣=0.4 ♦=7.9 **9.1点 726kcal**
P=21.3g F=17.3g C=116.1g 塩=4.0g 糖=6.8g
コ=153mg セ=3.6g E=4.5mg

大盛りカレー以外のごはんはいずれも250g=420kcal

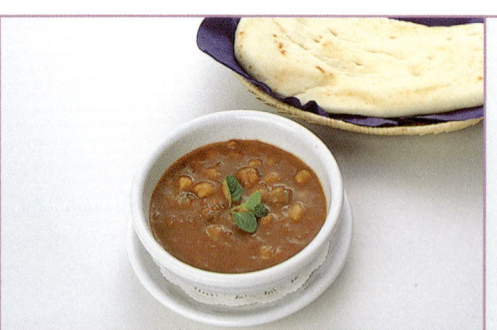
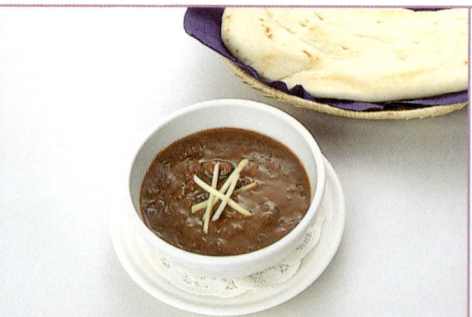
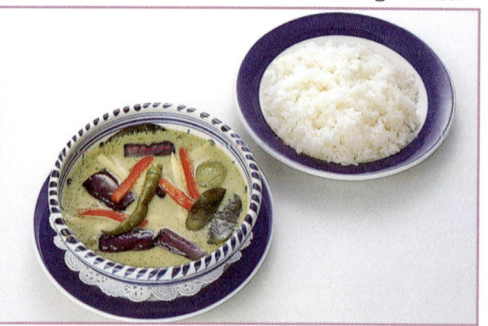

豆カレー　*ナンは100g=262kcal、塩分1.3g
♠=0　♥=1.7　♣=0.1　♦=5.1　**6.9点　553kcal**
P=19.0g　F=17.8g　C=78.4g　塩=4.4g　糖=0g
コ=1mg　セ=12.9g　E=5.5mg

キーマカレー　*ナンは100g=262kcal、塩分1.3g
♠=0　♥=2.1　♣=0.7　♦=5.2　**8.0点　638kcal**
P=33.6g　F=27.3g　C=64.1g　塩=4.1g　糖=0g
コ=76mg　セ=5.9g　E=4.3mg

タイカレー
♠=0　♥=1.0　♣=0.2　♦=8.7　**9.9点　795kcal**
P=18.1g　F=21.6g　C=127.5g　塩=2.9g　糖=9.0g
コ=42mg　セ=11.2g　E=4.0mg

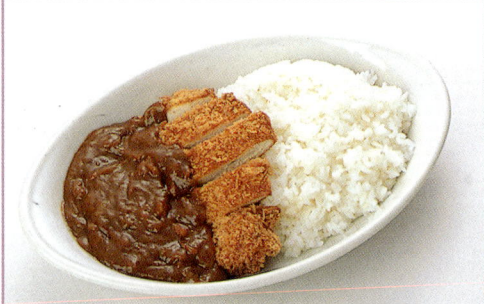
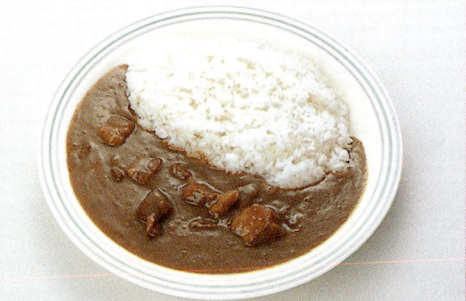
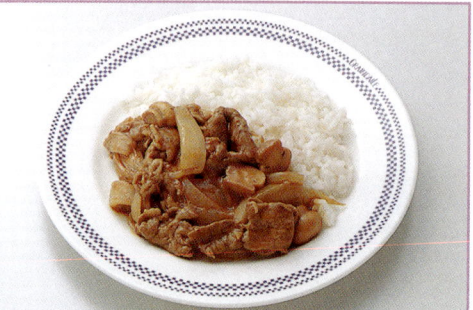

カツカレー
♠=0.1　♥=2.3　♣=0.3　♦=9.3　**12.0点　957kcal**
P=23.8g　F=40.2g　C=117.1g　塩=3.3g　糖=0g
コ=67mg　セ=3.5g　E=4.8mg

大盛カレー（ビーフ）　*ごはんは300g=504kcal
♠=0.1　♥=5.0　♣=0.5　♦=10.0　**15.6点　1245kcal**
P=30.0g　F=56.7g　C=141.0g　塩=4.7g　糖=6.8g
コ=100mg　セ=5.2g　E=4.7mg

ハヤシライス
♠=0　♥=1.6　♣=0.2　♦=7.3　**9.1点　728kcal**
P=19.3g　F=23.0g　C=105.1g　塩=2.8g　糖=0.5g
コ=63mg　セ=2.2g　E=2.2mg

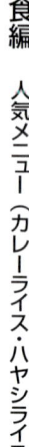

外食編　人気メニュー（カレーライス・ハヤシライス）

外食編　人気メニュー（ハンバーグ・ステーキなど）

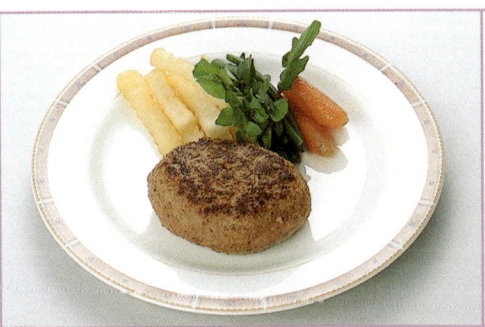

ハンバーグ

♠=0.1 ♥=2.8 ♣=0.7 ♦=1.9　**5.5点**　**437**kcal

P= 21.5g　F= 30.3g　C= 17.2g　塩= 1.4g　糖= 0g
コ= 76mg　セ= 2.7g　　E= 3.3mg

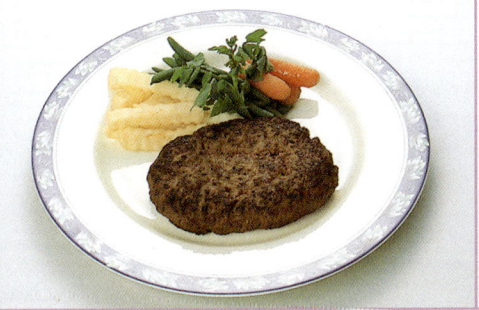

ビッグハンバーグ

♠=0.1 ♥=4.5 ♣=0.8 ♦=2.3　**7.7点**　**618**kcal

P= 33.6g　F= 42.8g　C= 20.9g　塩= 2.0g　糖= 0g
コ= 120mg　セ= 3.1g　　E= 4.2mg

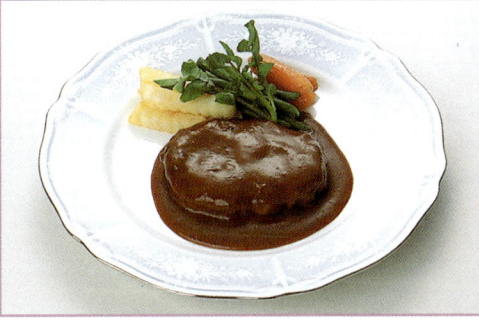

ハンバーグデミグラスソース

♠=0.1 ♥=3.6 ♣=0.8 ♦=2.5　**7.0点**　**558**kcal

P= 28.2g　F= 37.6g　C= 23.3g　塩= 2.1g　糖= 0g
コ= 100mg　セ= 3.0g　　E= 3.6mg

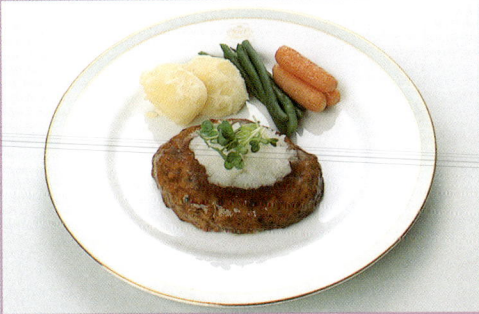

和風ハンバーグ

♠=0.1 ♥=3.6 ♣=1.0 ♦=2.0　**6.7点**　**538**kcal

P= 28.6g　F= 32.5g　C= 28.3g　塩= 3.0g　糖= 3.0g
コ= 97mg　セ= 3.3g　　E= 3.0mg

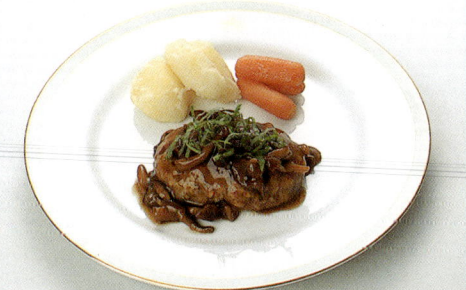

照り焼きハンバーグ

♠=0.1 ♥=2.8 ♣=0.8 ♦=1.9　**5.6点**　**448**kcal

P= 22.7g　F= 26.8g　C= 26.3g　塩= 2.4g　糖= 5.0g
コ= 75mg　セ= 2.7g　　E= 2.6mg

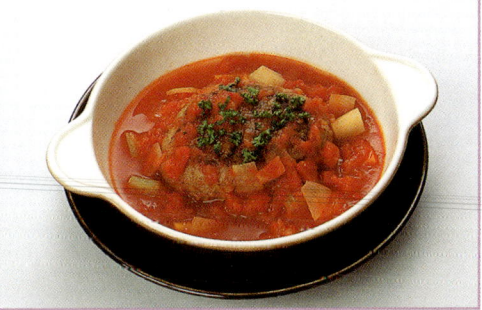

煮込みハンバーグ

♠=0.1 ♥=2.8 ♣=0.2 ♦=1.7　**4.8点**　**381**kcal

P= 22.4g　F= 24.1g　C= 16.1g　塩= 2.3g　糖= 0g
コ= 73mg　セ= 2.5g　　E= 4.5mg

外食編　人気メニュー（ハンバーグ・ステーキなど）

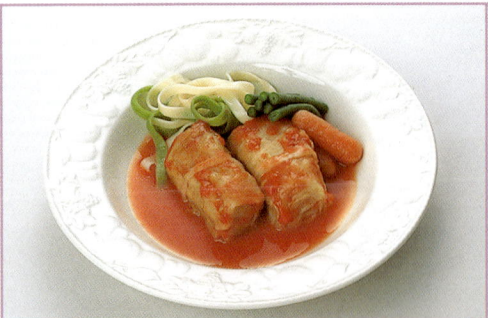

ロールキャベツ
♠=＋ ♥=1.4 ♣=0.9 ♦=1.0 **3.3点 264kcal**
P=15.0g F=9.3g C=31.1g 塩=2.0g 糖=0g
コ=39mg セ=7.3g E=1.5mg

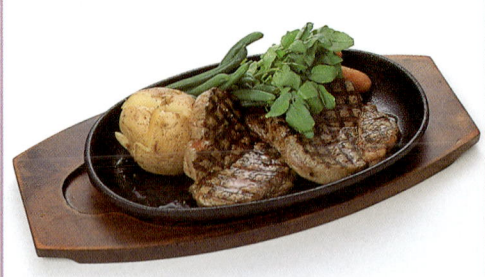

ヒレステーキ
♠=0 ♥=3.2 ♣=1.0 ♦=0.7 **4.9点 389kcal**
P=41.1g F=15.5g C=19.0g 塩=3.4g 糖=0g
コ=121mg セ=2.6g E=2.6mg

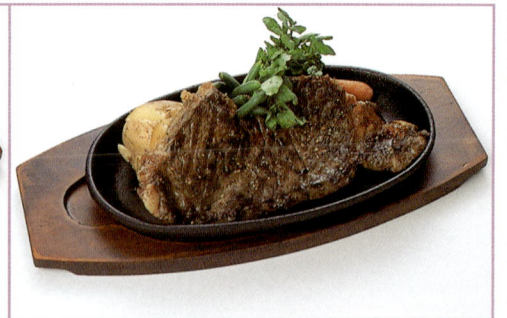

サーロインステーキ
♠=0 ♥=7.5 ♣=1.0 ♦=0.7 **9.2点 733kcal**
P=36.9g F=53.8g C=19.2g 塩=3.4g 糖=0g
コ=121mg セ=2.6g E=2.7mg

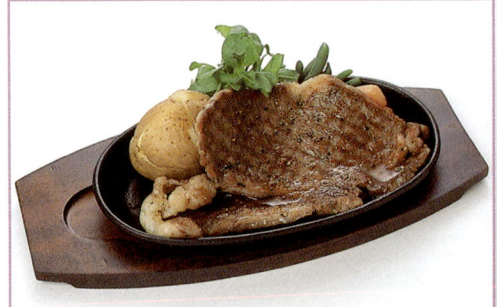

リブステーキ
♠=0 ♥=6.6 ♣=1.0 ♦=0.7 **8.3点 663kcal**
P=39.1g F=45.4g C=19.0g 塩=3.4g 糖=0g
コ=131mg セ=2.6g E=2.7mg

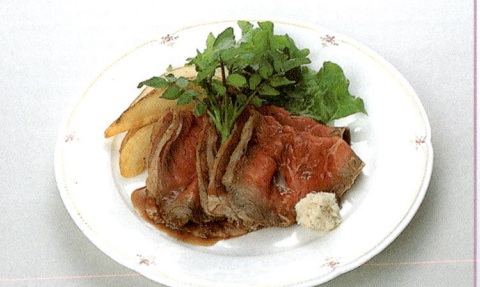

ローストビーフ
♠=0 ♥=2.5 ♣=0.7 ♦=0.4 **3.6点 288kcal**
P=23.3g F=15.4g C=14.4g 塩=1.8g 糖=0g
コ=70mg セ=2.3g E=1.1mg

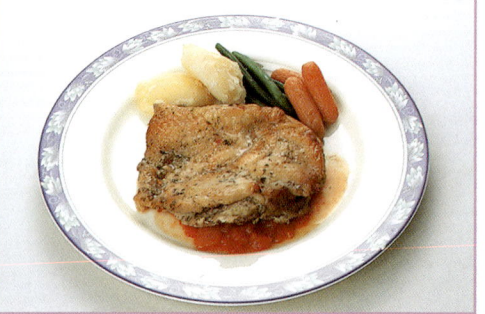

チキンソテー
♠=0 ♥=5.0 ♣=0.8 ♦=1.5 **7.3点 580kcal**
P=34.9g F=39.2g C=17.7g 塩=3.9g 糖=0g
コ=199mg セ=2.6g E=3.4mg

外食編 人気メニュー（コロッケ・カツ・フライ類）

中濃ソース10g（大さじ½強）をかけると13kcal、塩分0.6gプラス

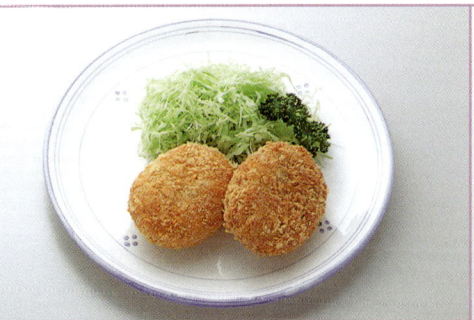

ポテトコロッケ
♠=0.1 ♥=0.3 ♣=1.2 ♦=2.2 **3.8点 305kcal**
Ⓟ7.4g Ⓕ14.7g Ⓒ35.5g 塩=0.5g 糖=0g
コ=29mg セ=3.0g Ⓔ=2.4mg

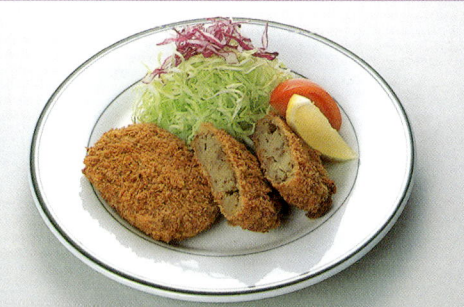

牛肉コロッケ
♠=0.1 ♥=1.0 ♣=1.1 ♦=1.5 **3.7点 293kcal**
Ⓟ11.2g Ⓕ14.1g Ⓒ29.8g 塩=0.8g 糖=0g
コ=41mg セ=2.8g Ⓔ=1.9mg

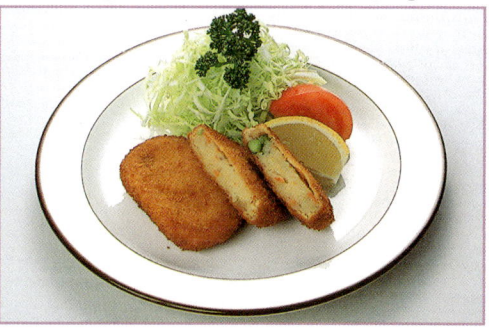

野菜コロッケ
♠=0.1 ♥=0 ♣=1.2 ♦=1.3 **2.6点 207kcal**
Ⓟ4.8g Ⓕ7.6g Ⓒ30.7g 塩=0.7g 糖=0g
コ=14mg セ=3.9g Ⓔ=1.8mg

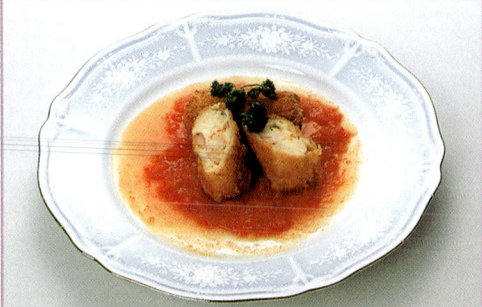

エビクリームコロッケ
♠=0.8 ♥=0.2 ♣=＋ ♦=2.9 **3.9点 309kcal**
Ⓟ9.3g Ⓕ19.7g Ⓒ22.0g 塩=1.5g 糖=0g
コ=65mg セ=1.4g Ⓔ=3.5mg

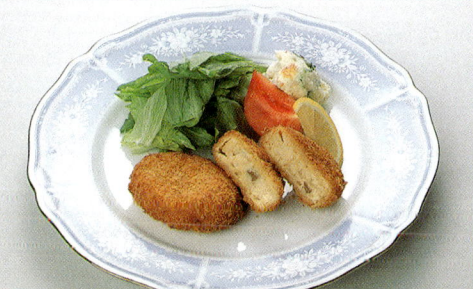

ホタテクリームコロッケ
♠=0.6 ♥=0.5 ♣=0.4 ♦=2.5 **4.0点 317kcal**
Ⓟ11.7g Ⓕ19.4g Ⓒ23.0g 塩=0.9g 糖=0g
コ=62mg セ=1.5g Ⓔ=3.0mg

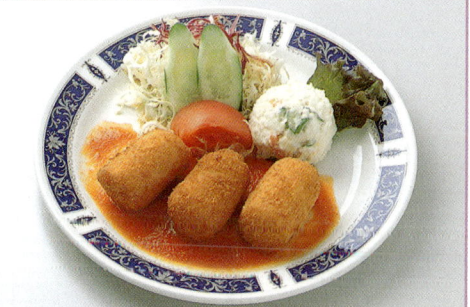

カニクリームコロッケ
♠=0.7 ♥=0.4 ♣=0.6 ♦=4.5 **6.2点 494kcal**
Ⓟ15.1g Ⓕ32.9g Ⓒ33.1g 塩=2.2g 糖=0g
コ=66mg セ=3.2g Ⓔ=8.0mg

中濃ソース10g（大さじ1/2強）をかけると13kcal、塩分0.6gプラス

外食編　人気メニュー（コロッケ・カツ・フライ類）

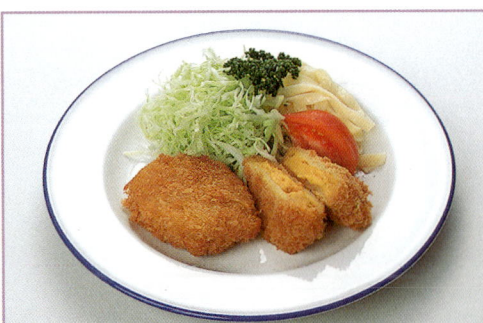

かぼちゃコロッケ
♠=0.8　♥=0　♣=0.4　♦=2.8　**4.0点　316kcal**
P=7.9g　F=16.5g　C=33.3g　塩=0.8g　糖=0g
コ=40mg　セ=3.1g　E=2.8mg

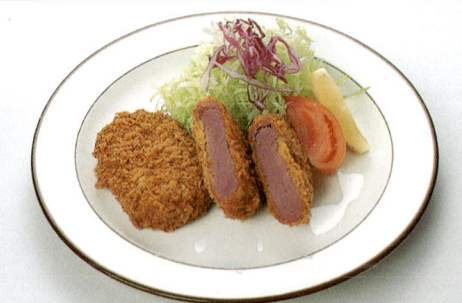

紅芋コロッケ
♠=0.1　♥=0　♣=1.9　♦=1.2　**3.2点　252kcal**
P=3.7g　F=7.1g　C=43.7g　塩=0.7g　糖=0g
コ=14mg　セ=3.9g　E=3.1mg

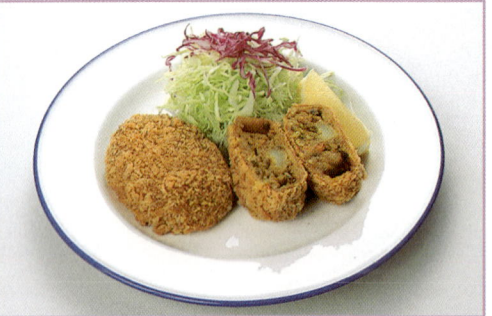

カレー風味コロッケ
♠=0.1　♥=1.1　♣=0.8　♦=1.5　**3.5点　276kcal**
P=11.4g　F=14.6g　C=24.3g　塩=0.8g　糖=0g
コ=44mg　セ=2.9g　E=1.9mg

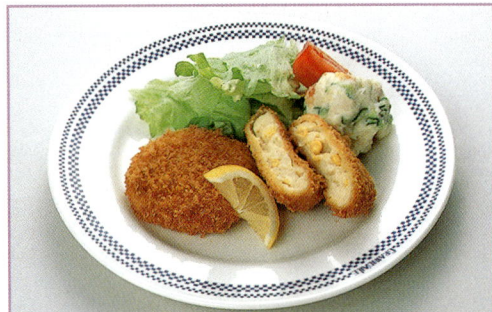

コーンクリームコロッケ
♠=0.7　♥=0　♣=0.8　♦=2.6　**4.1点　327kcal**
P=6.6g　F=19.5g　C=30.9g　塩=0.9g　糖=0g
コ=45mg　セ=3.0g　E=2.5mg

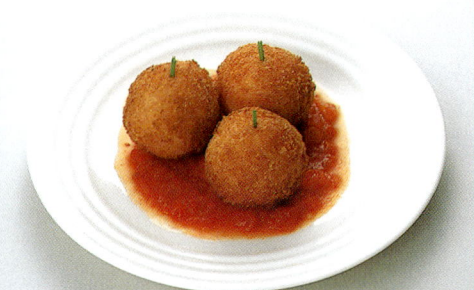

ライスコロッケ
♠=1.2　♥=0　♣=＋　♦=6.8　**8.0点　639kcal**
P=14.2g　F=23.9g　C=86.5g　塩=2.0g　糖=0g
コ=39mg　セ=1.8g　E=4.6mg

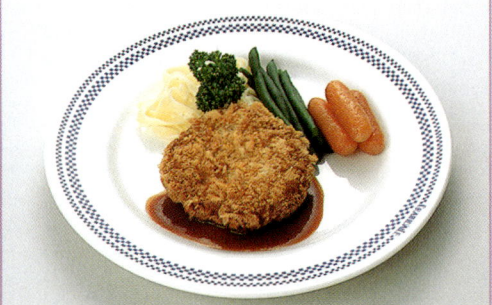

メンチカツ
♠=0.3　♥=1.7　♣=0.4　♦=2.6　**5.0点　399kcal**
P=17.9g　F=20.8g　C=32.8g　塩=2.3g　糖=0g
コ=104mg　セ=3.4g　E=2.5mg

外食編 人気メニュー（コロッケ・カツ・フライ類）

中濃ソース10g（大さじ½強）をかけると13kcal、塩分0.6gプラス

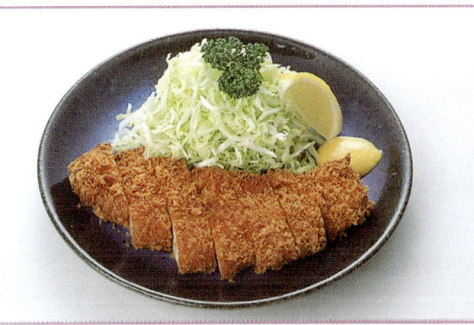

ロースカツ
♠=0.1 ♥=3.0 ♣=0.2 ♦=2.2 **5.5点 439kcal**
P=21.0g F=30.6g C=17.2g 塩=0.8g 糖=0g
コ=75mg セ=2.1g E=2.9mg

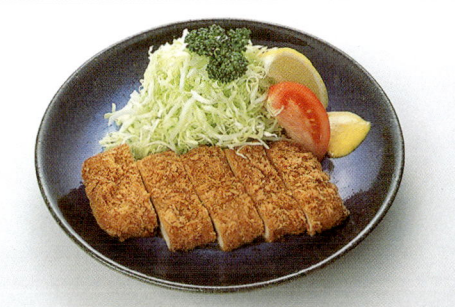

ヒレカツ
♠=0.1 ♥=1.3 ♣=0.3 ♦=2.2 **3.9点 310kcal**
P=24.3g F=15.0g C=18.2g 塩=0.8g 糖=0g
コ=78mg セ=2.3g E=2.9mg

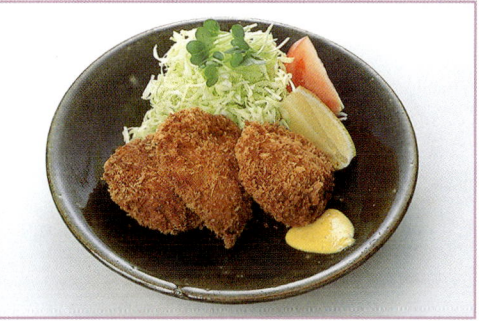

一口カツ（もも）
♠=0.1 ♥=1.7 ♣=0.3 ♦=2.2 **4.3点 346kcal**
P=19.8g F=19.4g C=21.5g 塩=0.9g 糖=0g
コ=76mg セ=2.2g E=2.6mg

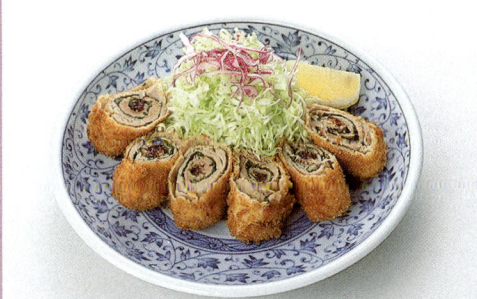

梅しそ巻きカツ
♠=0.1 ♥=1.6 ♣=0.3 ♦=3.7 **5.7点 457kcal**
P=31.7g F=21.4g C=32.5g 塩=4.3g 糖=0g
コ=115mg セ=3.3g E=3.9mg

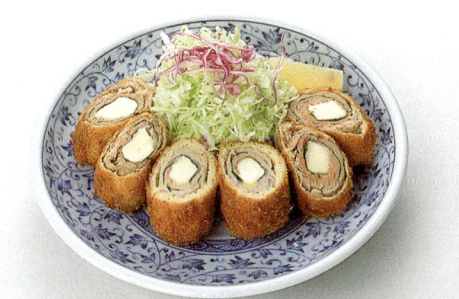

チーズ入りカツ
♠=1.1 ♥=1.6 ♣=0.3 ♦=4.0 **7.0点 560kcal**
P=37.6g F=29.4g C=33.3g 塩=1.8g 糖=0g
コ=138mg セ=2.9g E=4.4mg

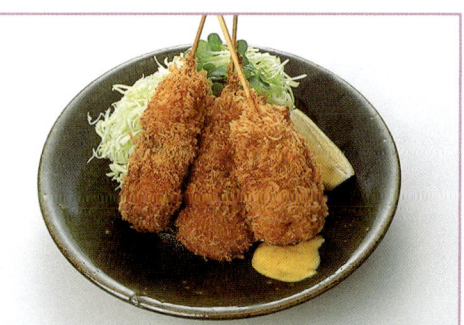

串カツ
♠=0.1 ♥=1.5 ♣=0.3 ♦=2.8 **4.7点 372kcal**
P=18.1g F=20.8g C=26.4g 塩=1.2g 糖=0g
コ=71mg セ=2.8g E=3.6mg

中濃ソース10g(大さじ½強)をかけると13kcal、塩分0.6gプラス

外食編　人気メニュー（コロッケ・カツ・フライ類）

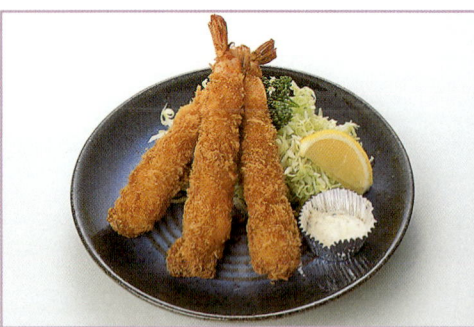

エビフライ
♠=0.1　♥=0.8　♣=0.2　♦=3.3　**4.4点　351kcal**
P=17.3g　F=24.7g　C=14.1g　塩=1.3g　糖=0g
コ=158mg　セ=2.0g　E=5.8mg

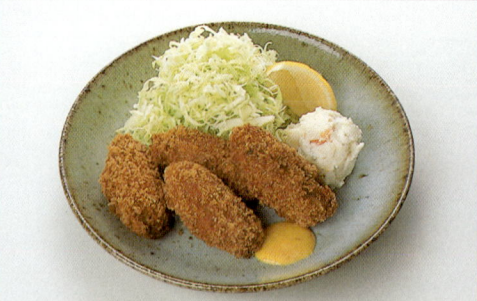

カキフライ
♠=0.1　♥=0.5　♣=0.5　♦=2.6　**3.7点　299kcal**
P=8.0g　F=18.7g　C=24.3g　塩=1.2g　糖=0g
コ=59mg　セ=2.3g　E=4.0mg

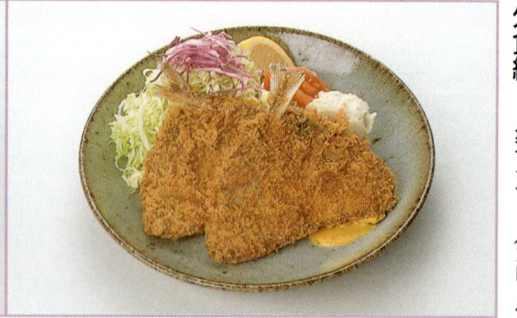

アジフライ
♠=0.2　♥=1.8　♣=0.5　♦=4.6　**7.1点　571kcal**
P=31.0g　F=34.3g　C=31.8g　塩=1.5g　糖=0g
コ=136mg　セ=3.0g　E=6.2mg

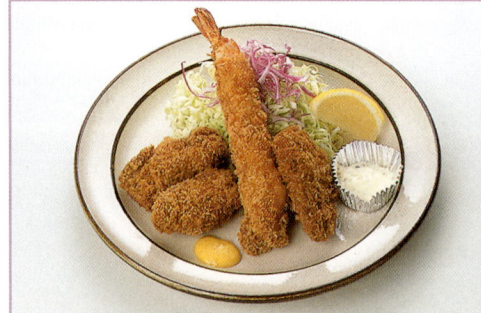

ミックスフライ
♠=0.1　♥=1.1　♣=0.2　♦=3.3　**4.7点　375kcal**
P=16.0g　F=24.7g　C=21.0g　塩=1.5g　糖=0g
コ=109mg　セ=2.0g　E=4.7mg

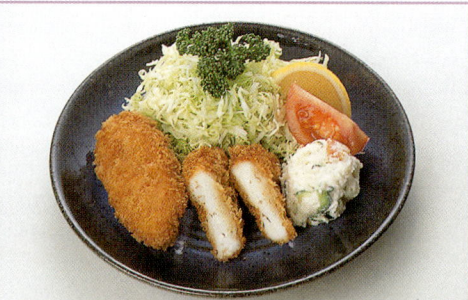

イカフライ
♠=0.1　♥=0.9　♣=0.5　♦=3.1　**4.6点　369kcal**
P=19.2g　F=21.4g　C=24.2g　塩=1.4g　糖=0g
コ=247mg　セ=2.9g　E=5.9mg

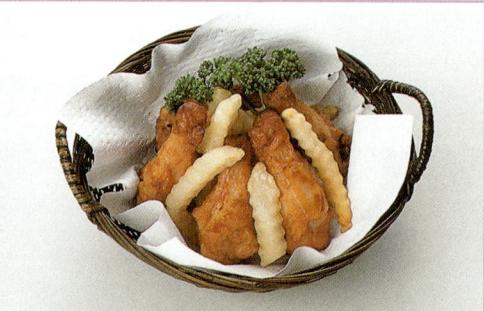

フライドチキン
♠=0　♥=4.0　♣=0.5　♦=0.9　**5.4点　430kcal**
P=27.4g　F=26.4g　C=16.9g　塩=1.7g　糖=0g
コ=155mg　セ=1.2g　E=1.3mg

外食編 人気メニュー（ギョーザ・シューマイ・春巻きなど）

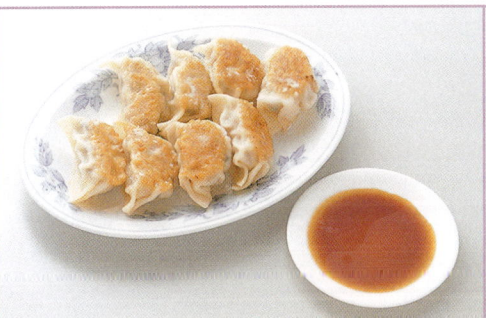

焼きギョーザ
♠=0 ♥=2.1 ♣=0.3 ♦=2.9 **5.3点 420kcal**
P=21.2g F=20.7g C=34.2g 塩=3.3g 糖=0.5g
コ=57mg セ=3.4g E=3.0mg

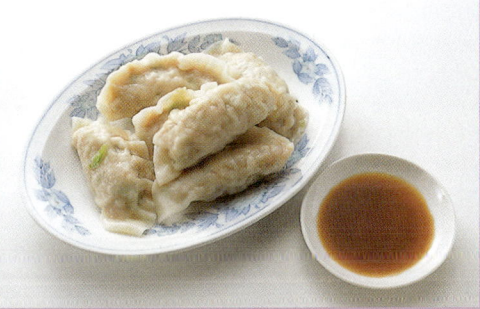

水ギョーザ
♠=0 ♥=1.7 ♣=0.2 ♦=1.9 **3.8点 303kcal**
P=16.5g F=13.7g C=25.9g 塩=2.6g 糖=0g
コ=46mg セ=2.3g E=1.4mg

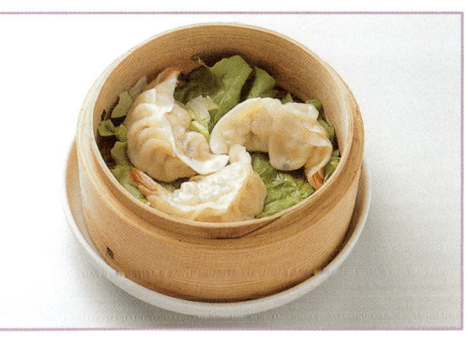

エビ蒸しギョーザ
♠=+ ♥=0.6 ♣=+ ♦=1.2 **1.8点 144kcal**
P=13.6g F=4.1g C=11.7g 塩=1.9g 糖=0g
コ=93mg セ=0.6g E=1.1mg

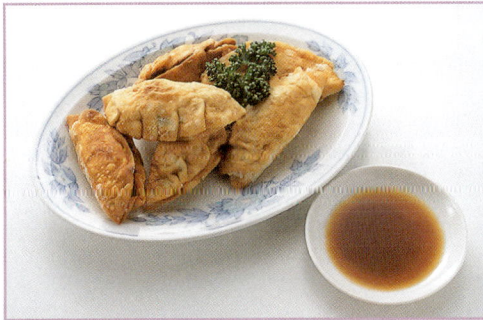

揚げギョーザ
♠=0 ♥=1.7 ♣=0.2 ♦=4.1 **6.0点 477kcal**
P=15.8g F=33.5g C=24.9g 塩=1.3g 糖=0g
コ=46mg セ=2.3g E=5.3mg

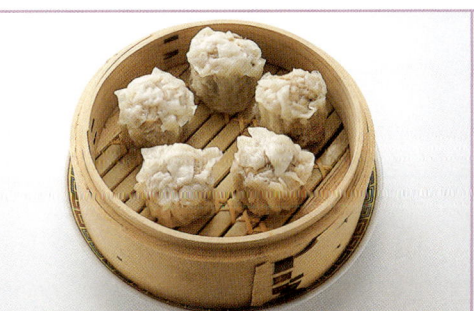

肉シューマイ
♠=0 ♥=2.1 ♣=0.2 ♦=1.2 **3.5点 282kcal**
P=16.3g F=14.7g C=19.8g 塩=1.5g 糖=1.2g
コ=57mg セ=1.7g E=1.0mg

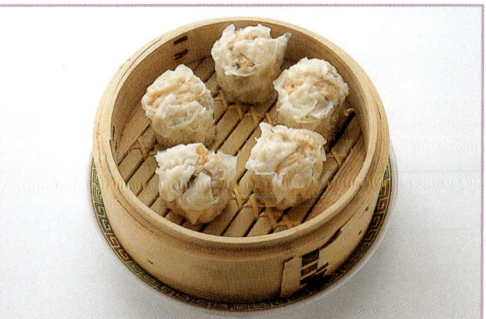

エビシューマイ
♠=0 ♥=0.8 ♣=0.2 ♦=1.2 **2.2点 179kcal**
P=16.1g F=3.6g C=20.2g 塩=1.7g 糖=1.5g
コ=113mg セ=1.7g E=1.7mg

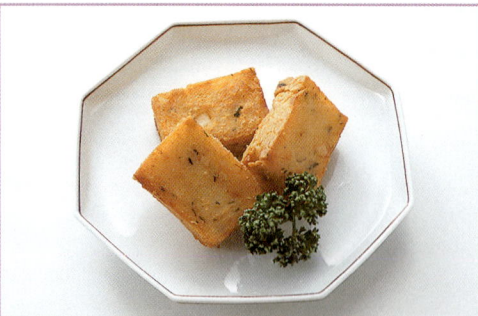
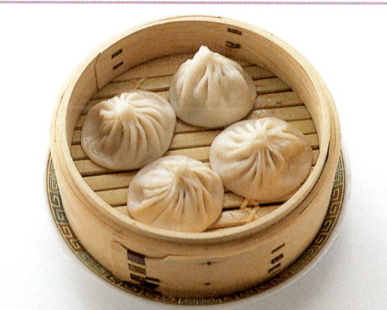
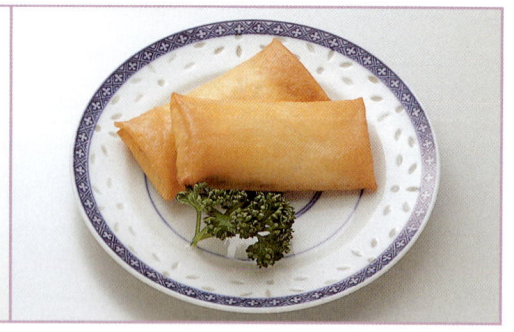

大根もち
♠=0 ♥=0.2 ♣=0.1 ♦=2.6 **2.9点 234kcal**
P=4.8g F=5.5g C=40.4g 塩=0.3g 糖=0g
コ=19mg セ=1.0g E=1.1mg

小籠包
♠=0 ♥=1.0 ♣=＋ ♦=2.4 **3.4点 274kcal**
P=11.8g F=10.0g C=32.1g 塩=0.7g 糖=6.1g
コ=31mg セ=1.3g E=1.1mg

春巻き
♠=0 ♥=1.3 ♣=0.2 ♦=3.1 **4.6点 369kcal**
P=11.6g F=25.1g C=21.0g 塩=1.1g 糖=1.0g
コ=25mg セ=2.0g E=3.7mg

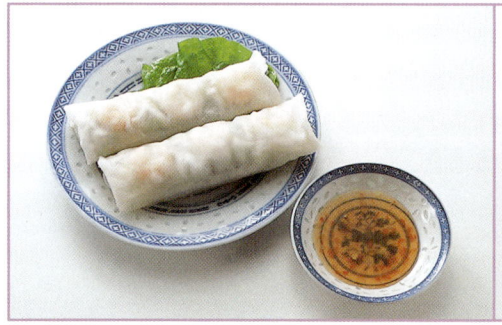
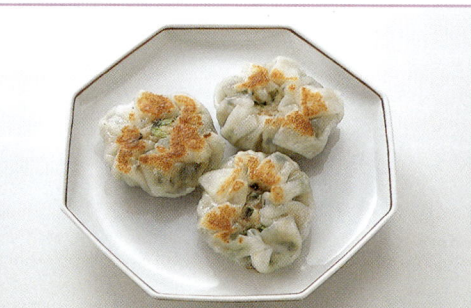
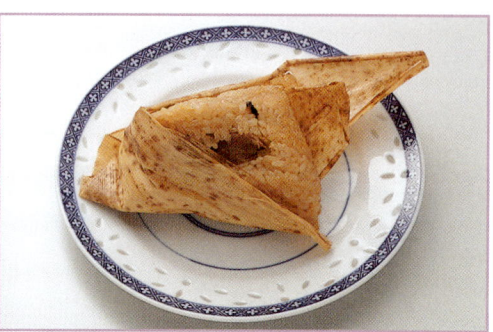

生春巻き
♠=0 ♥=0.3 ♣=＋ ♦=1.8 **2.1点 170kcal**
P=4.9g F=1.2g C=34.3g 塩=0.7g 糖=0g
コ=20mg セ=0.6g E=0.6mg

にらまんじゅう
♠=0 ♥=1.4 ♣=0.1 ♦=1.7 **3.2点 259kcal**
P=11.9g F=16.9g C=12.8g 塩=0.9g 糖=0g
コ=38mg セ=1.5g E=2.8mg

中華ちまき
♠=0 ♥=0.7 ♣=0.1 ♦=3.1 **3.9点 310kcal**
P=10.4g F=9.4g C=43.6g 塩=1.4g 糖=0g
コ=29mg セ=0.5g E=1.4mg

外食編 人気メニュー（ギョーザ・シューマイ・春巻きなど）

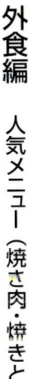

外食編 人気メニュー（焼き肉・焼きとり）

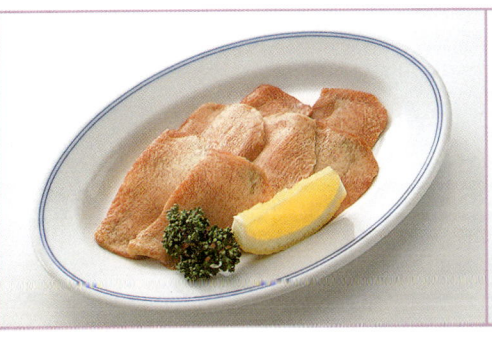

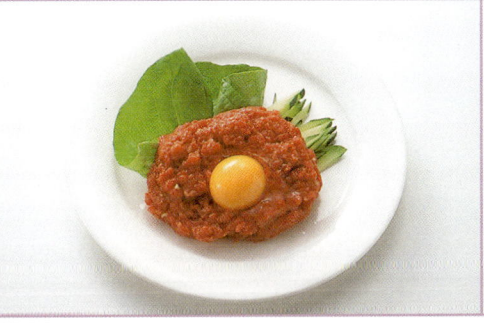

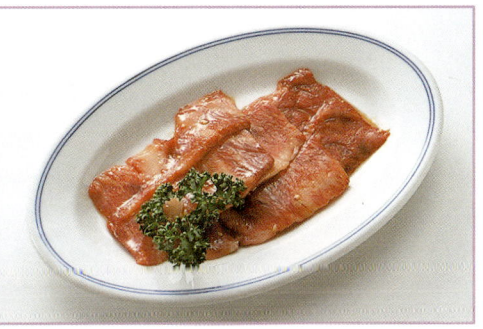

タン塩
♠=0　♥=3.4　♣=＋　♦=0　**3.4点**　**270**kcal
P=15.2g　F=21.7g　C=0.5g　塩=1.4g　糖=0g
コ=100mg　セ=＋　E=0.5mg

ユッケ
♠=0.6　♥=2.1　♣=＋　♦=0.6　**3.3点**　**265**kcal
P=18.6g　F=18.7g　C=3.1g　塩=1.4g　糖=1.0g
コ=223mg　セ=0.3g　E=1.2mg

カルビ味つけ肉
♠=0　♥=5.7　♣=＋　♦=0.6　**6.3点**　**501**kcal
P=13.2g　F=45.6g　C=3.3g　塩=1.4g　糖=0g
コ=80mg　セ=0g　E=1.1mg

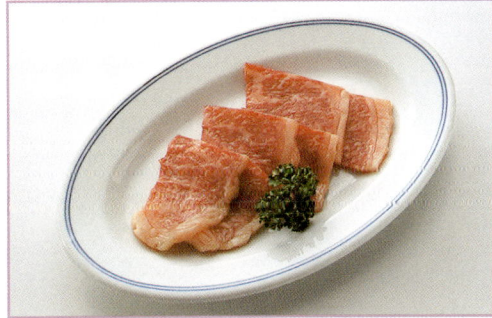

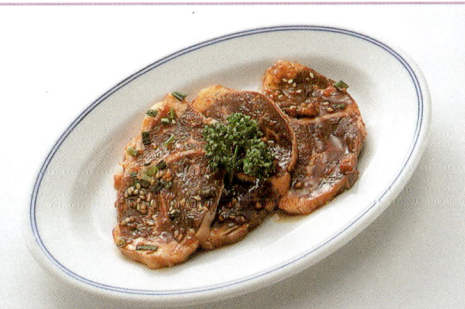

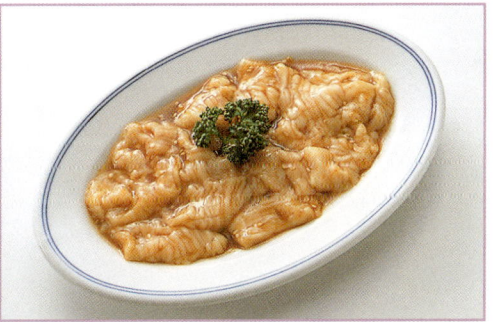

ロース肉
♠=0　♥=4.0　♣=＋　♦=0　**4.0点**　**318**kcal
P=16.2g　F=26.4g　C=0.2g　塩=1.3g　糖=0g
コ=71mg　セ=0g　E=0.5mg

ハラミ味つけ肉
♠=0　♥=5.7　♣=＋　♦=0.6　**6.3点**　**507**kcal
P=13.4g　F=46.1g　C=3.6g　塩=1.4g　糖=0g
コ=80mg　セ=0.2g　E=1.1mg

ホルモン（ミノ）
♠=0　♥=3.6　♣=＋　♦=0.6　**4.2点**　**334**kcal
P=10.6g　F=29.1g　C=3.1g　塩=1.5g　糖=0g
コ=210mg　セ=0g　E=0.9mg

外食編 人気メニュー（焼き肉・焼きとり）

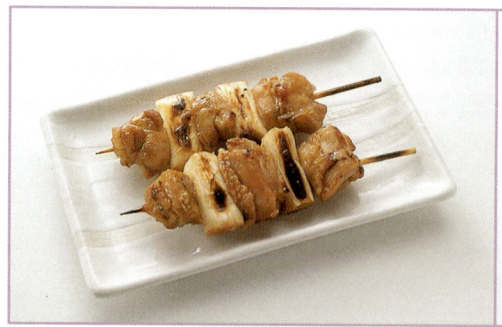

ねぎま
♠=0 ♥=1.5 ♣=0.1 ◆=0.2 **1.8点 142kcal**
P=12.3g F=7.0g C=5.4g 塩=0.9g 糖=2.0g
コ=48mg セ=0.7g E=0.2mg

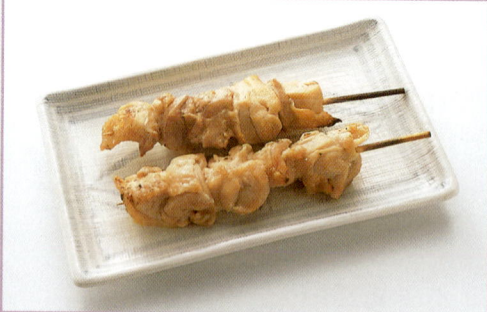

焼きとり 塩（正肉）
♠=0 ♥=2.2 ♣=0 ◆=0 **2.2点 172kcal**
P=17.6g F=10.4g C=0g 塩=1.0g 糖=0g
コ=71mg セ=0g E=0.2mg

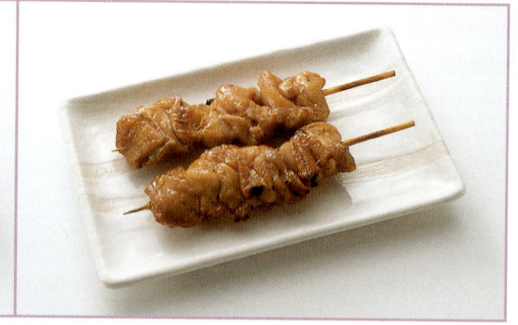

焼きとり たれ（正肉）
♠=0 ♥=2.2 ♣=0 ◆=0.2 **2.4点 191kcal**
P=18.0g F=10.4g C=3.2g 塩=1.0g 糖=2.0g
コ=71mg セ=0g E=0.2mg

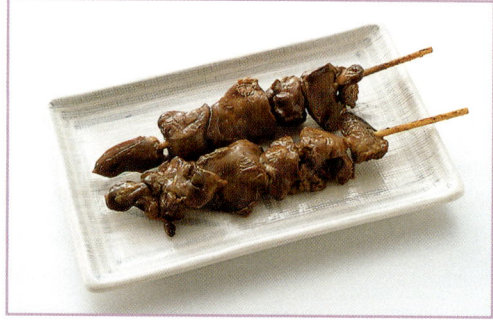

レバー
♠=0 ♥=1.0 ♣=0 ◆=0.2 **1.2点 93kcal**
P=13.6g F=2.2g C=3.1g 塩=0.9g 糖=1.7g
コ=259mg セ=0g E=0.3mg

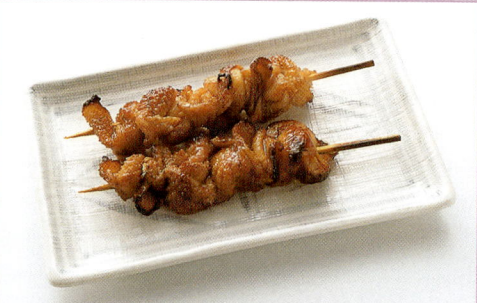

皮
♠=0 ♥=4.5 ♣=0 ◆=0.2 **4.7点 375kcal**
P=5.0g F=36.1g C=2.7g 塩=0.8g 糖=1.7g
コ=84mg セ=0g E=0.1mg

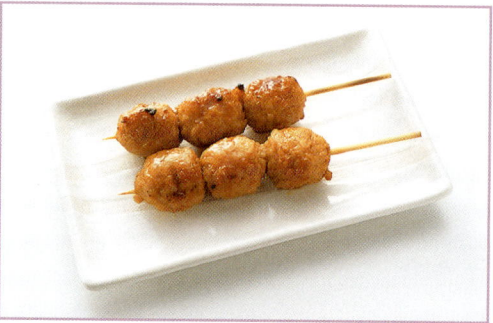

つくね
♠=0.2 ♥=1.0 ♣=+ ◆=0.4 **1.6点 128kcal**
P=12.2g F=5.2g C=4.9g 塩=1.2g 糖=1.7g
コ=80mg セ=0.3g E=0.2mg

外食編 めん類（そば・うどん）

ゆでそばはいずれも170g＝224kcal

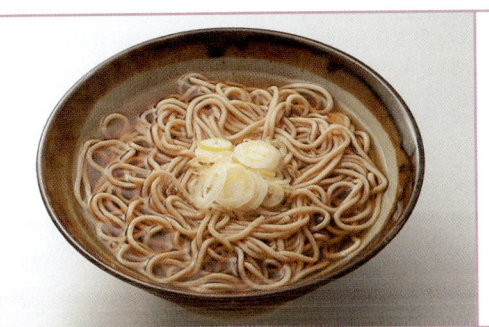

かけそば
♠=0 ♥=0 ♣=＋ ♦=4.1　**4.1点** **324kcal**
P=11.3g F=1.7g C=61.3g 塩=4.6g 糖=10.0g
コ=＋ セ=3.5g E=0.3mg

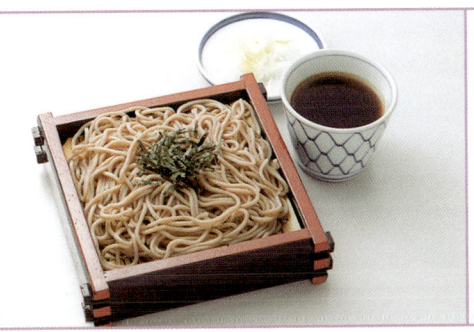

ざるそば
♠=0 ♥=0 ♣=＋ ♦=3.6　**3.6点** **284kcal**
P=10.0g F=1.7g C=54.5g 塩=2.7g 糖=6.0g
コ=＋ セ=3.7g E=0.4mg

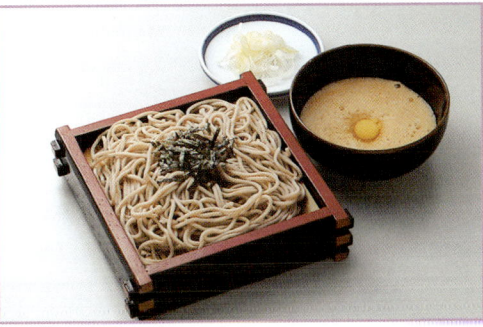

とろろそば
♠=0.2 ♥=0 ♣=0.7 ♦=3.5　**4.4点** **354kcal**
P=13.4g F=3.1g C=65.9g 塩=2.7g 糖=6.0g
コ=43mg セ=4.4g E=0.6mg

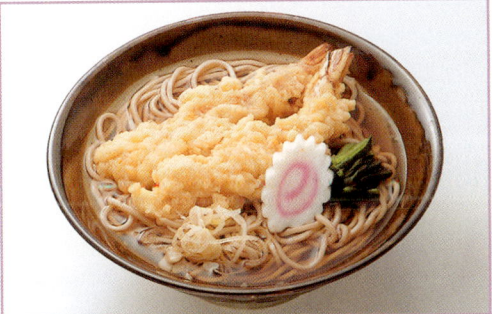

天ぷらそば
♠=0.1 ♥=0.6 ♣=0.1 ♦=4.9　**5.7点** **459kcal**
P=24.0g F=7.7g C=67.8g 塩=4.9g 糖=10.0g
コ=104mg セ=4.2g E=2.7mg

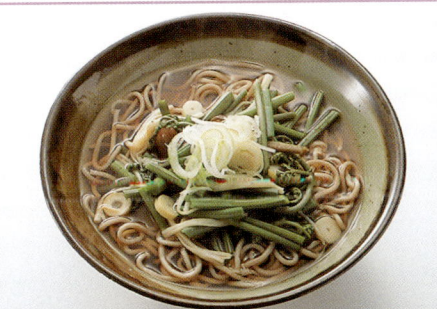

山菜そば
♠=0 ♥=0 ♣=0.2 ♦=4.0　**4.2点** **337kcal**
P=12.7g F=1.8g C=64.1g 塩=4.6g 糖=10.0g
コ=＋ セ=5.8g E=1.1mg

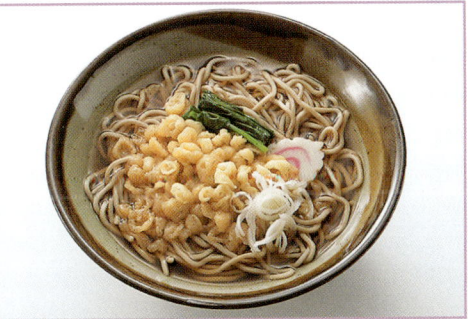

たぬきそば
♠=＋ ♥=0.1 ♣=＋ ♦=4.6　**4.7点** **376kcal**
P=12.5g F=5.4g C=64.5g 塩=4.7g 糖=10.0g
コ=8mg セ=4.1g E=1.4mg

ゆでうどんはいずれも225g＝236kcal、塩分0.7g

外食編　めん類（そば・うどん）

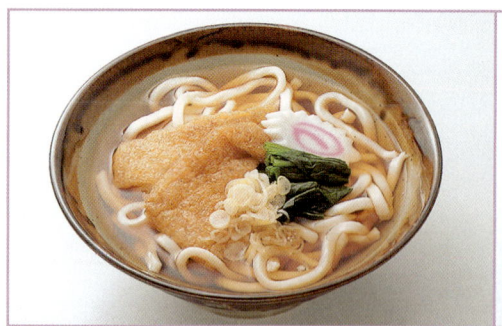

きつねうどん
♠ =0　♥ =0.5　♣ =0.1　♦ =4.2　**4.8点　382kcal**
P= 11.6g　F= 4.3g　C= 67.1g　塩= 5.4g　糖= 10.0g
コ= 1mg　セ= 2.6g　E= 0.9mg

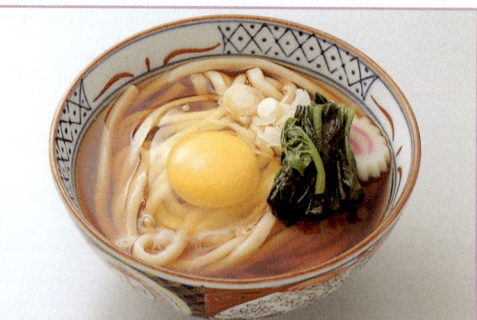

月見うどん
♠ =0.9　♥ =＋　♣ =0.1　♦ =4.2　**5.2点　419kcal**
P= 15.9g　F= 6.2g　C= 67.0g　塩= 5.6g　糖= 10.0g
コ= 211mg　セ= 2.5g　E= 1.2mg

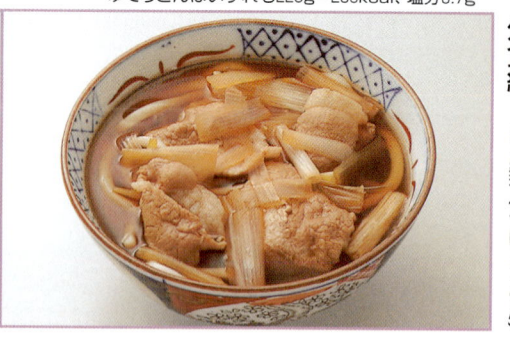

肉南蛮うどん
♠ =0　♥ =1.3　♣ =0.1　♦ =4.2　**5.6点　445kcal**
P= 16.8g　F= 8.6g　C= 66.8g　塩= 5.3g　糖= 10.0g
コ= 25mg　セ= 2.2g　E= 0.4mg

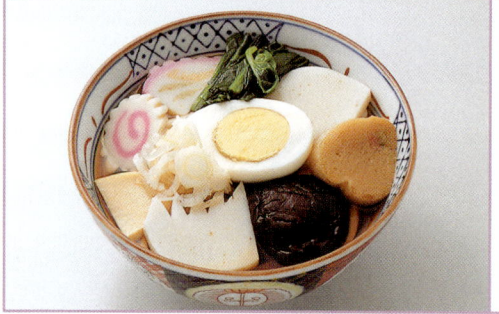

おかめうどん
♠ =0.5　♥ =0.4　♣ =0.1　♦ =4.3　**5.3点　425kcal**
P= 17.8g　F= 4.0g　C= 72.3g　塩= 6.2g　糖= 10.0g
コ= 110mg　セ= 3.1g　E= 1.1mg

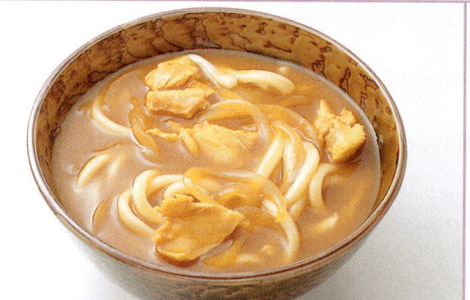

カレーうどん
♠ =0　♥ =1.0　♣ =0.2　♦ =4.7　**5.9点　471kcal**
P= 18.2g　F= 6.0g　C= 77.7g　塩= 5.3g　糖= 10.0g
コ= 32mg　セ= 3.4g　E= 0.5mg

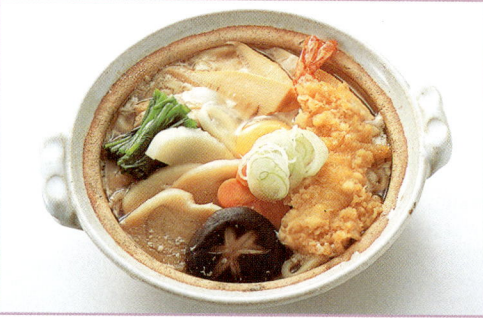

なべ焼きうどん
♠ =＋　♥ =1.1　♣ =0.2　♦ =4.9　**6.2点　497kcal**
P= 23.6g　F= 7.8g　C= 75.5g　塩= 5.8g　糖= 10.0g
コ= 78mg　セ= 3.9g　E= 2.0mg

外食編 めん類(中国風めん)

中国風めんはいずれも生めん130gをゆでて349kcal、塩分0.5g

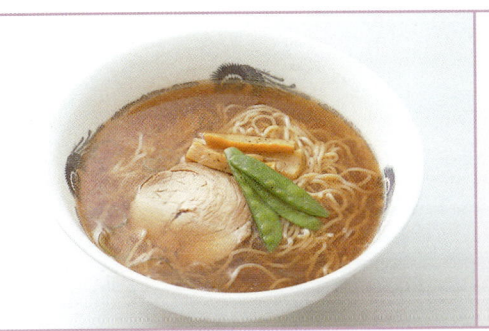

ラーメン
♠=0 ♥=0.3 ♣=0.1 ♦=5.1　**5.5点 443kcal**
P=21.6g F=4.8g C=73.6g 塩=6.0g 糖=0g
コ=7mg セ=3.7g E=0.6mg

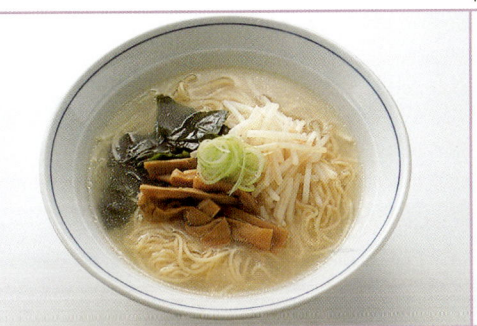

塩ラーメン
♠=0 ♥=0 ♣=0.1 ♦=4.9　**5.0点 401kcal**
P=17.0g F=3.7g C=70.8g 塩=6.9g 糖=0g
コ=＋ セ=4.9g E=0.5mg

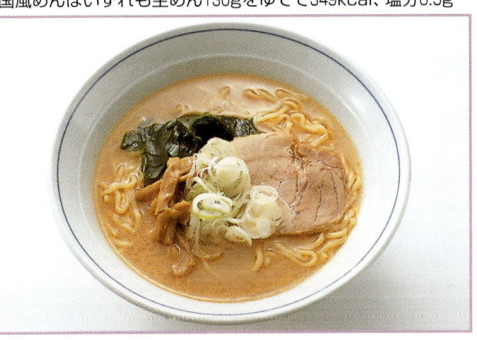

みそラーメン
♠=0 ♥=0.3 ♣=0.1 ♦=5.6　**6.0点 477kcal**
P=24.1g F=5.6g C=78.5g 塩=6.3g 糖=0g
コ=7mg セ=5.8g E=0.7mg

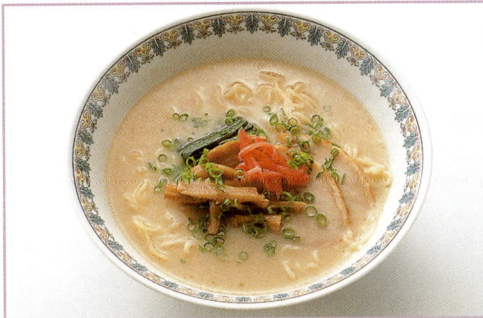

とんこつラーメン
♠=0 ♥=0.6 ♣=0.1 ♦=5.3　**6.0点 477kcal**
P=22.7g F=8.8g C=71.3g 塩=6.7g 糖=0g
コ=18mg セ=4.1g E=0.8mg

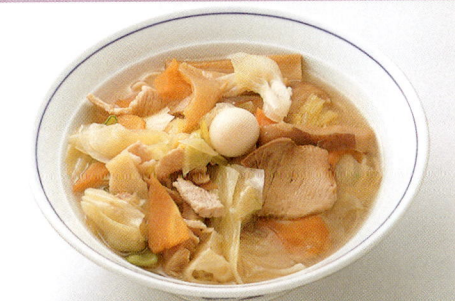

五目そば
♠=0.2 ♥=1.3 ♣=0.6 ♦=6.2　**8.3点 665kcal**
P=25.5g F=25.0g C=80.2g 塩=7.2g 糖=0g
コ=65mg セ=7.4g E=3.6mg

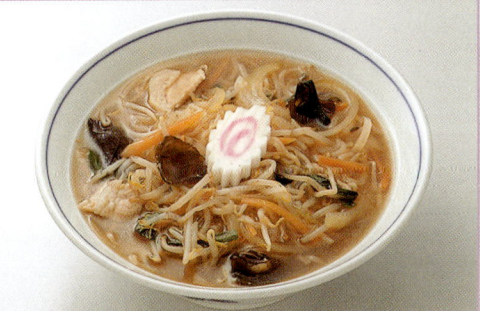

もやしそば
♠=0 ♥=1.0 ♣=0.2 ♦=6.0　**7.2点 573kcal**
P=22.3g F=18.2g C=74.9g 塩=5.6g 糖=0g
コ=15mg セ=5.0g E=2.3mg

中国風めんはいずれも生めん130gをゆでて349kcal、塩分0.5g

外食編 めん類（中国風めん）

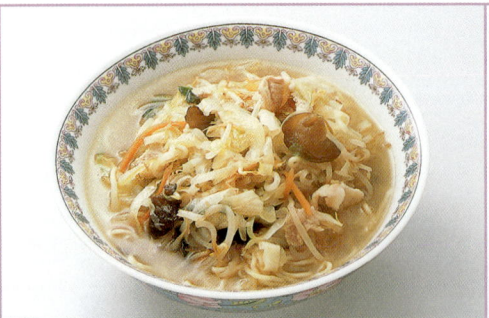

タンめん
♠=0 ♥=1.0 ♣=0.5 ♦=4.8　**6.3点 503kcal**
Ⓟ=21.3g Ⓕ=10.7g Ⓒ=76.9g 塩=6.4g 糖=0g
㋙=14mg ㋜=6.9g Ⓔ=0.9mg

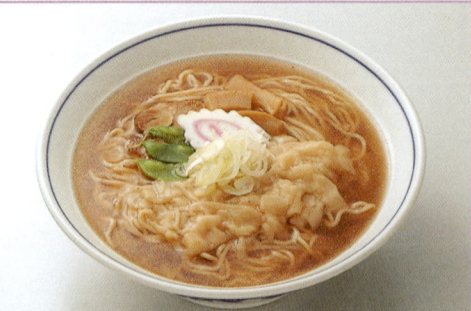

ワンタンめん
♠=0 ♥=0.4 ♣=0.1 ♦=8.0　**8.5点 677kcal**
Ⓟ=26.6g Ⓕ=14.5g Ⓒ=102.7g 塩=6.1g 糖=0g
㋙=17mg ㋜=4.8g Ⓔ=0.8mg

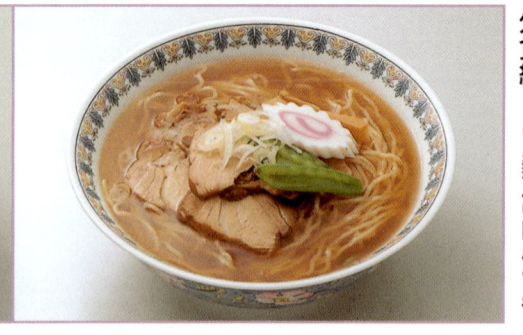

チャーシューめん
♠=0 ♥=1.1 ♣=0.1 ♦=5.1　**6.3点 507kcal**
Ⓟ=28.8g Ⓕ=7.7g Ⓒ=76.0g 塩=6.9g 糖=0g
㋙=24mg ㋜=3.7g Ⓔ=0.7mg

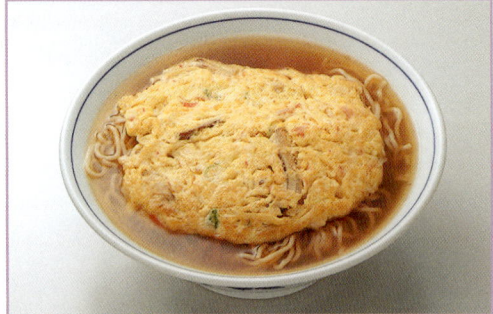

天津めん
♠=1.9 ♥=＋ ♣=0.1 ♦=7.6　**9.6点 766kcal**
Ⓟ=32.2g Ⓕ=33.9g Ⓒ=75.5g 塩=6.1g 糖=0g
㋙=422mg ㋜=4.2g Ⓔ=5.7mg

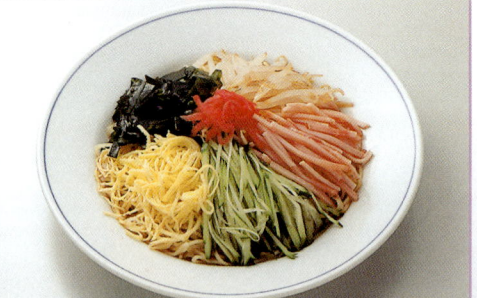

冷やし中華 酢じょうゆ
♠=0.3 ♥=0.5 ♣=0.1 ♦=4.9　**5.8点 467kcal**
Ⓟ=19.6g Ⓕ=7.6g Ⓒ=76.1g 塩=4.7g 糖=3.2g
㋙=96mg ㋜=3.8g Ⓔ=0.8mg

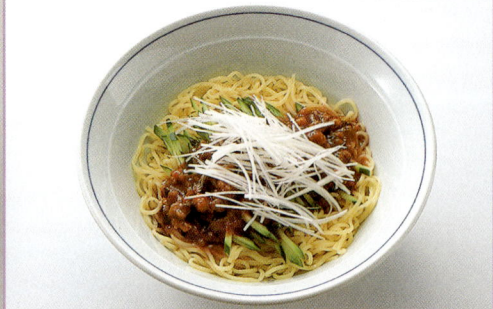

ジャージャーめん
♠=0 ♥=1.4 ♣=0.2 ♦=6.4　**8.0点 639kcal**
Ⓟ=24.7g Ⓕ=22.9g Ⓒ=77.9g 塩=5.1g 糖=1.5g
㋙=39mg ㋜=4.7g Ⓔ=3.2mg

外食編 めん類（スパゲティ・グラタン類）

スパゲティはいずれもゆでて250g＝373kcal、塩分1.0g

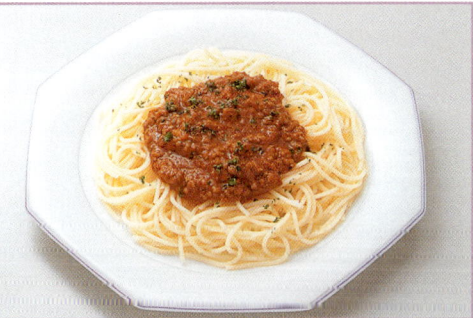

スパゲティ ミートソース
♠=0 ♥=1.6 ♣=0.3 ♦=5.6 **7.5点 597kcal**
P=23.2g F=19.8g C=78.0g 塩=2.7g 糖=0g
コ=37mg セ=6.2g E=2.2mg

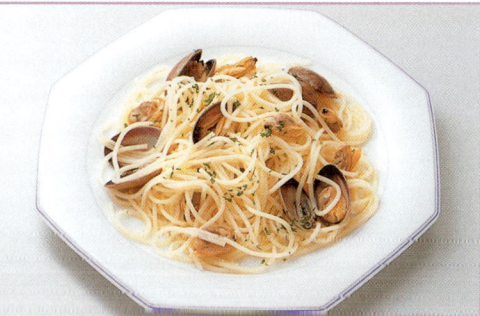

スパゲティ ボンゴレ
♠=0 ♥=0.2 ♣=＋ ♦=6.4 **6.6点 527kcal**
P=15.6g F=17.5g C=71.7g 塩=2.9g 糖=0g
コ=22mg セ=3.9g E=2.9mg

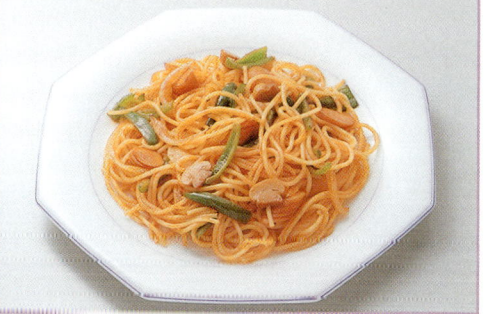

スパゲティ ナポリタン
♠=0 ♥=1.0 ♣=0.3 ♦=7.3 **8.6点 691kcal**
P=18.2g F=28.5g C=86.4g 塩=2.8g 糖=0g
コ=15mg セ=6.2g E=5.0mg

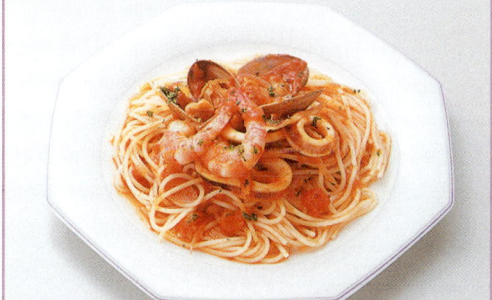

スパゲティ ペスカトーレ
♠=0 ♥=1.0 ♣=−0.4 ♦=7.7 **9.1点 731kcal**
P=30.5g F=30.4g C=78.2g 塩=3.3g 糖=0g
コ=194mg セ=5.4g E=7.1mg

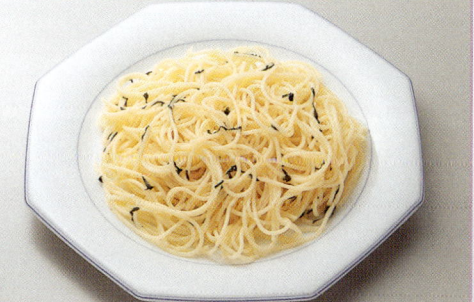

スパゲティ バジリコ
♠=0 ♥=0 ♣=＋ ♦=7.0 **7.0点 557kcal**
P=13.0g F=22.3g C=71.0g 塩=2.3g 糖=0g
コ=0mg セ=3.8g E=1.8mg

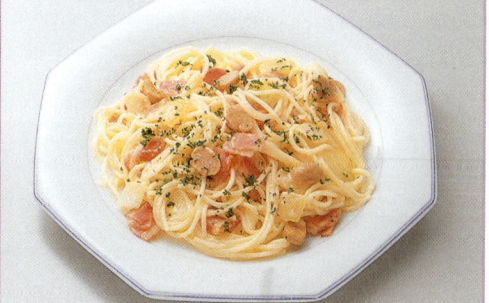

スパゲティ カルボナーラ
♠=2.0 ♥=2.0 ♣=0.2 ♦=6.2 **10.4点 830kcal**
P=25.7g F=45.1g C=75.1g 塩=2.9g 糖=0g
コ=236mg セ=4.7g E=2.3mg

スパゲティはいずれもゆでて250g=373kcal、塩分1.0g

外食編 めん類（スパゲティ・グラタン類）

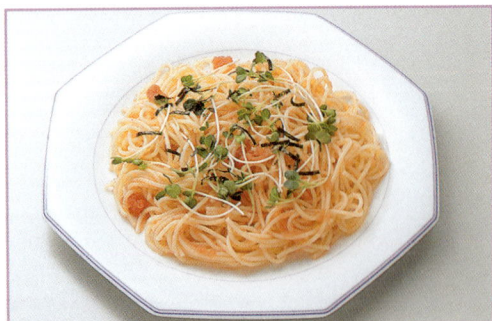

スパゲティ タラコ
♠=0　♥=0.4　♣=0.1　♦=6.1　**6.6点**　**524kcal**
P=19.4g　F=15.6g　C=72.4g　塩=2.4g　糖=0g
コ=119mg　セ=4.0g　E=2.4mg

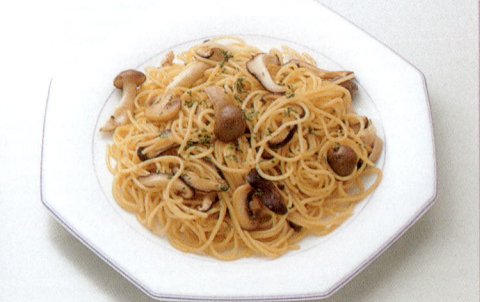

スパゲティ きのこ
♠=0　♥=0　♣=0.2　♦=6.8　**7.0点**　**563kcal**
P=16.2g　F=20.9g　C=75.9g　塩=2.5g　糖=0g
コ=14mg　セ=6.7g　E=2.8mg

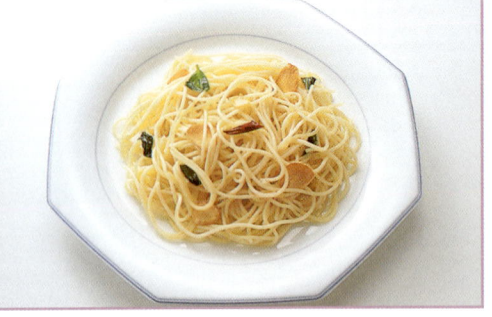

スパゲティ ペペロンチーノ
♠=0　♥=0　♣=＋　♦=7.0　**7.0点**　**561kcal**
P=13.2g　F=22.3g　C=71.7g　塩=2.3g　糖=0g
コ=＋　セ=3.9g　E=1.8mg

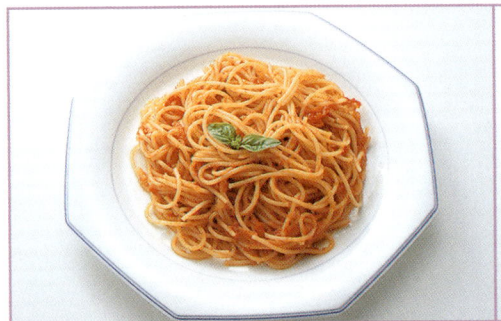

スパゲティ トマトソース
♠=0　♥=0　♣=0.7　♦=5.9　**6.6点**　**525kcal**
P=15.2g　F=11.6g　C=82.9g　塩=3.2g　糖=0g
コ=＋　セ=6.7g　E=4.4mg

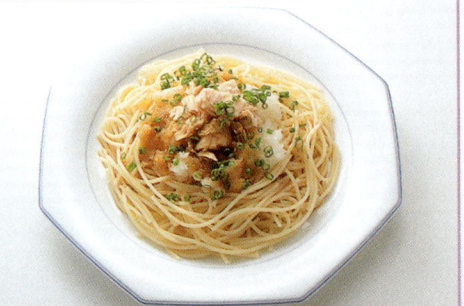

スパゲティ 和風ツナおろし
♠=0　♥=0.9　♣=0.1　♦=7.0　**8.0点**　**640kcal**
P=18.6g　F=27.7g　C=74.1g　塩=2.5g　糖=0g
コ=10mg　セ=4.5g　E=6.3mg

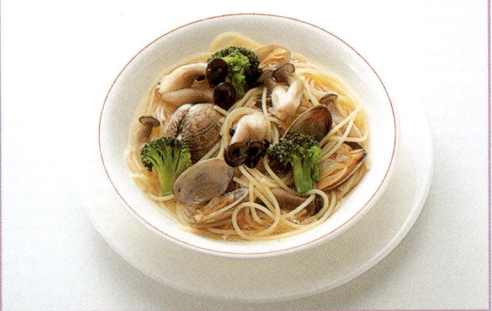

スープスパゲティ
♠=0　♥=＋　♣=0.2　♦=6.3　**6.5点**　**518kcal**
P=15.9g　F=15.8g　C=75.6g　塩=2.5g　糖=0g
コ=4mg　セ=6.2g　E=3.4mg

下段3品のグラタンはいずれもゆでマカロニ150g＝224kcal、塩分0.6g

外食編 めん類（スパゲティ・グラタン類）

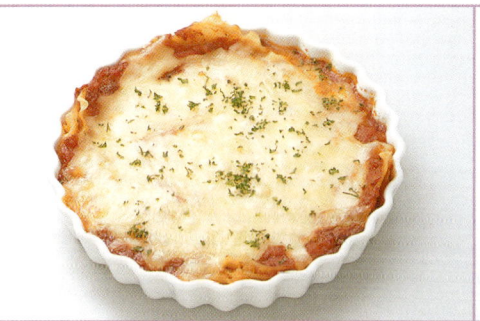

ラザニア
♠=1.2 ♥=0.5 ♣=0.2 ♦=5.1 **7.0点 561kcal**
P=22.1g F=20.3g C=68.3g 塩=2.9g 糖=0g
コ=48mg セ=4.4g E=1.2mg

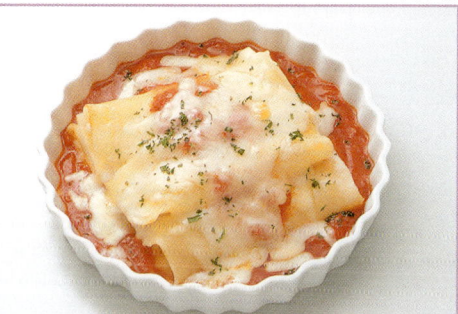

カネロニ
♠=1.4 ♥=0.8 ♣=0.2 ♦=4.7 **7.1点 566kcal**
P=24.3g F=24.3g C=58.0g 塩=2.4g 糖=0g
コ=67mg セ=3.9g E=3.4mg

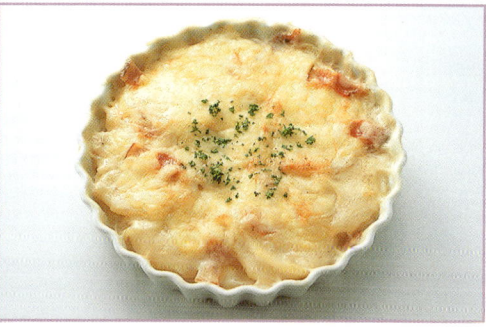

ポテトグラタン
♠=2.0 ♥=2.0 ♣=1.7 ♦=2.9 **8.6点 687kcal**
P=19.5g F=42.7g C=55.1g 塩=3.6g 糖=0g
コ=94mg セ=3.3g E=0.9mg

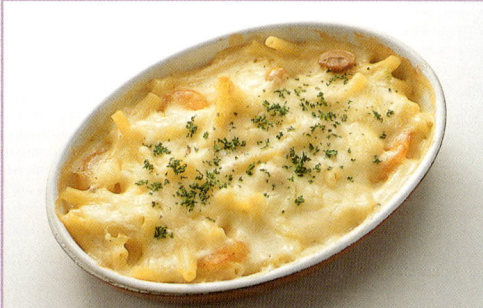

エビグラタン
♠=1.2 ♥=0.8 ♣=0.3 ♦=4.7 **7.0点 560kcal**
P=30.7g F=20.4g C=59.7g 塩=3.1g 糖=0g
コ=161mg セ=3.9g E=2.4mg

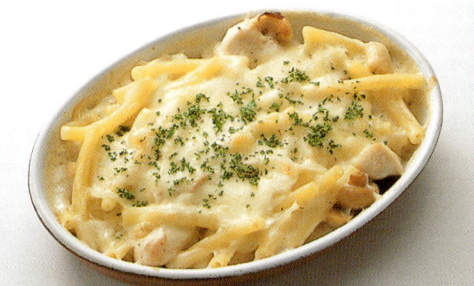

チキングラタン
♠=1.2 ♥=1.9 ♣=0.3 ♦=4.7 **8.1点 647kcal**
P=31.6g F=29.5g C=59.5g 塩=2.9g 糖=0g
コ=105mg セ=3.9g E=1.5mg

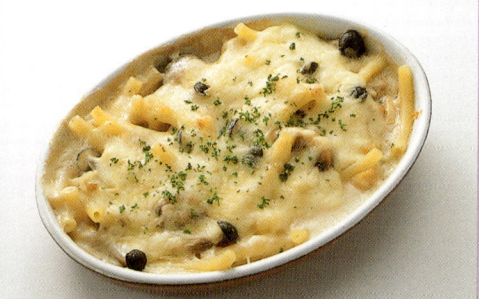

きのこグラタン
♠=1.2 ♥=1.1 ♣=0.4 ♦=4.4 **7.1点 571kcal**
P=26.5g F=23.7g C=61.6g 塩=2.5g 糖=0g
コ=77mg セ=5.6g E=1.0mg

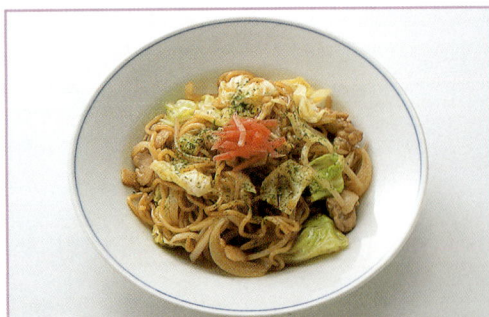

ソース焼きそば
♠=0 ♥=0.7 ♣=0.2 ♦=5.4 **6.3点 505kcal**
P=12.9g F=18.5g C=67.9g 塩=2.5g 糖=0g
コ=13mg セ=4.4g E=2.6mg

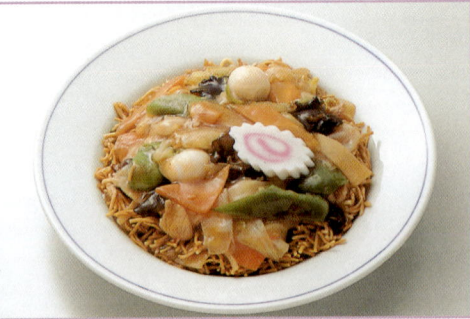

あんかけかた焼きそば
♠=0.4 ♥=1.0 ♣=0.5 ♦=9.6 **11.5点 918kcal**
P=17.9g F=57.6g C=78.0g 塩=4.5g 糖=0g
コ=104mg セ=7.5g E=9.5mg

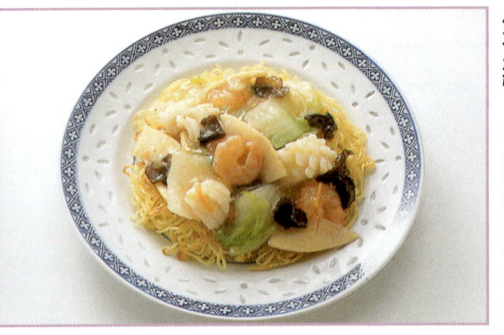

あんかけ焼きそば
♠=0 ♥=0.5 ♣=0.2 ♦=5.8 **6.5点 517kcal**
P=19.4g F=16.1g C=70.6g 塩=3.6g 糖=0g
コ=83mg セ=5.0g E=3.8mg

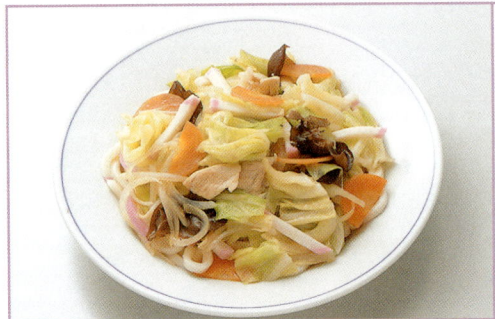

皿うどん
♠=0 ♥=1.3 ♣=0.5 ♦=5.1 **6.9点 555kcal**
P=17.3g F=23.4g C=66.8g 塩=5.4g 糖=0g
コ=19mg セ=5.7g E=3.5mg

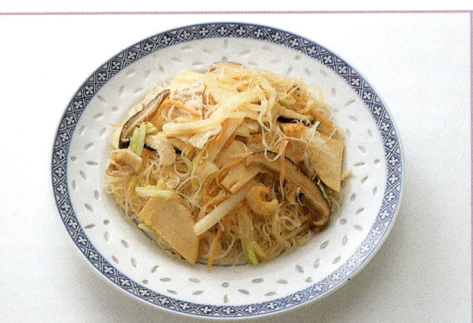

焼きビーフン
♠=0 ♥=0.8 ♣=0.2 ♦=6.8 **7.8点 627kcal**
P=14.2g F=31.4g C=66.4g 塩=3.0g 糖=1.3g
コ=38mg セ=2.7g E=5.3mg

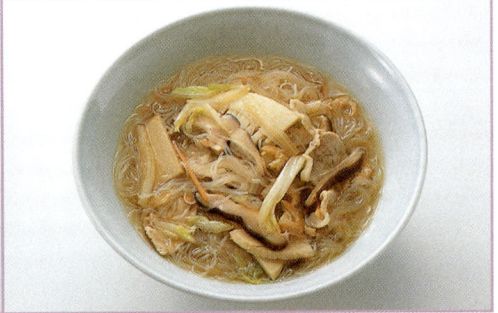

汁ビーフン
♠=0 ♥=0.8 ♣=0.2 ♦=5.0 **6.0点 477kcal**
P=15.3g F=13.5g C=68.0g 塩=4.2g 糖=2.0g
コ=38mg セ=2.7g E=1.9mg

外食編　めん類（焼きそば・焼きうどん・ビーフン）

外食編 ごはん物（すし）

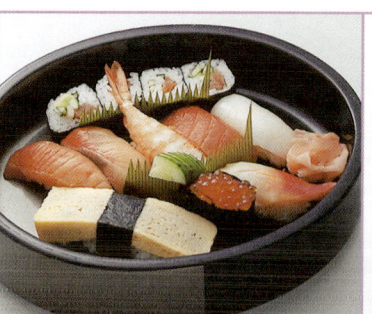

江戸前にぎり
♠=0.4 ♥=1.5 **6.5点** 518kcal
♣=0.1 ♦=4.5
P=25.9g F=8.2g C=80.6g 塩=2.6g
糖=3.0g コ=200mg セ=1.4g E=2.2mg

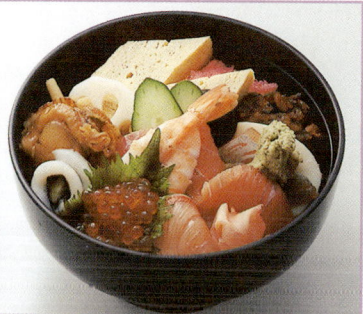

江戸前ちらし
♠=0.3 ♥=1.6 **8.3点** 667kcal
♣=0.1 ♦=6.3
P=25.8g F=8.3g C=116.4g 塩=3.6g
糖=6.3g コ=156mg セ=1.7g E=1.9mg

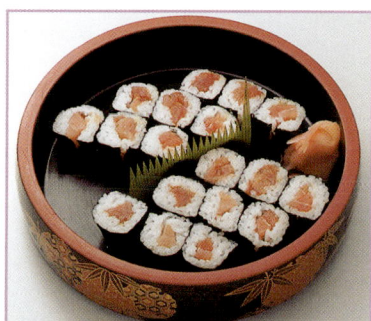

鉄火巻き
♠=0 ♥=1.3 **5.7点** 459kcal
♣=0.1 ♦=4.3
P=27.5g F=1.9g C=79.3g 塩=1.9g
糖=2.4g コ=41mg セ=1.9g E=0.8mg

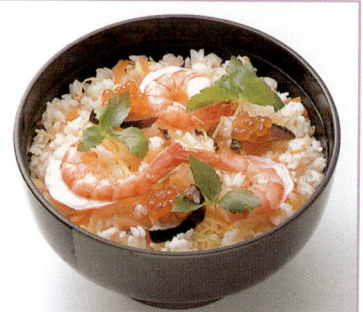

五目ちらし
♠=0.2 ♥=0.9 **7.7点** 618kcal
♣=0.1 ♦=6.5
P=22.9g F=4.8g C=115.3g 塩=3.2g
糖=8.1g コ=175mg セ=2.0g E=2.2mg

しょうゆ5g（小さじ1弱）をつけると4kcal、塩分0.7gプラス

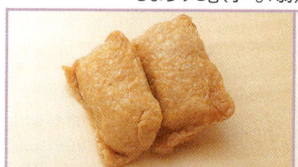

いなりずし
♠=0 ♥=1.0 **2.6点** 206kcal
♣=0.1 ♦=1.6
P=5.7g F=6.8g C=29.4g 塩=1.4g
糖=6.0g コ=+ セ=0.4g E=0.5mg

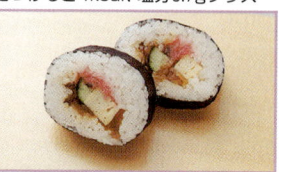

太巻き
♠=0.1 ♥=+ **1.7点** 134kcal
♣=0.1 ♦=1.5
P=3.7g F=1.2g C=26.9g 塩=1.0g
糖=2.2g コ=37mg セ=1.0g E=0.2mg

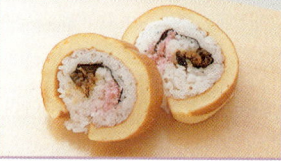

伊達巻き
♠=0 ♥=1.1 **2.5点** 200kcal
♣=+ ♦=1.4
P=8.5g F=3.3g C=33.5g 塩=1.3g
糖=1.7g コ=76mg セ=0.7g E=0.7mg

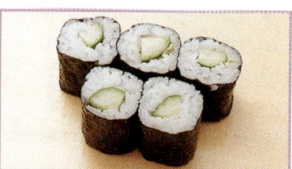

かっぱ巻き
♠=0 ♥=0 **1.3点** 107kcal
♣=+ ♦=1.3
P=2.0g F=0.2g C=23.6g 塩=0.5g
糖=0.7g コ=+ セ=0.6g E=0.1mg

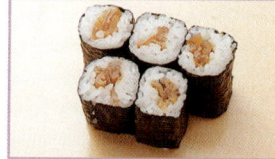

かんぴょう巻き
♠=0 ♥=0 **1.5点** 120kcal
♣=0.1 ♦=1.4
P=2.3g F=0.2g C=26.8g 塩=0.9g
糖=2.4g コ=+ セ=1.1g E=0.1mg

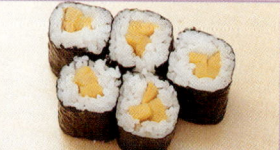

おしんこ巻き
♠=0 ♥=0 **1.4点** 109kcal
♣=0.1 ♦=1.3
P=2.1g F=0.2g C=24.0g 塩=0.8g
糖=0.7g コ=+ セ=0.9g E=+

しょうゆ5g(小さじ1弱)をつけると4kcal、塩分0.7gプラス

外食編　ごはん物（すし）

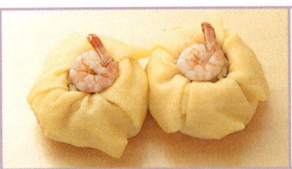	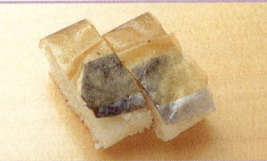	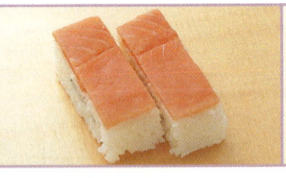	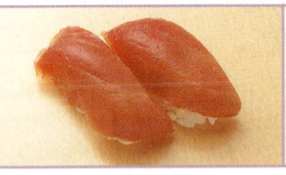	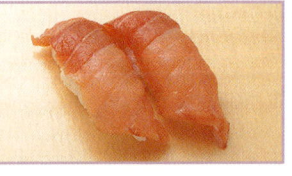
茶巾ずし ♠=1.4 ♥=0.1 ♣=+ ♦=3.9 **5.4点 431kcal** P=15.0g F=12.2g C=61.0g 塩=2.1g 糖=7.5g コ=332mg セ=0.7g E=1.8mg	**押しずし（バッテラ）** ♠=0 ♥=0.9 ♣=+ ♦=1.3 **2.2点 172kcal** P=5.2g F=5.6g C=23.4g 塩=0.8g 糖=0.7g コ=13mg セ=0.2g E=0.1mg	**押しずし（サケ）** ♠=0 ♥=0.4 ♣=+ ♦=1.3 **1.7点 137kcal** P=6.6g F=1.3g C=23.1g 塩=1.3g 糖=0.7g コ=10mg セ=0.2g E=0.2mg	**にぎり（マグロ赤身）** ♠=0 ♥=0.4 ♣=0 ♦=0.8 **1.2点 92kcal** P=7.2g F=0.3g C=13.7g 塩=0.3g 糖=0.3g コ=12mg セ=0.1g E=0.2mg	**にぎり（マグロとろ）** ♠=0 ♥=1.0 ♣=0 ♦=0.8 **1.8点 145kcal** P=5.7g F=6.7g C=13.7g 塩=0.3g 糖=0.3g コ=13mg セ=0.1g E=0.4mg
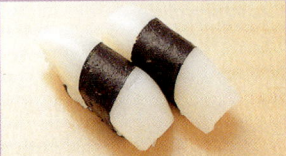	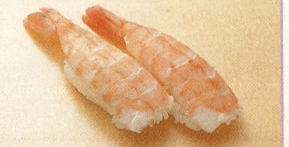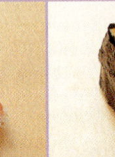	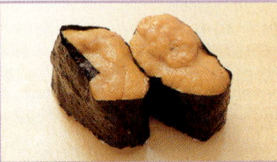	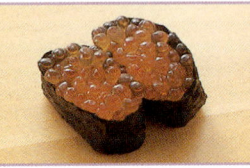	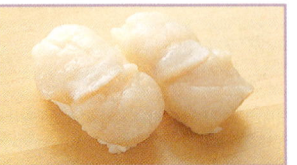
にぎり（イカ） ♠=0 ♥=0.2 ♣=+ ♦=0.8 **1.0点 80kcal** P=4.6g F=0.4g C=13.9g 塩=0.5g 糖=0.3g コ=54mg セ=0.2g E=0.4mg	**にぎり（エビ）** ♠=0 ♥=0.3 ♣=0 ♦=0.8 **1.1点 85kcal** P=6.0g F=0.2g C=13.7g 塩=0.4g 糖=0.3g コ=43mg セ=0.1g E=0.7mg	**にぎり（ウニ）** ♠=0 ♥=0.3 ♣=+ ♦=0.8 **1.1点 87kcal** P=4.3g F=1.1g C=14.6g 塩=0.4g 糖=0.3g コ=58mg セ=0.3g E=0.7mg	**にぎり（イクラ）** ♠=0 ♥=1.0 ♣=+ ♦=0.8 **1.8点 145kcal** P=10.9g F=4.8g C=14.0g 塩=1.0g 糖=0.3g コ=144mg セ=0.3g E=2.8mg	**にぎり（ホタテ）** ♠=0 ♥=0.3 ♣=0 ♦=0.8 **1.1点 91kcal** P=6.3g F=0.1g C=15.2g 塩=0.4g 糖=0.3g コ=10mg セ=0.1g E=0.3mg
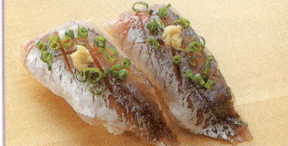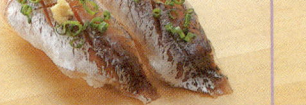	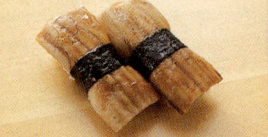	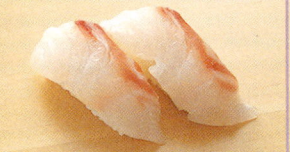		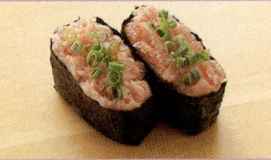
にぎり（アジ） ♠=0 ♥=0.4 ♣=+ ♦=0.8 **1.2点 99kcal** P=7.1g F=1.2g C=13.8g 塩=0.4g 糖=0.3g コ=23mg セ=0.1g E=0.1mg	**にぎり（アナゴ）** ♠=0 ♥=0.5 ♣=+ ♦=0.8 **1.3点 103kcal** P=4.6g F=2.7g C=14.2g 塩=0.4g 糖=0.3g コ=36mg セ=0.2g E=0.6mg	**にぎり（卵）** ♠=0.6 ♥=0 ♣=+ ♦=1.1 **1.7点 138kcal** P=6.4g F=4.7g C=17.0g 塩=0.9g 糖=2.7g コ=175mg セ=0.2g E=0.5mg	**にぎり（タイ）** ♠=0 ♥=0.6 ♣=0 ♦=0.8 **1.4点 109kcal** P=6.1g F=2.7g C=13.7g 塩=0.3g 糖=0.3g コ=17mg セ=0.1g E=0.6mg	**にぎり（ねぎとろ）** ♠=0 ♥=0.9 ♣=+ ♦=0.8 **1.7点 132kcal** P=5.1g F=5.6g C=14.0g 塩=0.3g 糖=0.3g コ=11mg セ=0.3g E=0.3mg

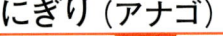

外食編 ごはん物（丼物など）

丼物のごはんはいずれも280g=470kcal

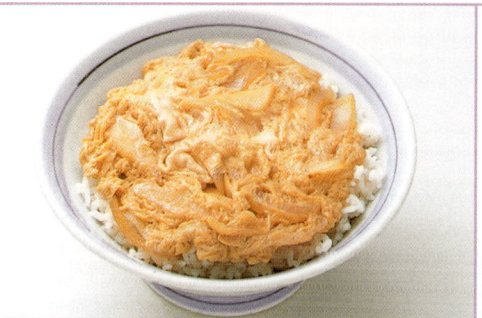

卵丼
♠=0.9 ♥=0.2 ♣=0.2 ♦=6.6　**7.9点 630kcal**
P=17.4g F=6.2g C=120.1g 塩=4.1g 糖=8.0g
コ=213mg セ=1.5g E=0.6mg

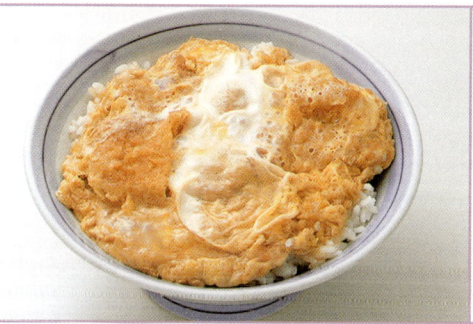

カツ丼
♠=1.0 ♥=2.0 ♣=0.1 ♦=8.1　**11.2点 893kcal**
P=28.8g F=26.2g C=126.6g 塩=4.3g 糖=8.0g
コ=260mg セ=1.7g E=2.3mg

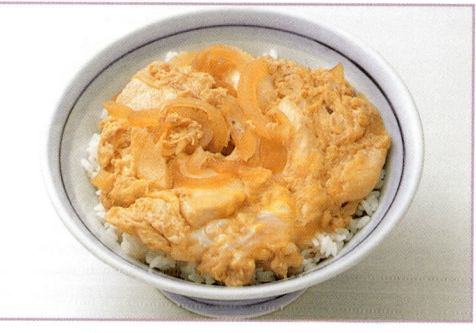

親子丼
♠=0.9 ♥=1.4 ♣=0.2 ♦=6.6　**9.1点 731kcal**
P=27.3g F=13.0g C=118.7g 塩=3.8g 糖=8.0g
コ=258mg セ=1.5g E=0.7mg

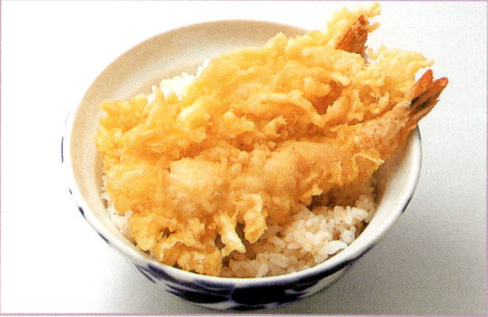

天丼
♠=0.2 ♥=0.5 ♣=0 ♦=9.4　**10.1点 805kcal**
P=20.1g F=18.5g C=129.3g 塩=3.0g 糖=6.3g
コ=110mg セ=1.3g E=3.9mg

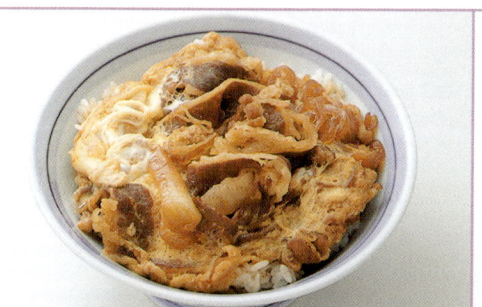

牛丼
♠=0.9 ♥=4.0 ♣=0.2 ♦=6.3　**11.4点 909kcal**
P=23.7g F=35.8g C=113.4g 塩=2.9g 糖=4.0g
コ=266mg セ=1.4g E=0.9mg

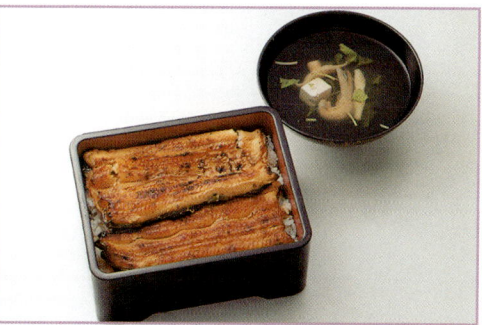

ウナ重
♠=0 ♥=3.5 ♣=+ ♦=5.9　**9.4点 754kcal**
P=30.0g F=20.5g C=106.3g 塩=3.6g 糖=4.3g
コ=250mg セ=0.8g E=4.8mg

＊ごはんは260g=437kcal

外食編 ごはん物（丼物など）

丼物のごはんはいずれも280g=470kcal

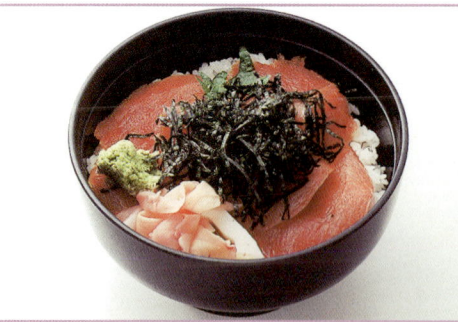
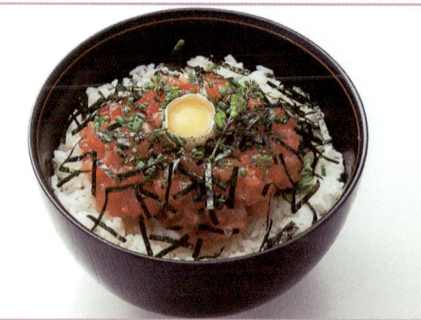
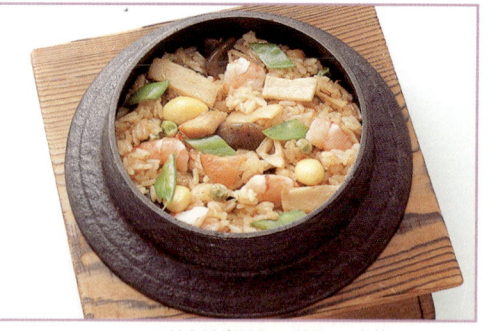

鉄火丼
♠=0 ♥=1.9 ♣=0.1 ♦=6.1 **8.1点 649kcal**
P=39.1g F=2.6g C=110.5g 塩=2.5g 糖=4.8g
コ=60mg セ=1.3g E=1.1mg

ねぎとろ丼
♠=0.2 ♥=3.4 ♣=＋ ♦=6.2 **9.8点 786kcal**
P=24.4g F=24.0g C=109.5g 塩=2.4g 糖=4.8g
コ=86mg セ=1.0g E=1.3mg

釜飯
*ごはんは米110g=392kcalを炊いたもの
♠=0 ♥=1.1 ♣=0.1 ♦=5.3 **6.5点 523kcal**
P=22.2g F=4.9g C=91.5g 塩=2.8g 糖=0g
コ=93mg セ=2.2g E=1.3mg

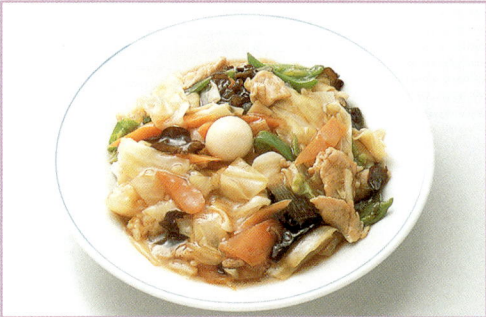
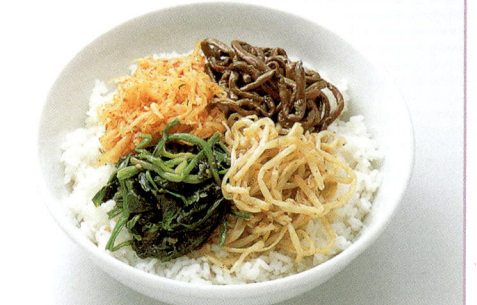
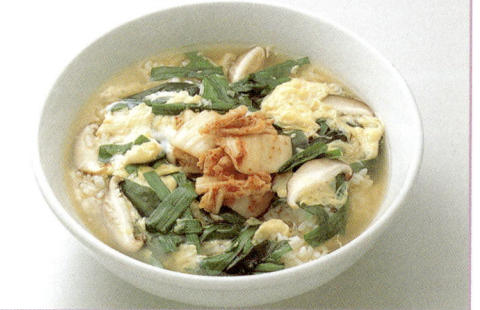

中華丼
♠=0.2 ♥=1.5 ♣=0.4 ♦=8.4 **10.5点 841kcal**
P=17.1g F=28.9g C=122.7g 塩=2.8g 糖=1.5g
コ=64mg セ=4.3g E=3.6mg

ビビンバ
*ごはんは250g=420kcal
♠=0 ♥=0 ♣=0.4 ♦=6.5 **6.9点 550kcal**
P=10.2g F=9.7g C=102.8g 塩=1.7g 糖=2.0g
コ=0mg セ=5.3g E=1.6mg

クッパ
*ごはんは150g=252kcal
♠=0.9 ♥=0 ♣=0.3 ♦=3.6 **4.8点 381kcal**
P=16.1g F=6.5g C=61.6g 塩=2.9g 糖=0g
コ=210mg セ=2.8g E=1.5mg

外食編 ごはん物（チャーハン・ピラフ類）

チャーハン以外のごはんはいずれも250g=420kcal

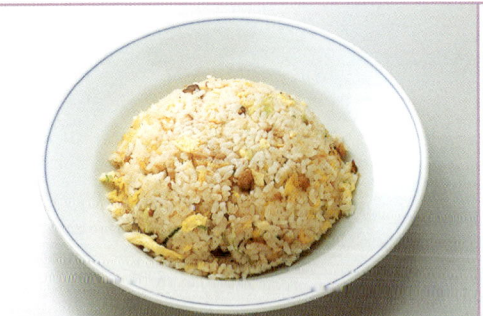

チャーハン
＊ごはんは280g=470kcal
♠=0.5 ♥=0.4 ♣=＋ ◆=8.5 **9.4点 754kcal**
P=14.2g F=27.6g C=105.9g 塩=2.6g 糖=0g
コ=115mg セ=1.1g E=4.6mg

チキンピラフ
♠=0 ♥=1.0 ♣=0.2 ◆=6.8 **8.0点 636kcal**
P=14.9g F=18.6g C=96.7g 塩=2.5g 糖=0g
コ=65mg セ=1.5g E=0.4mg

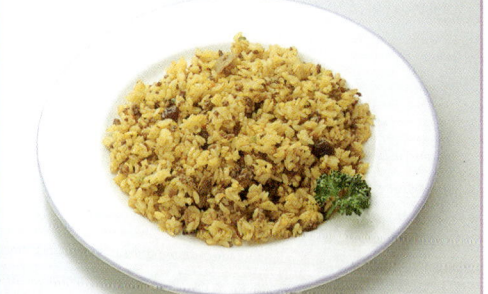

ドライカレー
♠=0 ♥=0.8 ♣=0.3 ◆=6.6 **7.7点 615kcal**
P=12.8g F=15.6g C=101.0g 塩=2.5g 糖=0.5g
コ=21mg セ=2.2g E=2.2mg

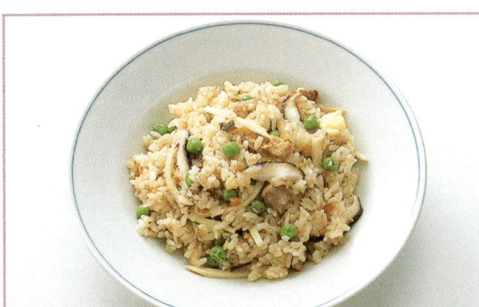

五目チャーハン
＊ごはんは280g=470kcal
♠=0.2 ♥=0.3 ♣=0.2 ◆=8.1 **8.8点 703kcal**
P=13.0g F=21.7g C=108.3g 塩=2.9g 糖=0g
コ=49mg セ=2.1g E=3.8mg

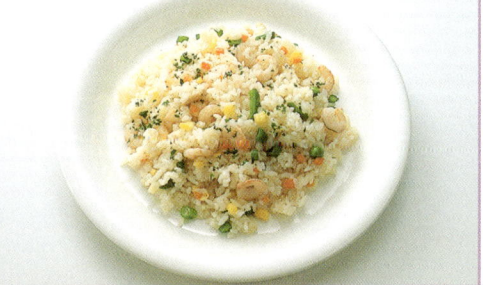
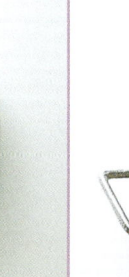

エビピラフ
♠=0 ♥=0.2 ♣=0.2 ◆=6.8 **7.2点 573kcal**
P=10.7g F=14.0g C=96.2g 塩=2.5g 糖=0g
コ=64mg セ=1.4g E=0.6mg

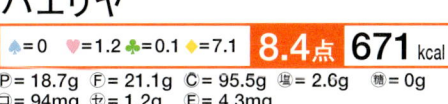

パエリヤ
♠=0 ♥=1.2 ♣=0.1 ◆=7.1 **8.4点 671kcal**
P=18.7g F=21.1g C=95.5g 塩=2.6g 糖=0g
コ=94mg セ=1.2g E=4.3mg

上段3品のごはんはいずれも150g＝252kcal

外食編　ごはん物（リゾット・その他）

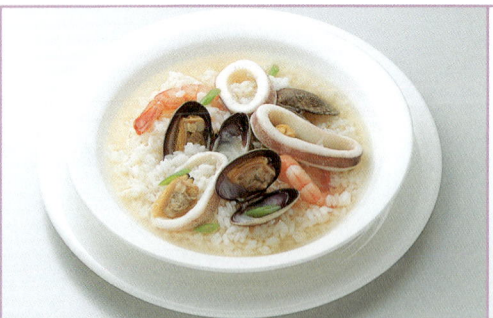

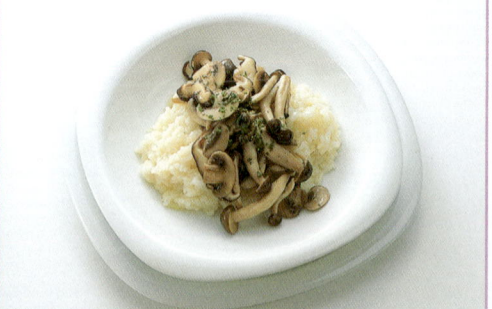

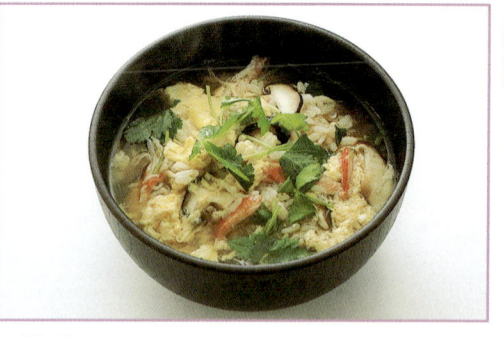

シーフードリゾット
♠=0　♥=0.9　♣=0　♦=4.8　**5.7点　459kcal**
P=18.6g　F=14.3g　C=57.4g　塩=3.3g　糖=0g
コ=165mg　セ=0.5g　E=3.9mg

きのこリゾット
♠=0　♥=0　♣=0.2　♦=4.6　**4.8点　382kcal**
P=6.1g　F=11.4g　C=61.1g　塩=2.7g　糖=0g
コ=28mg　セ=2.9g　E=0.3mg

雑炊
♠=0.5　♥=0.2　♣=＋　♦=3.5　**4.2点　336kcal**
P=12.3g　F=3.2g　C=61.5g　塩=2.3g　糖=2.0g
コ=117mg　セ=1.2g　E=0.8mg

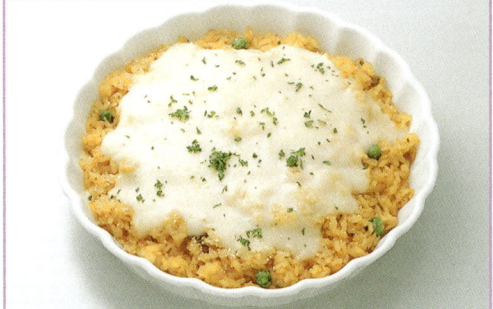

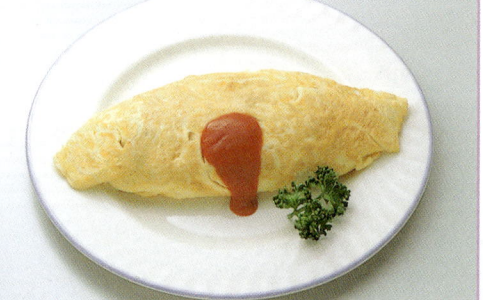

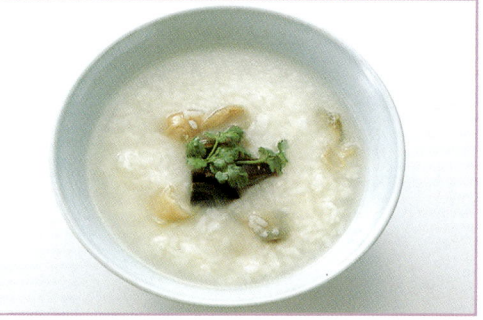

ドリア　＊ごはんは250g＝420kcal
♠=0.8　♥=1.0　♣=0.4　♦=8.0　**10.2点　813kcal**
P=20.3g　F=27.2g　C=114.2g　塩=3.4g　糖=0g
コ=90mg　セ=3.1g　E=1.4mg

オムライス　＊ごはんは250g＝420kcal
♠=1.9　♥=0.5　♣=0.3　♦=7.8　**10.5点　843kcal**
P=24.0g　F=30.4g　C=109.4g　塩=3.8g　糖=0g
コ=470mg　セ=2.8g　E=3.2mg

中華がゆ　＊五分がゆは450g＝162kcal
♠=0.3　♥=0　♣=＋　♦=2.0　**2.3点　185kcal**
P=3.8g　F=2.1g　C=35.9g　塩=1.3g　糖=0g
コ=68mg　セ=0.8g　E=0.2mg

外食編 定食（和風）

和風定食はいずれもごはん180g＝302kcal／みそ汁33kcal、塩分2.3g／漬物16kcal、塩分1.9g

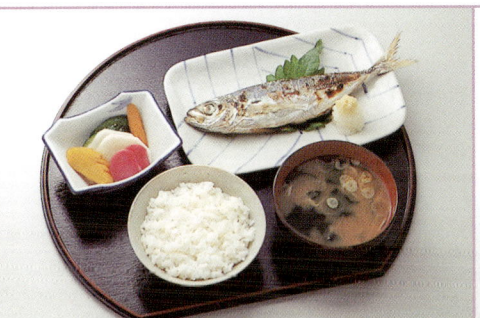

アジの塩焼き定食
♠=0　♥=1.5　♣=0.3　♦=4.2　**6.0点　480kcal**
P=28.8g　F=5.0g　C=76.2g　塩=5.1g　糖=0g
コ=77mg　セ=3.4g　E=0.7mg

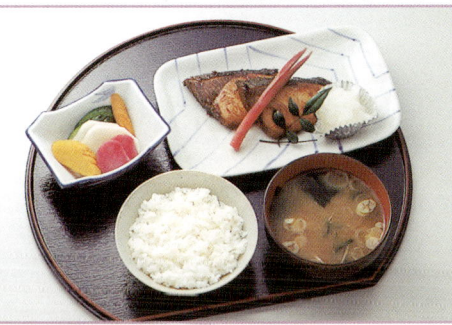

ブリの照り焼き定食
♠=0　♥=3.2　♣=0.3　♦=4.6　**8.1点　646kcal**
P=29.9g　F=19.1g　C=82.5g　塩=5.3g　糖=5.0g
コ=72mg　セ=3.4g　E=2.2mg

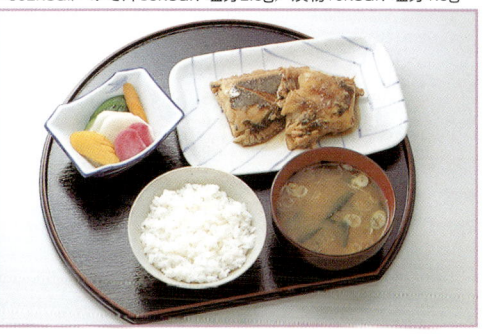

カレイの煮魚定食（しょうゆ味）
♠=0　♥=1.8　♣=0.2　♦=4.6　**6.6点　531kcal**
P=28.5g　F=7.7g　C=81.8g　塩=5.5g　糖=5.5g
コ=120mg　セ=2.9g　E=3.1mg

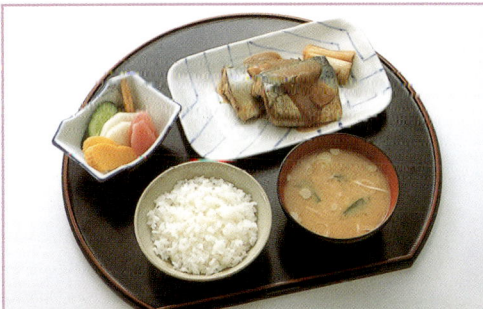

サバのみそ煮定食
♠=0　♥=3.3　♣=0.3　♦=5.0　**8.6点　687kcal**
P=36.6g　F=17.7g　C=87.9g　塩=6.7g　糖=8.0g
コ=84mg　セ=3.8g　E=1.5mg

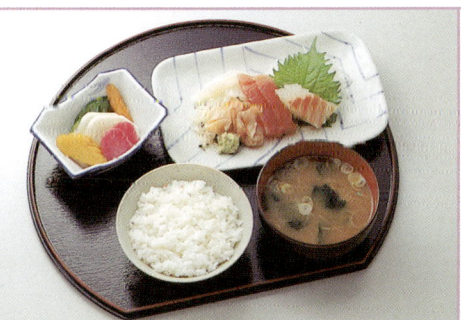

刺身定食
♠=0　♥=1.6　♣=0.3　♦=4.2　**6.1点　489kcal**
P=29.4g　F=5.5g　C=77.0g　塩=4.5g　糖=0g
コ=127mg　セ=3.3g　E=2.1mg

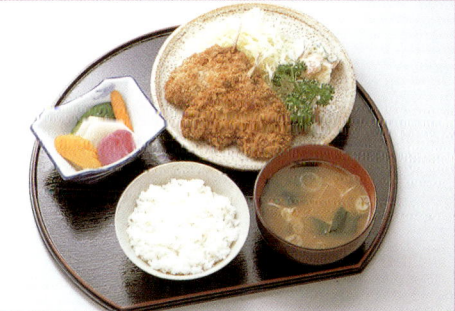

アジフライ定食
♠=0.1　♥=1.5　♣=0.7　♦=8.5　**10.8点　862kcal**
P=34.0g　F=32.8g　C=102.8g　塩=5.4g　糖=0g
コ=119mg　セ=5.1g　E=5.8mg

しょうゆ5g(小さじ1弱)をかけると4kcal、塩分0.7gプラス／中濃ソース10g(大さじ½強)をかけると13kcal、塩分0.6gプラス

外食編　定食（和風）

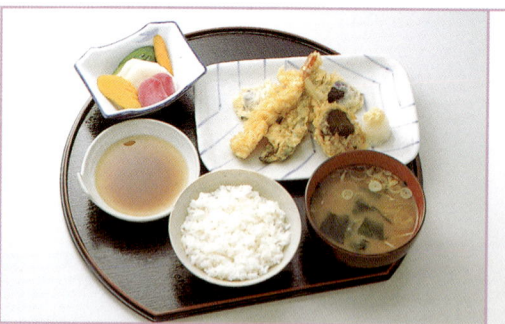

天ぷら定食
♠=0.2 ♥=0.5 ♣=0.5 ♦=7.8 **9.0点 716kcal**
P=21.3g F=21.8g C=102.5g 塩=5.9g 糖=4.0g
コ=110mg セ=4.9g E=4.5mg

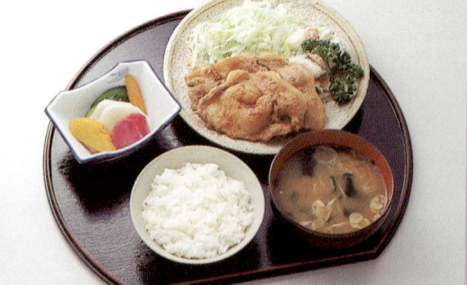

しょうが焼き定食
♠=0 ♥=3.3 ♣=0.7 ♦=5.9 **9.9点 789kcal**
P=29.3g F=32.6g C=88.3g 塩=5.8g 糖=3.0g
コ=73mg セ=4.3g E=2.8mg

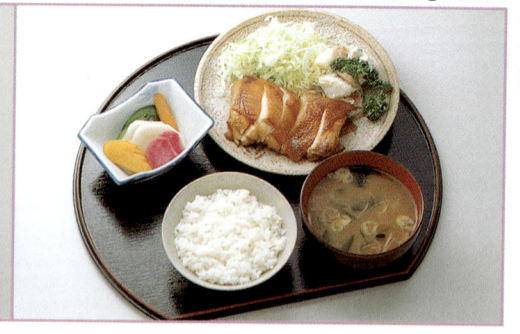

鶏の照り焼き定食
♠=0 ♥=3.0 ♣=0.7 ♦=6.0 **9.7点 776kcal**
P=34.4g F=27.9g C=91.0g 塩=5.9g 糖=6.0g
コ=111mg セ=4.2g E=2.8mg

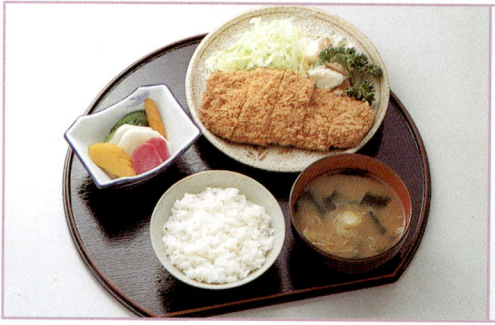

豚カツ定食
♠=0.1 ♥=3.3 ♣=0.7 ♦=7.3 **11.4点 910kcal**
P=31.5g F=41.0g C=97.8g 塩=5.2g 糖=0
コ=95mg セ=4.9g E=4.3mg

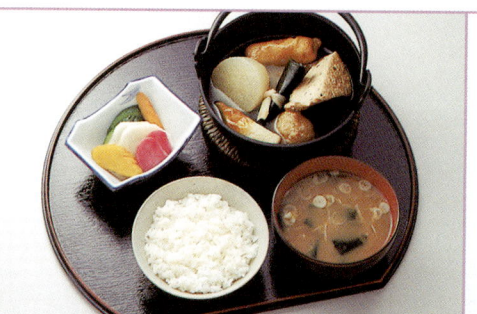

おでん定食
♠=0 ♥=2.1 ♣=0.4 ♦=4.5 **7.0点 560kcal**
P=22.7g F=10.7g C=91.1g 塩=7.1g 糖=3.5g
コ=16mg セ=4.8g E=1.5mg

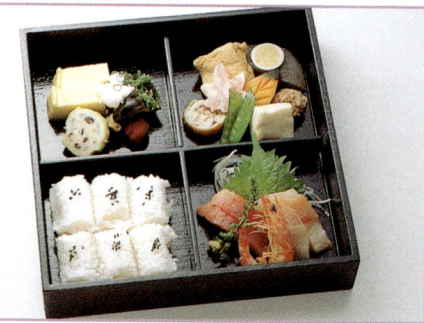

松花堂弁当
♠=0.5 ♥=2.0 ♣=0.4 ♦=4.7 **7.6点 610kcal**
P=30.0g F=13.9g C=87.4g 塩=4.0g 糖=7.2g
コ=204mg セ=4.7g E=2.5mg

外食編 定食（洋風）

洋風定食はいずれもロールパン2個60g＝190kcal、塩分0.7g／バター10gをつけると75kcal、塩分0.2gプラス／ごはん180g＝302kcal

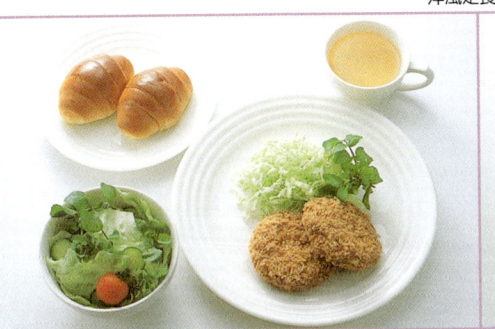

メンチカツ定食
♠＝0.6 ♥＝2.7 ♣＝0.4 ♦＝5.4　**9.1点** **731kcal**
P＝33.6g F＝37.8g C＝61.3g 塩＝3.0g 糖＝0g
コ＝157mg セ＝4.5g E＝4.1mg

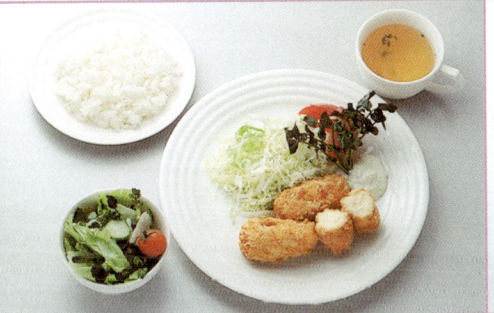

カニクリームコロッケ定食
♠＝0.7 ♥＝0.4 ♣＝0.5 ♦＝8.4　**10.0点** **799kcal**
P＝19.6g F＝36.0g C＝96.0g 塩＝2.3g 糖＝0g
コ＝97mg セ＝4.1g E＝7.2mg

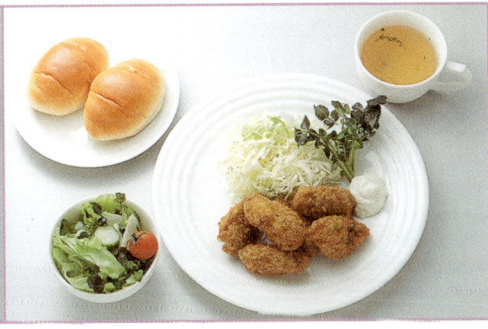

カキフライ定食
♠＝0.1 ♥＝0.8 ♣＝0.3 ♦＝7.8　**9.0点** **720kcal**
P＝19.1g F＝43.2g C＝62.2g 塩＝4.1g 糖＝0g
コ＝112mg セ＝4.0g E＝8.7mg

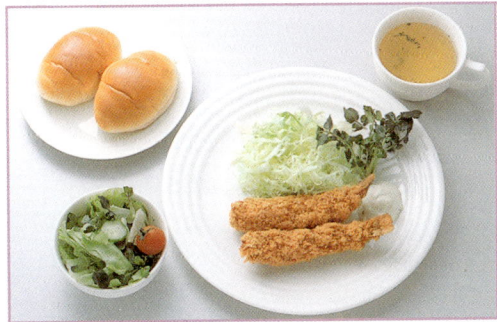

エビフライ定食
♠＝0.1 ♥＝0.6 ♣＝0.3 ♦＝5.2　**6.2点** **499kcal**
P＝20.6g F＝26.8g C＝43.5g 塩＝2.7g 糖＝0g
コ＝129mg セ＝3.4g E＝5.5mg

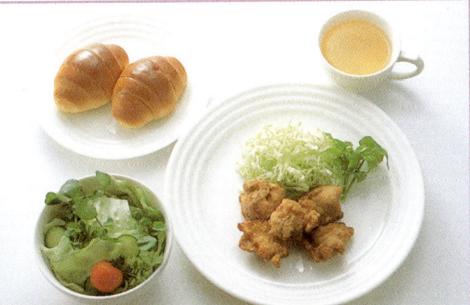

鶏から揚げ定食
♠＝0 ♥＝3.0 ♣＝0.3 ♦＝3.5　**6.8点** **543kcal**
P＝26.9g F＝28.5g C＝42.7g 塩＝2.7g 糖＝0g
コ＝118mg セ＝3.0g E＝2.2mg

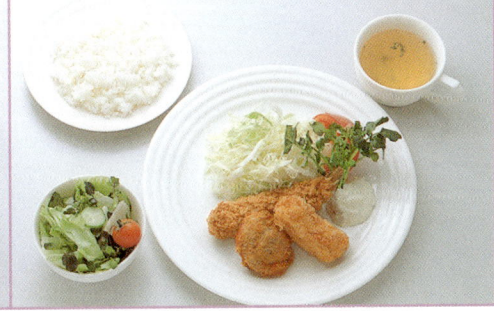

ミックスフライ定食
♠＝0.5 ♥＝1.3 ♣＝0.4 ♦＝8.5　**10.7点** **855kcal**
P＝26.4g F＝39.2g C＝94.8g 塩＝2.5g 糖＝0g
コ＝130mg セ＝3.8g E＝7.3mg

スープ5kcal、塩分0.9g／サラダ12kcal／ドレッシング15g(大さじ1)をかけると61kcal、塩分0.5gプラス

外食編　定食（洋風）

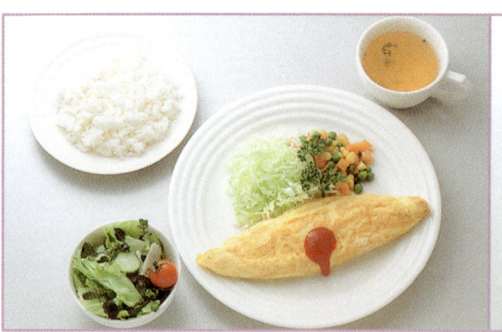

オムレツ定食
♠=3.0　♥=0　♣=0.5　♦=7.4　**10.9点**　**871 kcal**
P=26.3g　F=45.4g　C=83.1g　塩=3.4g　糖=0g
コ=667mg　セ=3.6g　E=5.7mg

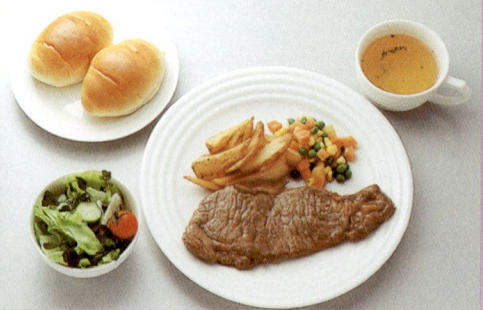

ステーキ定食
♠=0　♥=7.5　♣=0.8　♦=5.0　**13.3点**　**1062 kcal**
P=38.0g　F=77.8g　C=45.3g　塩=4.9g　糖=0g
コ=127mg　セ=3.7g　E=5.5mg

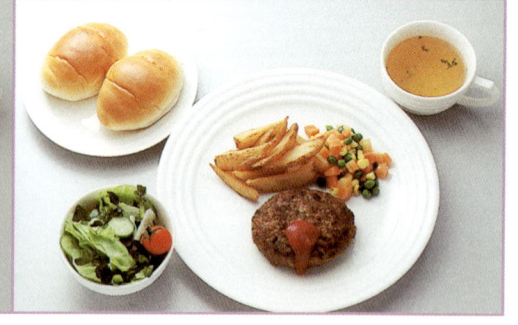

ハンバーグ定食
♠=0.3　♥=2.8　♣=0.9　♦=4.9　**8.9点**　**712 kcal**
P=30.2g　F=39.5g　C=56.2g　塩=3.5g　糖=0g
コ=113mg　セ=4.6g　E=4.9mg

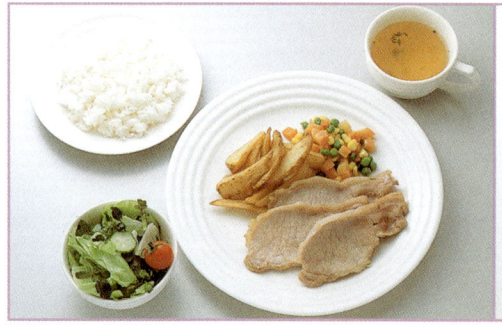

ポークソテー定食
♠=0　♥=3.3　♣=0.8　♦=5.4　**9.5点**　**763 kcal**
P=26.0g　F=33.9g　C=82.4g　塩=2.9g　糖=0g
コ=63mg　セ=3.0g　E=3.2mg

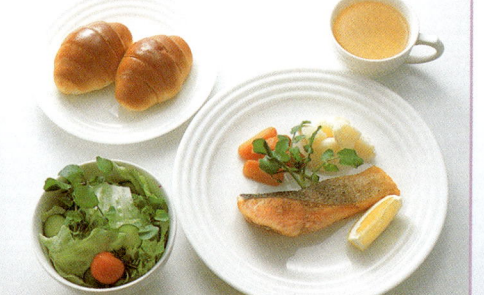

サケのムニエル定食
♠=0　♥=1.7　♣=0.8　♦=4.3　**6.8点**　**544 kcal**
P=30.9g　F=23.3g　C=51.4g　塩=3.3g　糖=0.5g
コ=77mg　セ=3.9g　E=3.5mg

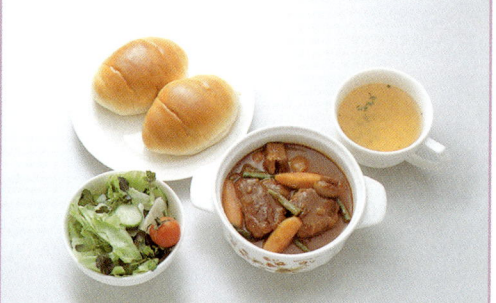

ビーフシチュー定食
♠=0　♥=5.7　♣=1.4　♦=5.7　**12.8点**　**1025 kcal**
P=23.9g　F=68.7g　C=66.0g　塩=4.0g　糖=0g
コ=81mg　セ=7.0g　E=6.8mg

中国風・その他定食はいずれもごはん180g＝302kcal／スープ7kcal、塩分1.0g／ザーサイ3kcal、塩分2.1g

外食編　定食（中国風・その他）

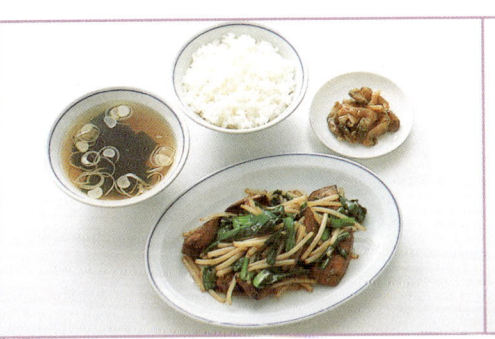

レバにらいため定食
♠=0　♥=1.0　♣=0.2　♦=5.8　**7.0点**　**560kcal**
P=19.6g　F=19.3g　C=73.5g　塩=4.4g　糖=0g
コ=150mg　セ=2.9g　E=4.0mg

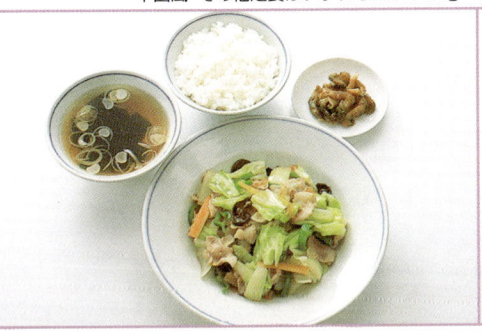

肉野菜いため定食
♠=0　♥=2.4　♣=0.5　♦=5.9　**8.8点**　**707kcal**
P=13.5g　F=36.7g　C=76.6g　塩=4.7g　糖=0g
コ=36mg　セ=4.2g　E=4.1mg

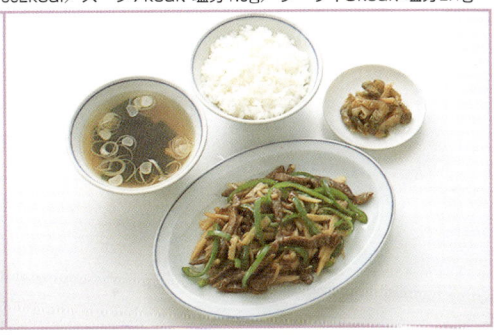

牛肉とピーマンいため定食
♠=0　♥=2.2　♣=0.3　♦=6.5　**9.0点**　**722kcal**
P=24.2g　F=33.5g　C=75.4g　塩=4.7g　糖=0.5g
コ=59mg　セ=4.0g　E=5.4mg

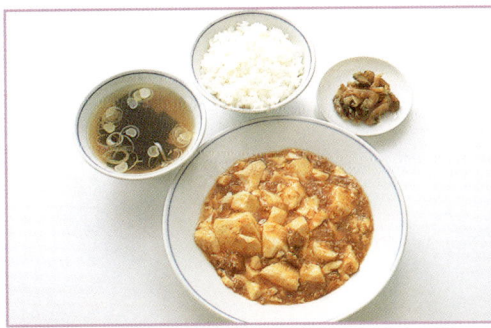

麻婆豆腐定食
♠=0　♥=2.4　♣=0.1　♦=5.6　**8.1点**　**648kcal**
P=23.5g　F=22.8g　C=80.6g　塩=6.3g　糖=0.5g
コ=38mg　セ=2.4g　E=2.7mg

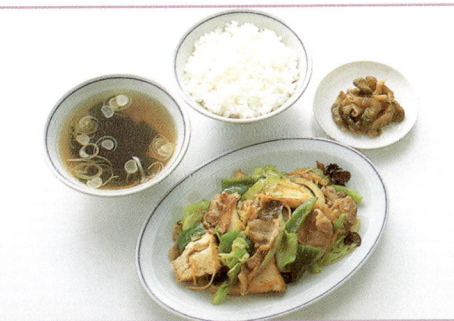

家常豆腐定食
♠=0　♥=2.8　♣=0.2　♦=6.1　**9.1点**　**730kcal**
P=18.8g　F=35.9g　C=77.1g　塩=4.7g　糖=2.0g
コ=21mg　セ=3.7g　E=4.6mg

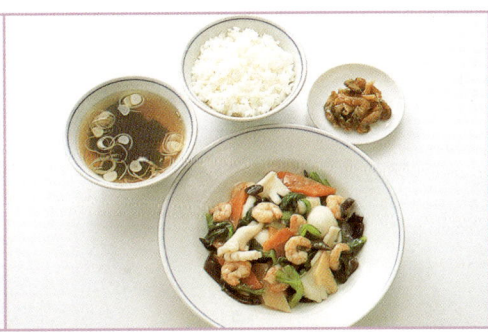

八宝菜定食
♠=0.5　♥=0.6　♣=0.4　♦=6.4　**7.9点**　**628kcal**
P=21.2g　F=23.4g　C=79.1g　塩=5.3g　糖=0.8g
コ=227mg　セ=4.5g　E=5.7mg

外食編 定食（中国風・その他）

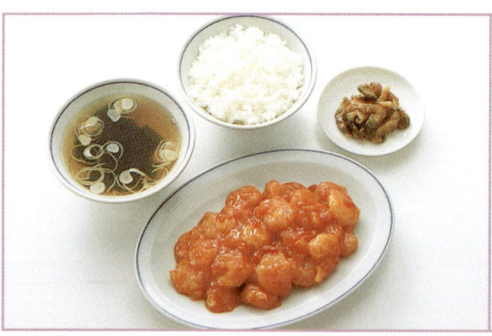

エビチリソースいため定食
♠=0 ♥=1.3 ♣=0.1 ♦=6.6 **8.0点 643kcal**
P=28.9g F=19.9g C=81.0g 塩=5.0g 糖=4.0g
コ=188mg セ=2.1g E=5.8mg

酢豚定食
♠=0 ♥=3.0 ♣=0.5 ♦=7.9 **11.4点 914kcal**
P=26.1g F=41.9g C=103.2g 塩=6.1g 糖=10.0g
コ=56mg セ=5.7g E=5.7mg

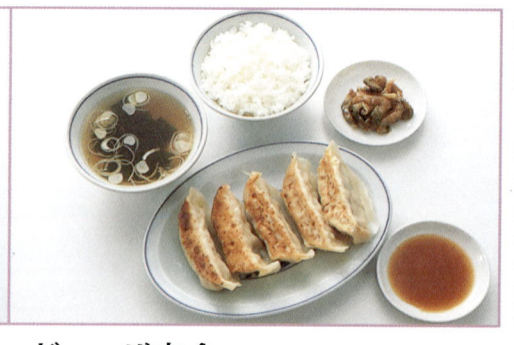

ギョーザ定食
♠=0 ♥=1.4 ♣=0.2 ♦=6.2 **7.8点 622kcal**
P=18.7g F=18.7g C=89.5g 塩=5.2g 糖=0g
コ=38mg セ=3.3g E=2.1mg

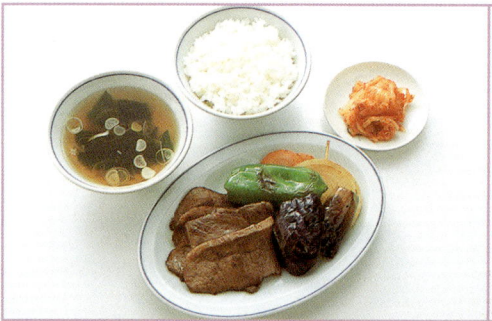

焼き肉定食
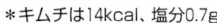
＊キムチは14kcal、塩分0.7g
♠=0 ♥=3.4 ♣=0.5 ♦=6.0 **9.9点 794kcal**
P=15.1g F=42.4g C=81.2g 塩=3.5g 糖=0g
コ=49mg セ=3.8g E=3.9mg

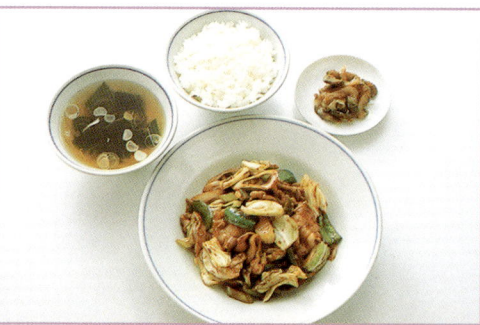

回鍋肉定食
♠=0 ♥=2.9 ♣=0.4 ♦=6.6 **9.9点 792kcal**
P=15.9g F=42.7g C=79.5g 塩=5.2g 糖=1.5g
コ=43mg セ=3.9g E=4.5mg

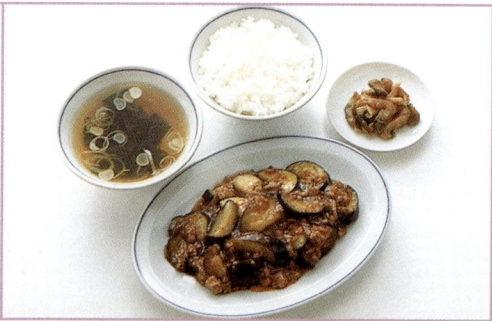

麻婆茄子定食
♠=0 ♥=0.8 ♣=0.4 ♦=7.4 **8.6点 685kcal**
P=13.1g F=33.6g C=78.1g 塩=4.5g 糖=0.8g
コ=25mg セ=4.2g E=5.9mg

外食編 喫茶（ソフトドリンク）

上段3品は砂糖3g(小さじ1)を入れると12kcalプラス

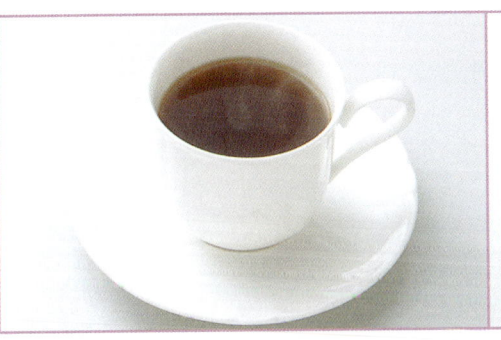
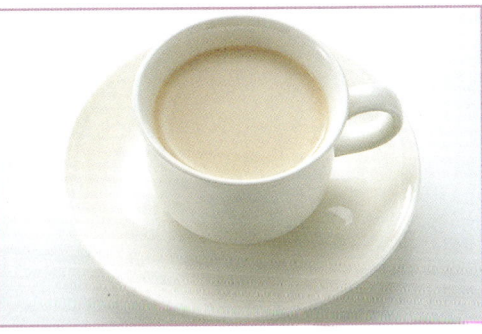
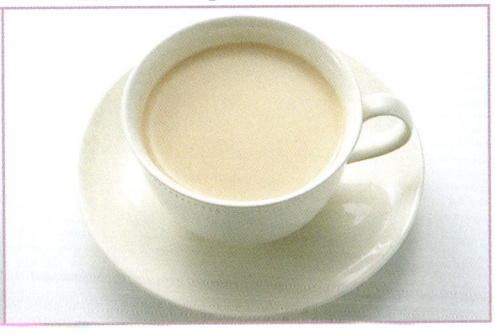

コーヒー
♠=0 ♥=0 ♣=0 ♦=0.1 **0.1点** 7kcal
P=0.4g F=+ C=1.3g 塩=0g 糖=0g
コ=0mg セ=0g E=0mg

カフェオレ
♠=0.9 ♥=0 ♣=0 ♦=+ **0.9点** 71kcal
P=3.5g F=3.8g C=5.5g 塩=0.1g 糖=0g
コ=12mg セ=0g E=0.1mg

ミルクティ
♠=0.9 ♥=0 ♣=0 ♦=+ **0.9点** 68kcal
P=3.4g F=3.8g C=4.9g 塩=0.1g 糖=0g
コ=12mg セ=0g E=0.1mg

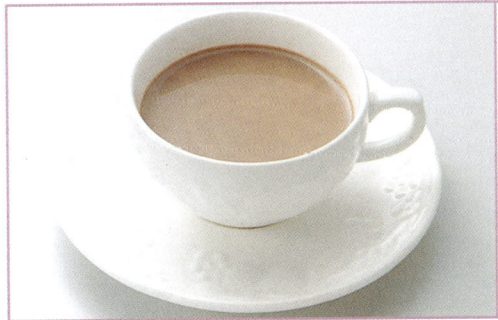
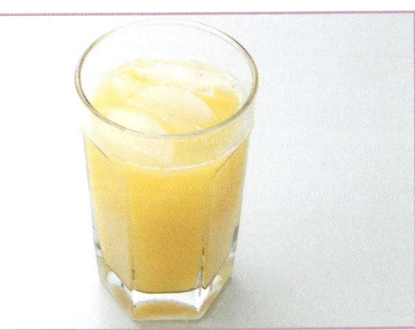
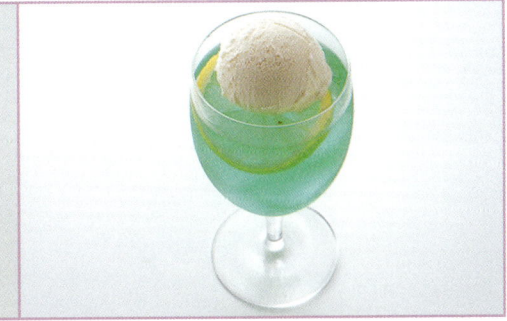

ココア ＊砂糖12g(大さじ1 1/3)を含むデータ
♠=1.7 ♥=0 ♣=0 ♦=0.8 **2.5点** 196kcal
P=7.7g F=8.9g C=24.0g 塩=0.2g 糖=12.0g
コ=24mg セ=1.4g E=0.2mg

オレンジジュース
♠=0 ♥=0 ♣=0 ♦=1.0 **1.0点** 82kcal
P=1.0g F=0.2g C=21.2g 塩=0g 糖=0g
コ=+ セ=0g E=0.4mg

クリームソーダ
♠=0 ♥=0 ♣=+ ♦=1.7 **1.7点** 137kcal
P=1.2g F=4.2g C=23.5g 塩=0.1g 糖=0g
コ=11mg セ=+ E=0.1mg

外食編 喫茶(デザート・軽食)

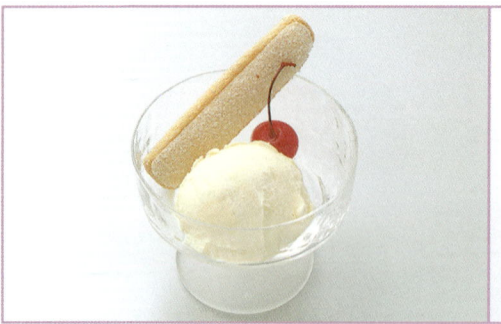

アイスクリーム
♠=0 ♥=0 ♣=+ ♦=2.5 **2.5点 196**kcal
P=3.2g F=10.3g C=22.6g 塩=0.2g 糖=0g
コ=27mg セ=0.1g E=0.2mg

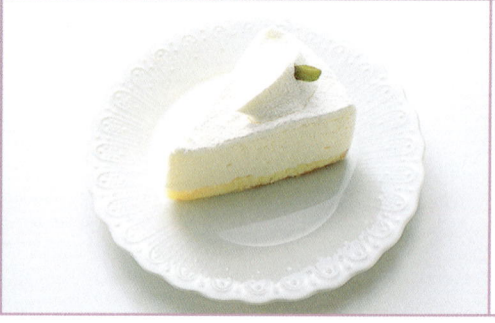

レアチーズケーキ
♠=0 ♥=0 ♣=0 ♦=3.7 **3.7点 297**kcal
P=5.0g F=24.4g C=13.6g 塩=0.2g 糖=10.9g
コ=115mg セ=+ E=0.7mg

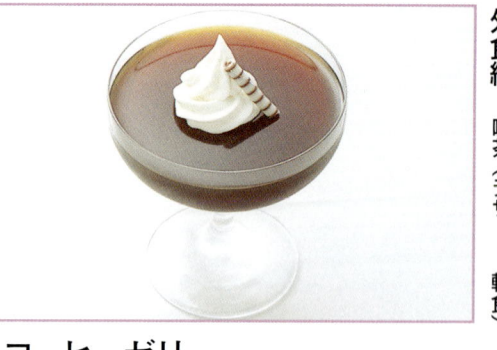

コーヒーゼリー
♠=0 ♥=0 ♣=0 ♦=1.7 **1.7点 136**kcal
P=2.5g F=7.4g C=14.5g 塩=0g 糖=12.1g
コ=18mg セ=0.1g E=0.1mg

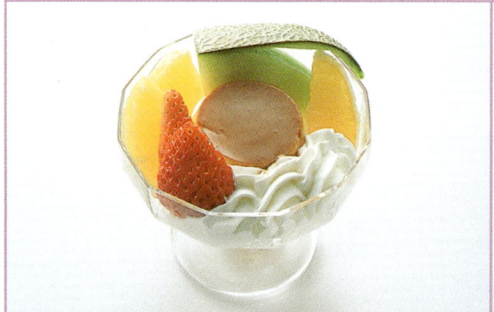

プリンアラモード
♠=0 ♥=0 ♣=0.4 ♦=2.3 **2.7点 219**kcal
P=5.8g F=11.3g C=23.8g 塩=0.2g 糖=11.1g
コ=144mg セ=0.5g E=0.5mg

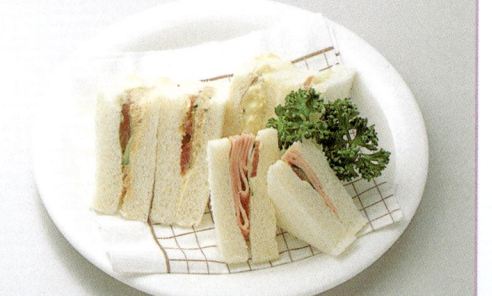

ミックスサンドイッチ
♠=0.3 ♥=0.2 ♣=0.1 ♦=4.3 **4.9点 389**kcal
P=12.4g F=17.8g C=44.5g 塩=1.8g 糖=0g
コ=94mg セ=2.8g E=1.7mg

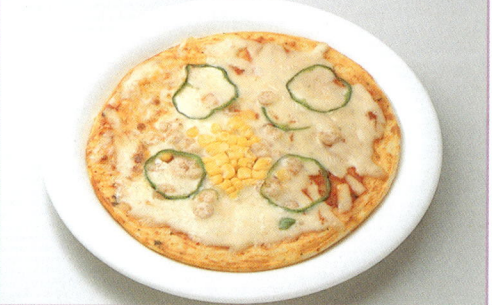

ピザ
♠=2.4 ♥=1.2 ♣=0.2 ♦=2.9 **6.7点 538**kcal
P=23.2g F=24.7g C=52.7g 塩=4.1g 糖=1.0g
コ=62mg セ=2.6g E=2.0mg

外食編 甘味（みつ豆・あんみつなど）

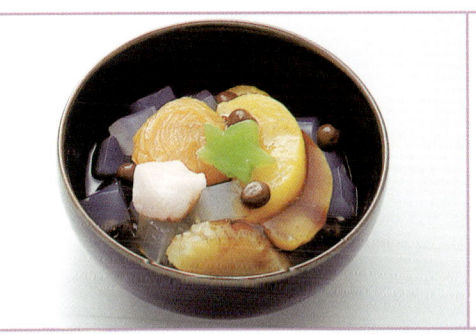

みつ豆
♠=0　♥=0.2　♣=0.6　♦=1.6　**2.4点　189kcal**
P=3.0g　F=0.3g　C=45.4g　塩=0.1g　糖=18.4g
コ=＋　セ=3.9g　E=0.3mg

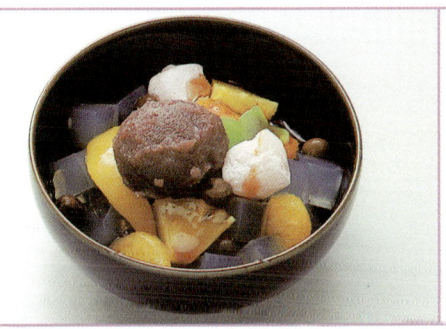

あんみつ
♠=0　♥=0.2　♣=0.6　♦=2.3　**3.1点　247kcal**
P=4.6g　F=0.5g　C=58.1g　塩=0.1g　糖=26.4g
コ=＋　セ=5.3g　E=0.4mg

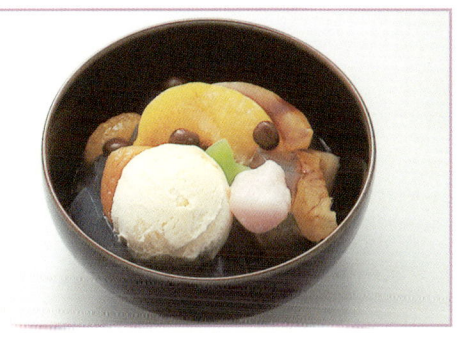

クリームみつ豆
♠=0　♥=0.2　♣=0.6　♦=2.9　**3.7点　295kcal**
P=4.8g　F=6.3g　C=56.6g　塩=0.2g　糖=18.4g
コ=16mg　セ=3.9g　E=0.4mg

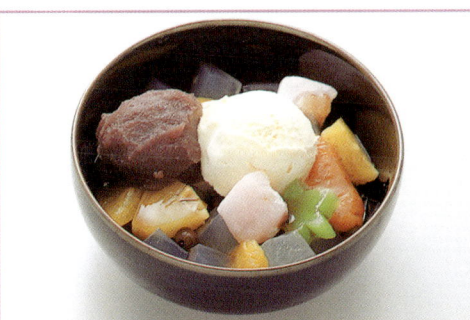

クリームあんみつ
♠=0　♥=0.2　♣=0.6　♦=3.6　**4.4点　353kcal**
P=6.4g　F=6.5g　C=69.3g　塩=0.2g　糖=26.4g
コ=16mg　セ=5.3g　E=0.5mg

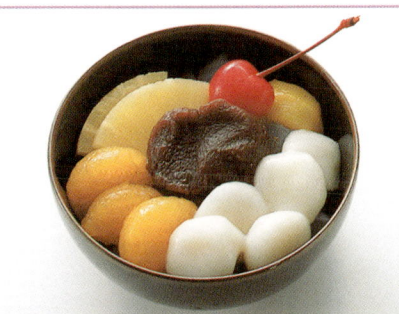

白玉あんみつ
♠=0　♥=0　♣=0.5　♦=2.8　**3.3点　260kcal**
P=3.6g　F=0.5g　C=61.0g　塩=＋　糖=26.4g
コ=＋　セ=3.3g　E=0.2mg

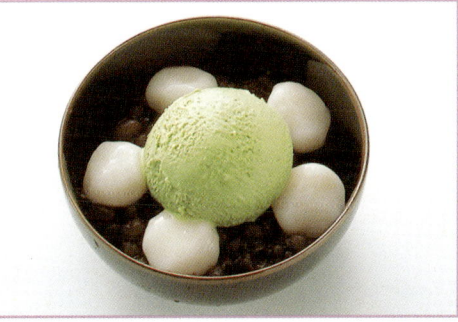

抹茶白玉ぜんざい
♠=0　♥=0　♣=0　♦=5.4　**5.4点　428kcal**
P=8.0g　F=5.5g　C=85.5g　塩=0.3g　糖=28.8g
コ=13mg　セ=4.0g　E=0.2mg

外食編 甘味（おしるこ・くずもちなど）

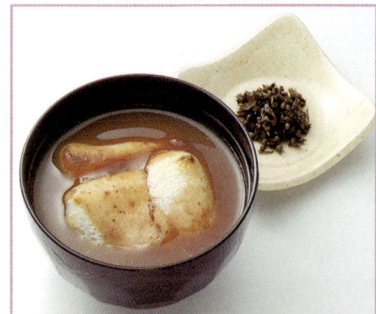
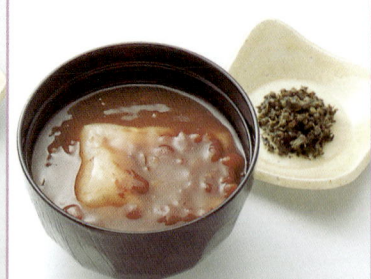
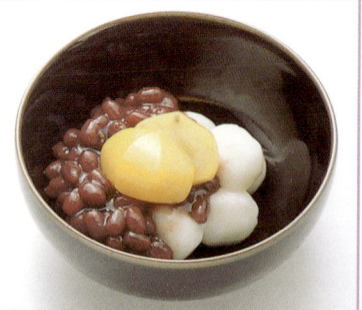
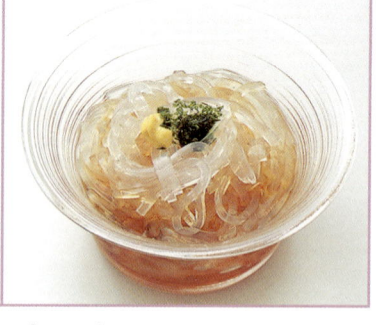

おしるこ 4.3点 342kcal
♠=0 ♥=0 ♣=+ ◆=4.3
P=7.1g F=0.7g C=76.4g 塩=0.2g
糖=33.7g コ=0mg セ=4.3g E=0.5mg

ぜんざい 4.5点 363kcal
♠=0 ♥=0 ♣=+ ◆=4.5
P=7.3g F=0.9g C=80.3g 塩=0.4g
糖=25.0g コ=0mg セ=4.8g E=0.6mg

小倉白玉 4.5点 358kcal
♠=0 ♥=0 ♣=0 ◆=4.5
P=6.3g F=0.7g C=80.6g 塩=0.2g
糖=25.0g コ=0mg セ=4.1g E=0.1mg

ところてん 0.2点 17kcal
♠=0 ♥=0 ♣=+ ◆=0.2
P=0.8g F=0.3g C=2.5g 塩=0.9g
糖=0g コ=+ セ=0.6g E=+

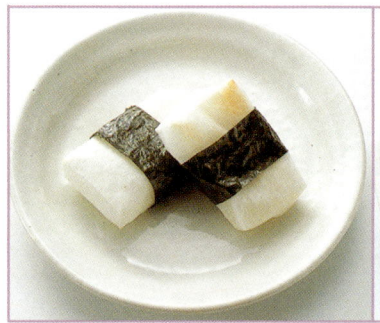
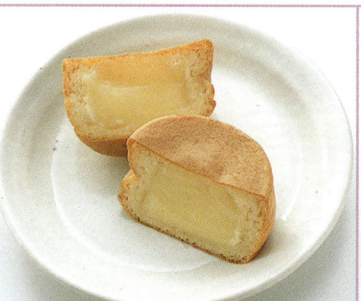
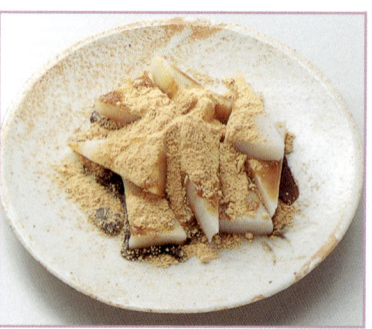

磯辺焼き 2.4点 195kcal
♠=0 ♥=0 ♣=+ ◆=2.4
P=4.2g F=0.7g C=41.3g 塩=1.3g
糖=0g コ=+ セ=0.8g E=0.1mg

今川焼き 2.5点 197kcal
♠=0 ♥=0 ♣=0 ◆=2.5
P=4.4g F=5.2g C=32.3g 塩=0.1g
糖=16.8g コ=129mg セ=0.5g E=0.4mg

たい焼き 2.6点 211kcal
♠=0 ♥=0 ♣=0 ◆=2.6
P=5.2g F=1.4g C=44.2g 塩=0.1g
糖=23.6g コ=35mg セ=2.9g E=0.2mg

くずもち 2.3点 184kcal
♠=0 ♥=0.3 ♣=0 ◆=2.0
P=2.4g F=1.4g C=41.6g 塩=0g
糖=21.3g コ=+ セ=1.0g E=0.1mg

外食編 スナック（お好み焼き・中華まんなど）

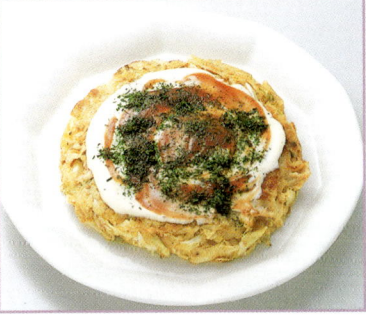
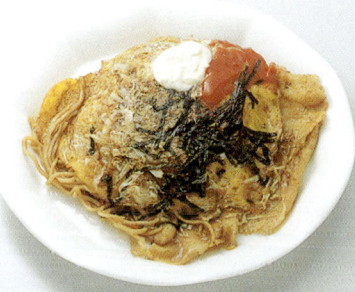
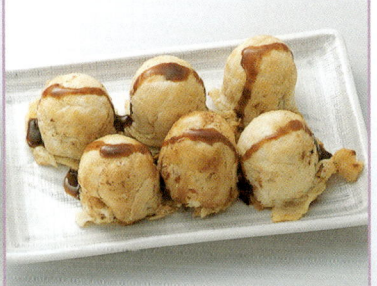
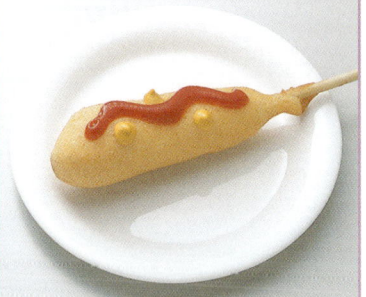

お好み焼き
♠=0.9 ♥=0.8 ♣=0.2 ♦=5.0 **6.9点 553kcal**
P=16.8g F=29.6g C=51.3g 塩=2.9g
糖=0g コ=243mg セ=3.2g E=4.8mg

広島焼き
♠=0.5 ♥=0.8 ♣=0.2 ♦=6.4 **7.9点 633kcal**
P=16.8g F=30.2g C=69.6g 塩=3.0g
糖=0g コ=139mg セ=4.5g E=5.1mg

タコ焼き
♠=0.5 ♥=0.4 ♣=+ ♦=2.5 **3.4点 270kcal**
P=13.7g F=6.5g C=36.1g 塩=1.9g
糖=0g コ=152mg セ=1.2g E=1.7mg

アメリカンドック
♠=0 ♥=0.8 ♣=0 ♦=2.8 **3.6点 289kcal**
P=7.6g F=17.1g C=25.4g 塩=1.6g
糖=0g コ=45mg セ=0.6g E=2.8mg

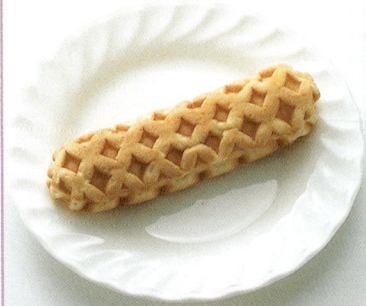
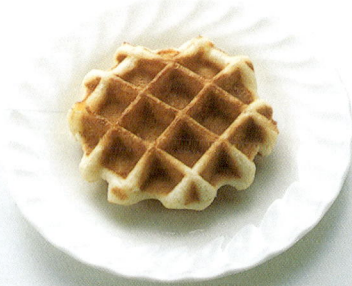
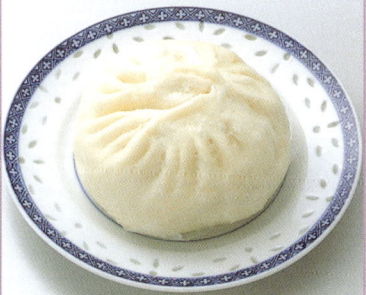
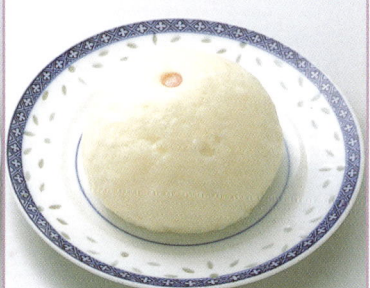

チーズドック
♠=0.5 ♥=0 ♣=0 ♦=1.9 **2.4点 194kcal**
P=7.1g F=6.2g C=26.9g 塩=0.7g
糖=0g コ=64mg セ=0.7g E=0.4mg

ベルギーワッフル
♠=0 ♥=0 ♣=0 ♦=1.4 **1.4点 113kcal**
P=2.9g F=5.2g C=12.9g 塩=0.3g
糖=2.5g コ=53mg セ=0.3g E=0.2mg

肉まん
♠=0 ♥=0.1 ♣=+ ♦=2.4 **2.5点 201kcal**
P=7.4g F=3.5g C=34.9g 塩=0.7g
糖=4.5g コ=12mg セ=3.0g E=0.4mg

あんまん
♠=0 ♥=0 ♣=0 ♦=2.8 **2.8点 225kcal**
P=4.7g F=4.6g C=41.0g 塩=+
糖=15.4g コ=2mg セ=2.2g E=0.2mg

Calorie Guide Book

ファストフード・コンビニ編

- コンビニエンスストアの商品は2001年1月時点、ファストフードは2001年12月～2002年2月時点で確認されたものを紹介しています。
- ★印は、メーカーより材料配合データを得て栄養価を算出したもの、☆印は四群別の点数もメーカー提供のものです。
- 数値欄の「＋」は微量を表します。「－」は未分析または非公開で、数値なしを示しています。

　若者だけでなく、幅広い年齢層が食事として利用しているファストフードやコンビニエンスストアのメニュー。栄養価やおよそのバランスを知っておくと便利です。各メーカーの商品企画の改変が速く、現在、全く同一のメニューは取り扱われていない場合もあります。食事を選ぶときの目安としてください。

ファストフード・コンビニ編 ファストフード（ハンバーガー類）

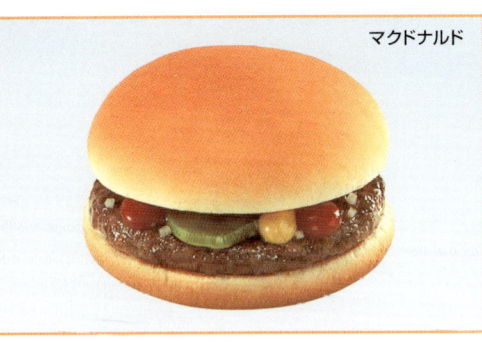
マクドナルド

ハンバーガー
♠=0 ♥=0.5 ♣=+ ♦=2.5 **3.0点** **241** kcal
P=12.3g F=8.4g C=29.0g 塩=1.1g 糖=—
コ=21mg セ=2.0g E=—

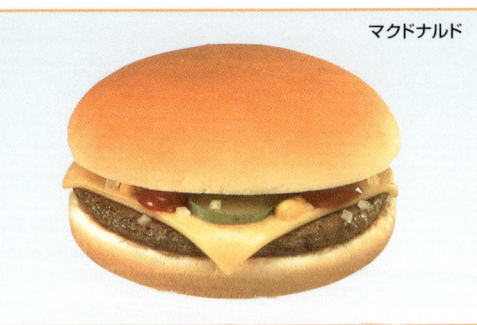
マクドナルド

チーズバーガー
♠=0.7 ♥=0.5 ♣=+ ♦=2.5 **3.7点** **296** kcal
P=15.5g F=12.8g C=29.4g 塩=1.6g 糖=—
コ=21mg セ=2.0g E=—

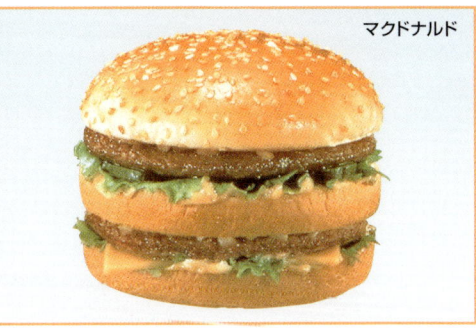
マクドナルド

ビッグマック
♠=0.7 ♥=1.0 ♣=0.1 ♦=5.0 **6.8点** **546** kcal
P=28.3g F=27.4g C=46.6g 塩=2.5g 糖=—
コ=71mg セ=3.0g E=—

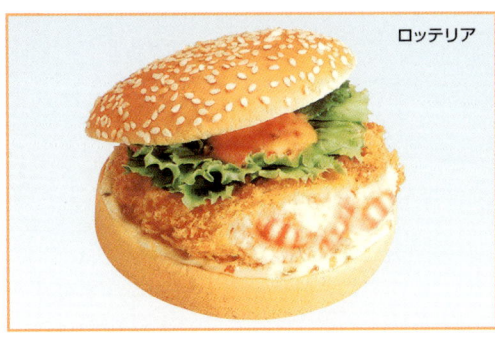
ロッテリア

えびバーガー
♠=0.1 ♥=1.5 ♣=+ ♦=4.9 **6.5点** **523** kcal
P=16.6g F=32.1g C=38.2g 塩=1.5g 糖=0g
コ=62mg セ=1.8g E=5.3mg

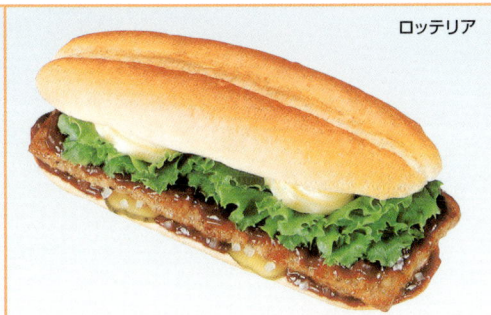
ロッテリア

リブサンド（ポーク）
♠=0.2 ♥=1.1 ♣=0.1 ♦=4.0 **5.4点** **431** kcal
P=15.8g F=24.5g C=35.4g 塩=1.7g 糖=0g
コ=72mg セ=1.7g E=2.9mg

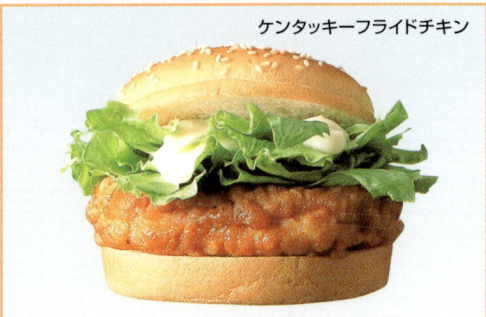
ケンタッキーフライドチキン

チキンフィレサンド
♠=+ ♥=1.8 ♣=+ ♦=3.7 **5.5点** **441** kcal
P=21.0g F=24.6g C=33.7g 塩=2.3g 糖=—
コ=— セ=— E=—

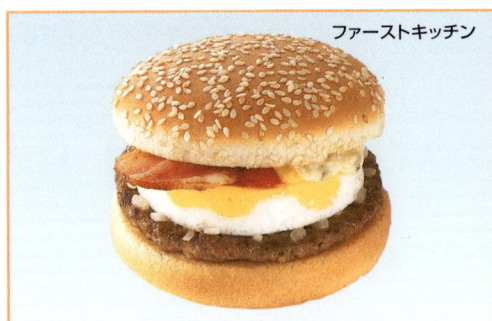
ファーストキッチン

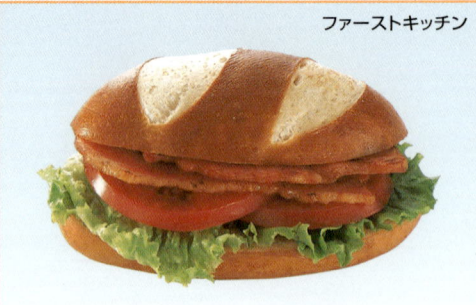
ファーストキッチン

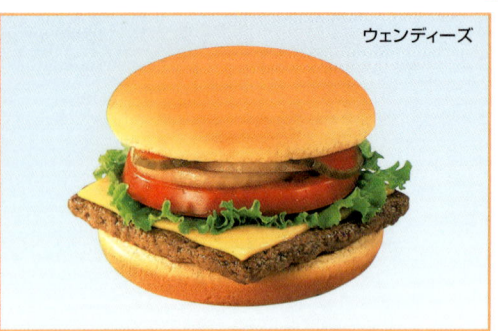
ウェンディーズ

ベーコンエッグバーガー
♠=0.8 ♥=0.9 ♣=+ ♦=3.9 **5.6点 451kcal**
P=16.6g F=27.1g C=33.6g 塩=1.9g 糖=0g
コ=209mg セ=1.6g E=3.1mg

B.L.T.サンド
♠=0 ♥=1.0 ♣=0.1 ♦=3.6 **4.7点 375kcal**
P=10.9g F=18.1g C=40.2g 塩=1.4g 糖=0g
コ=10mg セ=2.0g E=1.4mg

ウェンディーズバーガー
♠=0.8 ♥=0.7 ♣=0.1 ♦=4.0 **5.6点 448kcal**
P=16.3g F=29.1g C=33.4g 塩=1.5g 糖=－
コ=－ セ=0.8g E=－

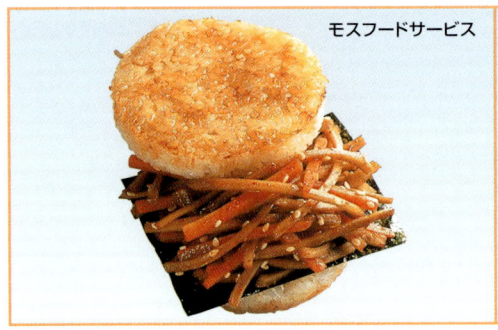
モスフードサービス

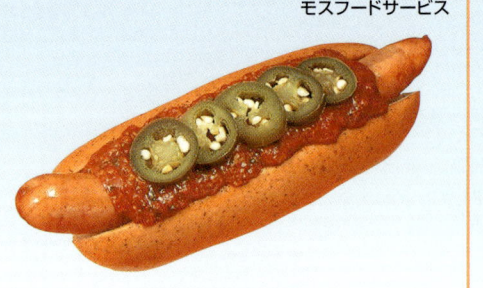
モスフードサービス

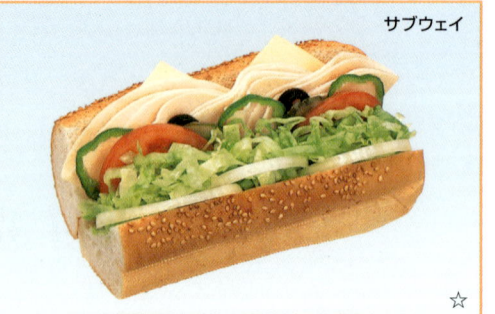
サブウェイ

モスライスバーガーきんぴら
♠=0 ♥=0 ♣=0.3 ♦=2.4 **2.7点 215kcal**
P=4.7g F=1.4g C=44.1g 塩=1.4g 糖=－
コ=1mg セ=2.0g E=0.7mg

スパイシーチリドッグ
♠=0 ♥=2.5 ♣=0.2 ♦=2.6 **5.3点 420kcal**
P=14.5g F=24.1g C=34.3g 塩=2.7g 糖=－
コ=44mg セ=2.0g E=1.6mg

ターキーブレスト
♠=0.6 ♥=0.3 ♣=0.2 ♦=2.5 **3.7点 292kcal**
P=19.4g F=10.1g C=35.5g 塩=1.6g 糖=0g
コ=48mg セ=2.6g E=1.1mg

ファストフード・コンビニ編

ファストフード（サイドメニュー・その他）

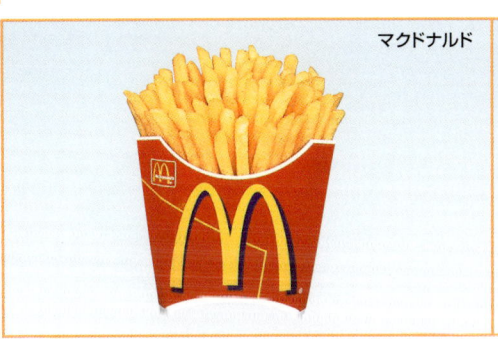

マクドナルド

マックフライポテト（R）

♠=0　♥=0　♣=0　♦=5.5　**5.5点**　**441**kcal
P=5.3g　F=23.2g　C=52.9g　塩=0.1g　糖=—
コ=18mg　セ=4.0g　E=—

ケンタッキーフライドチキン

ビスケット

ハニーメイプルシロップをつけると29kcalプラス

♠=＋　♥=0　♣=0　♦=2.6　**2.6点**　**210**kcal
P=4.5g　F=8.6g　C=27.7g　塩=0.3g　糖=—
コ=—　セ=—　E=—

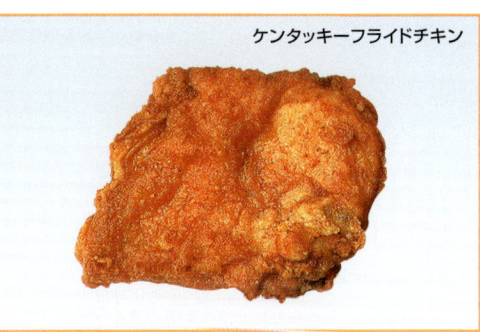

ケンタッキーフライドチキン

オリジナルチキン

♠=＋　♥=1.5　♣=0　♦=0.6　**2.1点**　**167**kcal
P=14.4g　F=10.0g　C=5.1g　塩=0.9g　糖=—
コ=—　セ=—　E=—

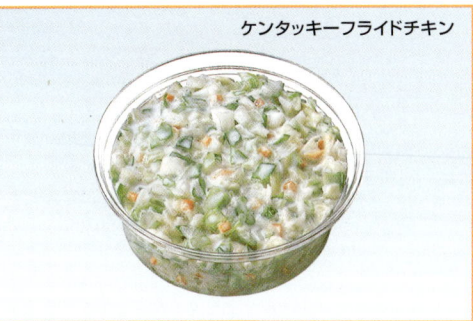

ケンタッキーフライドチキン

コールスロー

♠=0　♥=0　♣=0.4　♦=1.3　**1.7点**　**139**kcal
P=1.8g　F=9.8g　C=11.1g　塩=0.8g　糖=—
コ=—　セ=—　E=—

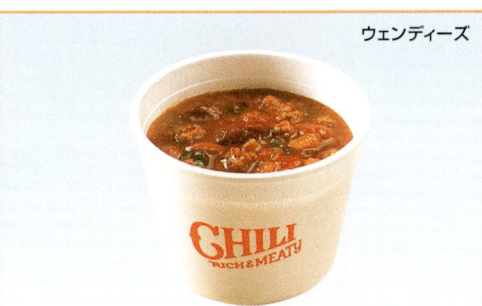

ウェンディーズ

チリ

♠=0　♥=1.0　♣=0.3　♦=0.8　**2.1点**　**170**kcal
P=8.6g　F=7.5g　C=16.4g　塩=6.2g　糖=—
コ=—　セ=5.4g　E=—

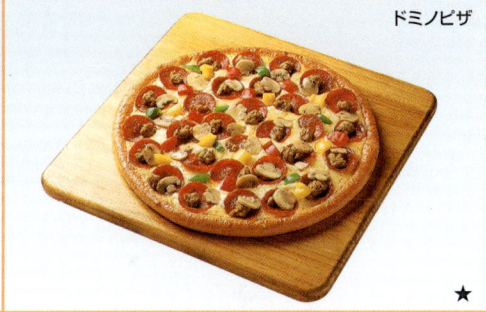

ドミノピザ

★

14インチサイズ 1/12ピースあたり

ドミノ・デラックス

♠=1.0　♥=0.8　♣=0.1　♦=1.2　**3.1点**　**251**kcal
P=12.2g　F=12.9g　C=20.6g　塩=1.4g　糖=0.4g
コ=30mg　セ=1.5g　E=0.9mg

ロッテリア	マクドナルド	ウェンディーズ	モスフードサービス
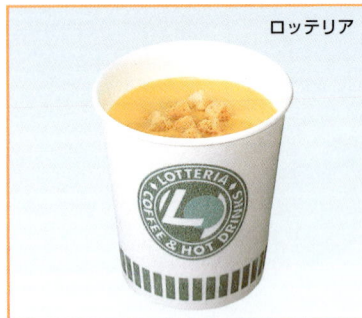	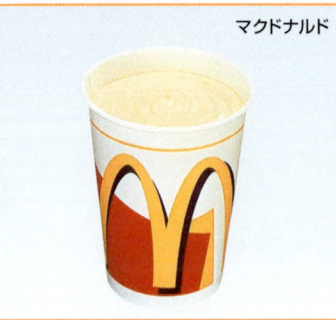	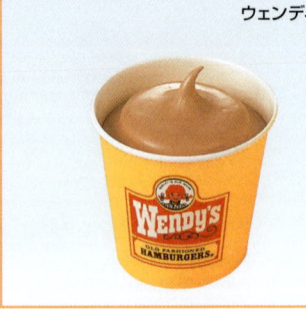	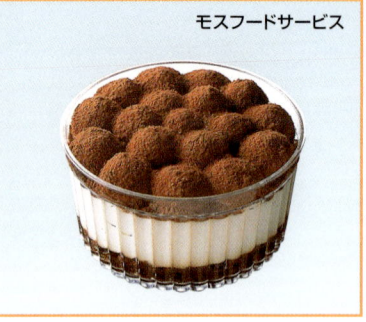
コーンポタージュスープ	マックシェイク（バニラ）	フロスティ（S）	ティラミス
♠=0 ♥=0 ♣=0 ♦=1.2 **1.2点 96kcal**	♠=0 ♥=0 ♣=0 ♦=3.6 **3.6点 291kcal**	♠=0 ♥=0 ♣=0 ♦=2.3 **2.3点 187kcal**	♠=0 ♥=0 ♣=0 ♦=3.1 **3.1点 250kcal**
P=1.5g F=5.2g C=11.5g 塩=1.1g 糖=0g コ=＋ セ=0.1g E=0.6mg	P=9.2g F=1.6g C=61.0g 塩=0.3g 糖=— コ=— セ=— E=0g	P=5.1g F=6.0g C=28.6g 塩=— 糖=— コ=— セ=— E=—	P=3.3g F=19.1g C=15.6g 塩=0.1g 糖=— コ=48mg セ=0.7g E=0mg

サブウェイ	ロッテリア	クレープハウス・ユニ	クレープハウス・ユニ
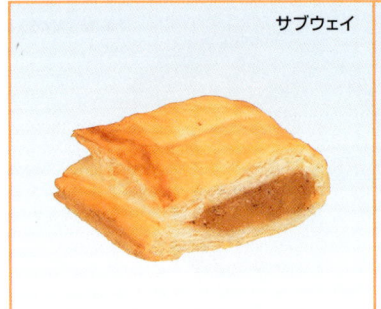	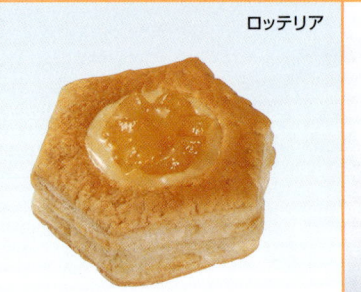	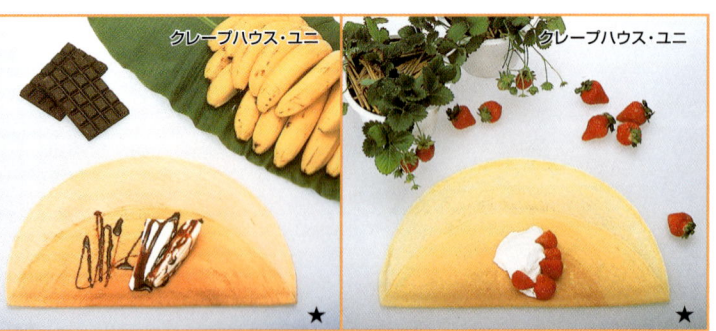	
プチパイ（アップル）	リンゴカスタードパイ	クレープ（バナナチョコ）★	クレープ（イチゴフレッシュ）★
♠=0 ♥=0 ♣=0 ♦=1.2 **1.2点 93kcal**	♠=0 ♥=0 ♣=0 ♦=3.1 **3.1点 245kcal**	♠=0.5 ♥=0 ♣=0.4 ♦=4.1 **5.0点 402kcal**	♠=0.5 ♥=0 ♣=0.1 ♦=3.4 **4.0点 322kcal**
P=1.1g F=4.2g C=12.7g 塩=0.2g 糖=— コ=— セ=0.5g E=0.9mg	P=3.3g F=12.8g C=28.3g 塩=0.2g 糖=10.0g コ=99mg セ=0.6g E=0.4mg	P=7.1g F=21.2g C=44.4g 塩=0.3g 糖=3.0g コ=94mg セ=1.7g E=1.1mg	P=6.2g F=17.8g C=32.4g 塩=0.3g 糖=3.0g コ=92mg セ=1.2g E=0.9mg

ファストフード・コンビニ編　ファストフード（サイドメニュー・その他）

ファストフード・コンビニ編 / コンビニ（弁当）

すべて添付の袋入り調味料・たれ類を含むデータ

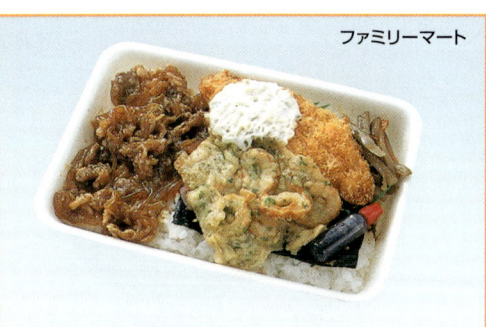

ファミリーマート

のりミックス弁当 9.6点 770kcal
♠=0.1 ♥=1.2 ♣=0.1 ♦=8.2
P=19.3g F=22.3g C=116.7g 塩=1.7g 糖=1.1g
コ=57mg セ=2.6g E=3.6mg

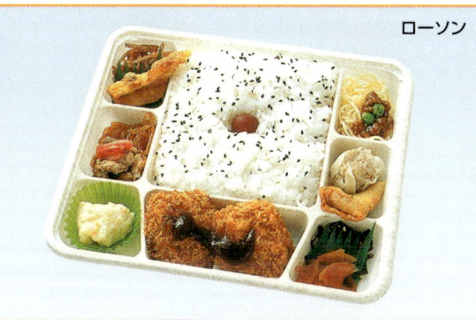

ローソン

ボリューム幕の内 11.2点 898kcal
♠=0.1 ♥=1.2 ♣=0.3 ♦=9.6
P=25.0g F=24.0g C=139.2g 塩=2.5g 糖=1.0g
コ=58mg セ=3.7g E=3.7mg

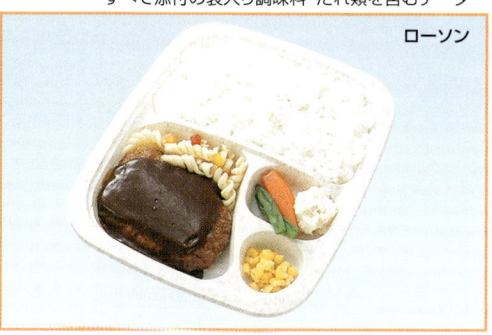

ローソン

ハンバーグ弁当 9.9点 788kcal
♠=0.3 ♥=1.8 ♣=0.3 ♦=7.5
P=23.2g F=24.4g C=112.0g 塩=1.5g 糖=0.3g
コ=97mg セ=2.5g E=2.4mg

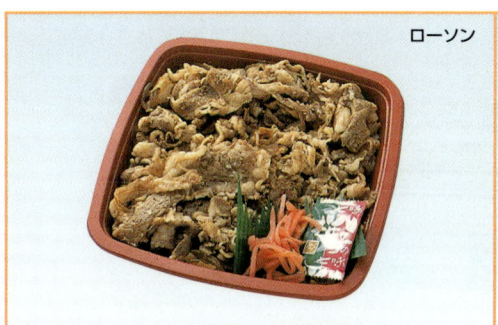

ローソン

牛丼 12.3点 980kcal
♠=0 ♥=4.6 ♣=0.1 ♦=7.6
P=23.6g F=39.2g C=121.9g 塩=3.8g 糖=11.7g
コ=67mg セ=1.6g E=2.2mg

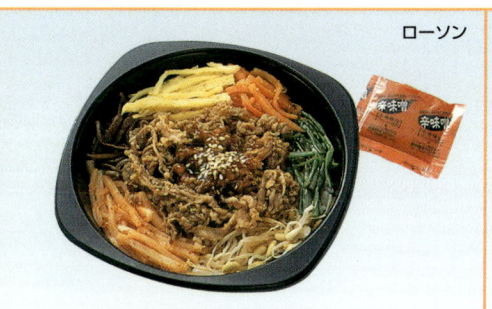

ローソン

ビビンバ焼き肉丼 9.7点 779kcal
♠=0.1 ♥=2.6 ♣=0.1 ♦=6.9
P=17.3g F=25.4g C=112.8g 塩=1.4g 糖=1.8g
コ=54mg セ=2.0g E=1.5mg

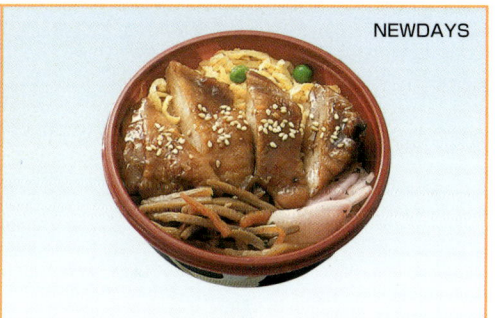

NEWDAYS

ミニ炭火焼鶏飯 6.5点 523kcal
♠=0.1 ♥=1.5 ♣=0.1 ♦=4.8
P=17.0g F=15.2g C=74.1g 塩=2.2g 糖=2.9g
コ=101mg セ=1.4g E=1.2mg

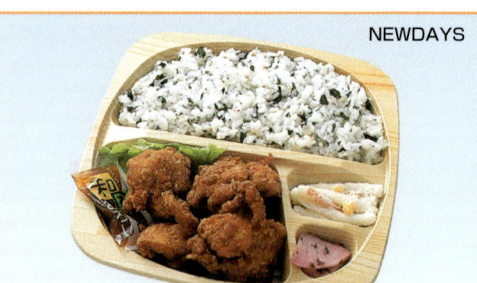
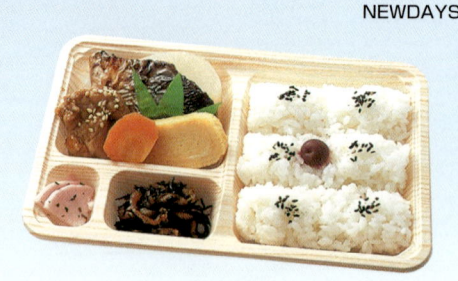
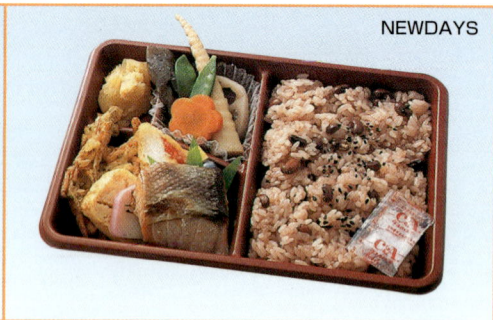

NEWDAYS / NEWDAYS / NEWDAYS

鶏竜田おろし弁当
♠=0　♥=2.5　♣=＋　♦=6.3　**8.8点**　**706kcal**
Ⓟ=24.6g　Ⓕ=23.2g　Ⓒ=92.5g　塩=3.6g　糖=＋
Ⓚ=102mg　セ=1.9g　Ⓔ=1.6mg

ミニぶり照焼御膳
♠=0.2　♥=1.9　♣=0.2　♦=4.8　**7.1点**　**564kcal**
Ⓟ=19.9g　Ⓕ=17.0g　Ⓒ=77.1g　塩=2.3g　糖=4.9g
Ⓚ=103mg　セ=1.7g　Ⓔ=1.7mg

赤飯弁当
♠=0.3　♥=1.1　♣=0.4　♦=5.5　**7.3点**　**585kcal**
Ⓟ=21.3g　Ⓕ=12.8g　Ⓒ=95.3g　塩=2.9g　糖=3.7g
Ⓚ=93mg　セ=5.0g　Ⓔ=2.0mg

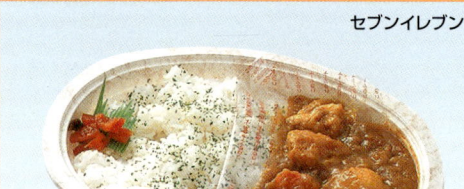
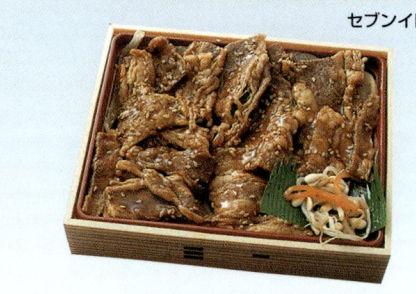
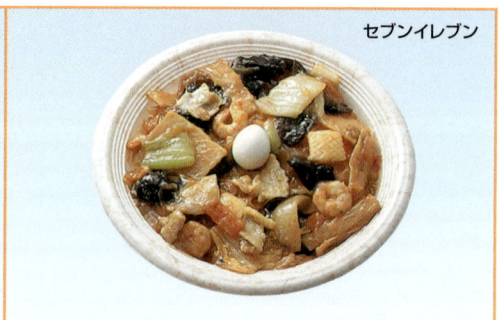

セブンイレブン / セブンイレブン / セブンイレブン

インド風チキンカレー
♠=0　♥=1.3　♣=0.4　♦=6.8　**8.5点**　**676kcal**
Ⓟ=16.4g　Ⓕ=16.6g　Ⓒ=109.9g　塩=2.5g　糖=＋
Ⓚ=53mg　セ=2.4g　Ⓔ=1.0mg

厚切り牛焼肉重
♠=0　♥=4.6　♣=0.1　♦=7.2　**11.9点**　**953kcal**
Ⓟ=22.8g　Ⓕ=41.4g　Ⓒ=111.6g　塩=1.5g　糖=3.1g
Ⓚ=67mg　セ=1.6g　Ⓔ=2.5mg

本格中華丼
♠=0.2　♥=0.7　♣=0.3　♦=6.6　**7.8点**　**620kcal**
Ⓟ=15.2g　Ⓕ=12.8g　Ⓒ=107.8g　塩=2.0g　糖=1.5g
Ⓚ=85mg　セ=4.6g　Ⓔ=2.3mg

ファストフード・コンビニ編　コンビニ（弁当）

すべて添付の袋入り調味料・たれ類を含むデータ

ファストフード・コンビニ編
コンビニ（めん）

ファミリーマート
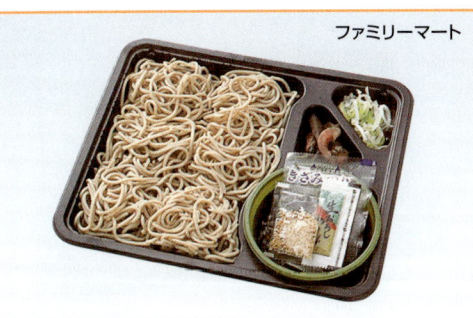

ざるそば
♠=0 ♥=0 ♣=＋ ♦=4.8 **4.8点 382kcal**
P=14.4g F=3.3g C=74.2g 塩=2.8g 糖=7.0g
コ=＋ セ=5.6g E=0.6mg

ファミリーマート
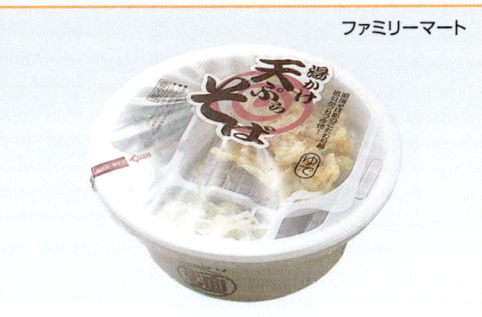

天ぷらそば
♠=＋ ♥=＋ ♣=0.1 ♦=5.1 **5.2点 417kcal**
P=14.2g F=8.4g C=70.7g 塩=3.9g 糖=7.8g
コ=23mg セ=5.1g E=1.9mg

NEWDAYS
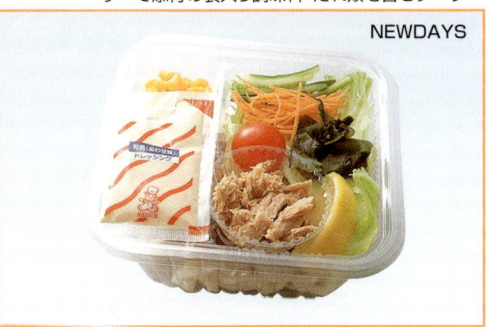

冷やしサラダうどん
♠=0 ♥=0.5 ♣=0.3 ♦=4.1 **4.9点 393kcal**
P=10.2g F=15.8g C=51.0g 塩=3.7g 糖=6.8g
コ=29mg セ=3.0g E=4.0mg

セブンイレブン
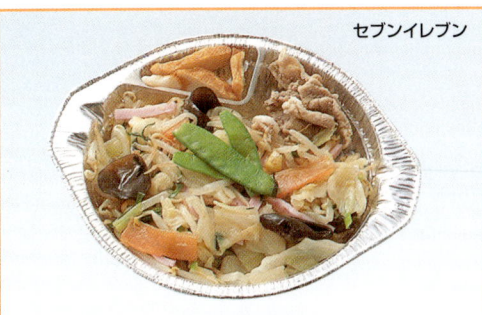

長崎ちゃんぽん鍋
♠=0 ♥=0.8 ♣=0.4 ♦=5.3 **6.5点 520kcal**
P=15.0g F=19.6g C=67.9g 塩=6.0g 糖=0g
コ=14mg セ=5.1g E=2.6mg

セブンイレブン
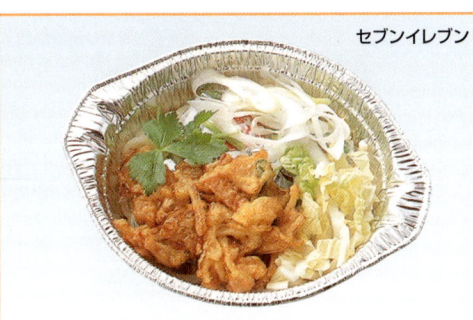

天ぷら鍋焼きうどん
♠=＋ ♥=0.1 ♣=0.2 ♦=6.3 **6.6点 527kcal**
P=13.6g F=14.1g C=82.4g 塩=7.8g 糖=14.0g
コ=44mg セ=3.2g E=2.9mg

セブンイレブン
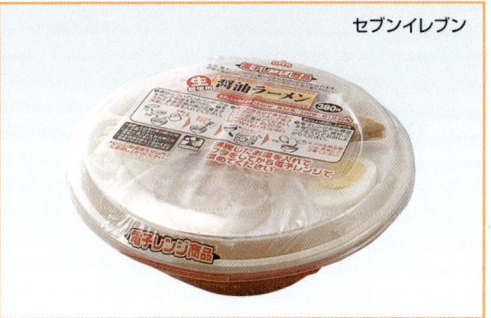

醤油ラーメン
♠=0.5 ♥=0.2 ♣=0.1 ♦=6.4 **7.2点 573kcal**
P=21.1g F=10.3g C=92.8g 塩=6.0g 糖=0g
コ=115mg セ=3.8g E=0.6mg

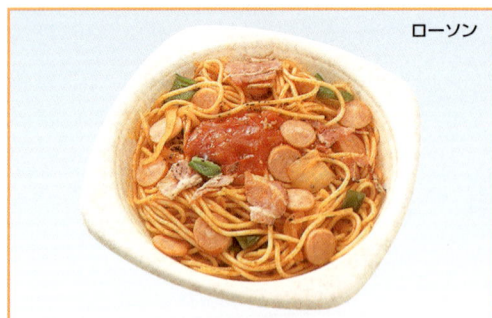
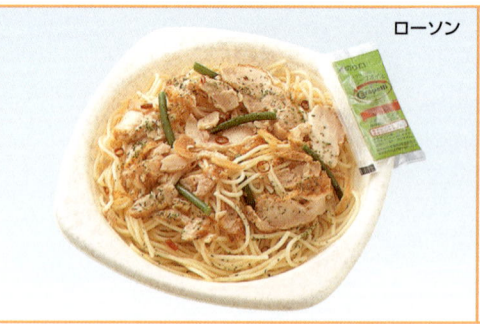
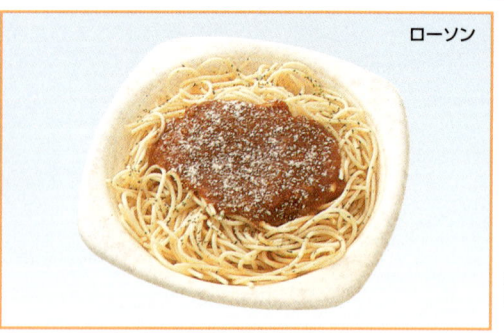

ローソン

洋食屋のナポリタン
♠=0 ♥=1.1 ♣=+ ♦=4.4 **5.5点 443kcal**
P=13.4g F=16.1g C=57.9g 塩=1.9g 糖=0g
コ=14mg セ=3.4g E=2.1mg

ローソン

チキンのペペロンチーノ
♠=0 ♥=1.4 ♣=+ ♦=5.7 **7.1点 566kcal**
P=18.5g F=29.2g C=52.2g 塩=2.2g 糖=0g
コ=54mg セ=2.9g E=3.5mg

ローソン

まろやかミートソース
♠=0.1 ♥=0.9 ♣=0.3 ♦=4.5 **5.8点 466kcal**
P=18.1g F=12.5g C=62.7g 塩=2.3g 糖=0g
コ=23mg セ=4.4g E=2.3mg

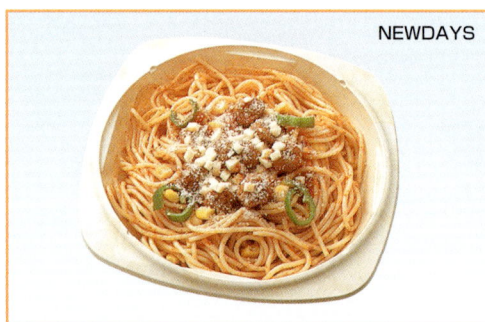
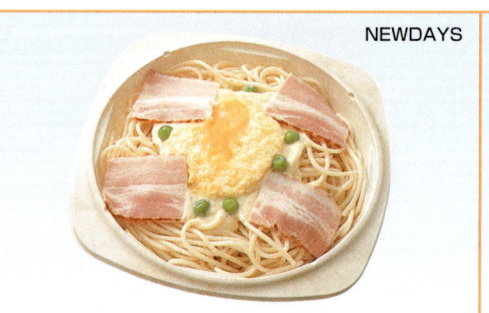
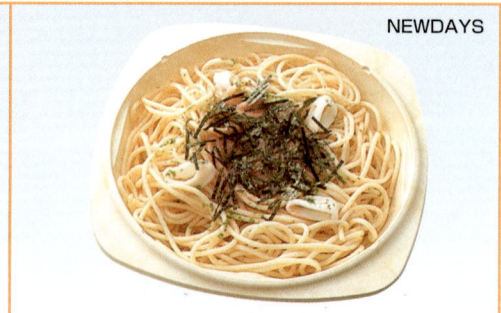

NEWDAYS

ミートボールのナポリタン
♠=0.4 ♥=0.4 ♣=0.2 ♦=6.8 **7.8点 621kcal**
P=18.9g F=21.7g C=82.1g 塩=2.3g 糖=0.3g
コ=26mg セ=4.8g E=3.9mg

NEWDAYS

タマゴのせカルボナーラ
♠=1.8 ♥=1.0 ♣=+ ♦=7.2 **10.0点 800kcal**
P=23.2g F=38.7g C=83.5g 塩=2.4g 糖=0g
コ=275mg セ=4.6g E=2.9mg

NEWDAYS

イカ明太子スパゲティ
♠=0 ♥=0.4 ♣=+ ♦=6.1 **6.5点 522kcal**
P=18.5g F=15.7g C=70.6g 塩=2.1g 糖=0g
コ=77mg セ=3.9g E=4.1mg

ファストフード・コンビニ編　コンビニ（めん）

すべて添付の袋入り調味料・たれ類を含むデータ

ファストフード・コンビニ編
コンビニ（おかず）

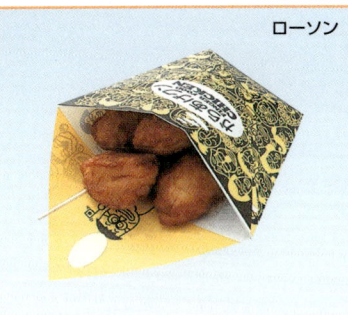

ローソン

からあげクン レギュラー
♠=0 ♥=1.9 **4.0点** 321 kcal
♣=0 ♦=2.1
P=13.4g F=23.2g C=11.5g 塩=0.7g
糖=0g コ=74mg セ=0.4g E=2.6mg

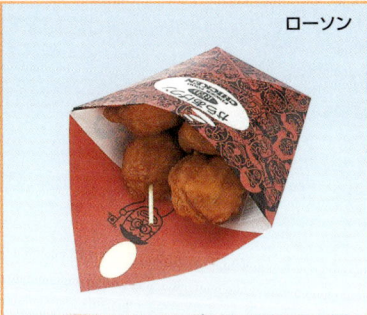

ローソン

からあげクン レッド
♠=0 ♥=1.9 **4.1点** 331 kcal
♣=0 ♦=2.2
P=13.9g F=23.8g C=12.5g 塩=0.8g
糖=0g コ=76mg セ=0.4g E=2.6mg

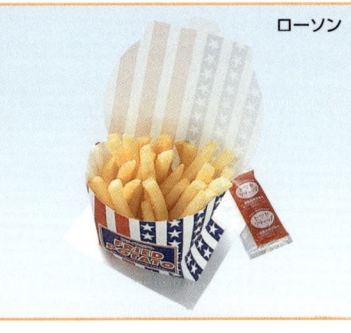

ローソン

フライドポテト
♠=0 ♥=4.7 **4.7点** 372 kcal
♣=0 ♦=4.7
P=4.5g F=16.5g C=50.3g 塩=1.9g
糖=0g コ=＋ セ=3.7g E=3.3mg

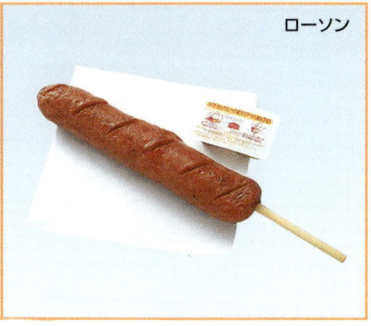

ローソン

ジャイアントフランク ペッパー味
♠=0 ♥=3.5 **3.7点** 298 kcal
♣=0 ♦=0.2
P=12.4g F=24.0g C=7.8g 塩=2.2g
糖=0g コ=55mg セ=0.1g E=0.6mg

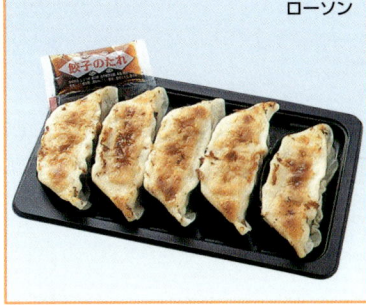

ローソン

焼餃子
♠=0 ♥=1.4 **3.8点** 302 kcal
♣=0.2 ♦=2.2
P=13.4g F=17.1g C=21.4g 塩=1.5g
糖=0g コ=38mg セ=1.9g E=2.3mg

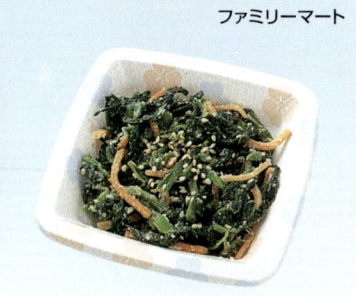

ファミリーマート

ほうれん草胡麻和え
♠=0 ♥=0 **0.9点** 72 kcal
♣=0.2 ♦=0.7
P=3.2g F=4.0g C=7.4g 塩=0.9g
糖=3.0g コ=0mg セ=2.7g E=1.5mg

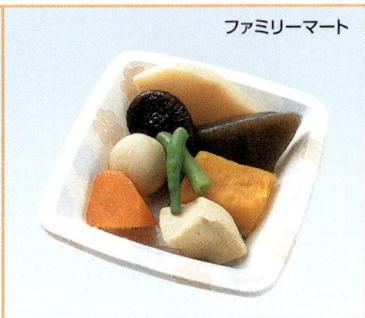

ファミリーマート

野菜の煮物
♠=0 ♥=0 **1.5点** 118 kcal
♣=0.6 ♦=0.7
P=4.3g F=1.0g C=22.3g 塩=2.1g
糖=9.0g コ=＋ セ=3.5g E=1.8mg

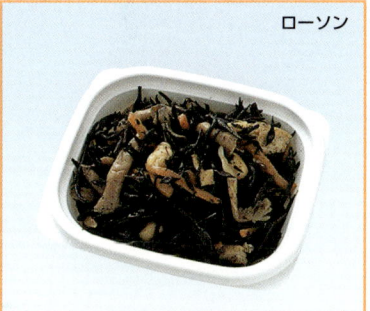

ローソン

ひじき煮（まいたけ入り）
♠=0 ♥=0 **1.3点** 104 kcal
♣=0.2 ♦=0.9
P=2.7g F=6.5g C=10.0g 塩=1.3g
糖=3.9g コ=＋ セ=3.6g E=1.2mg

ファストフード・コンビニ編 コンビニ（おかず）

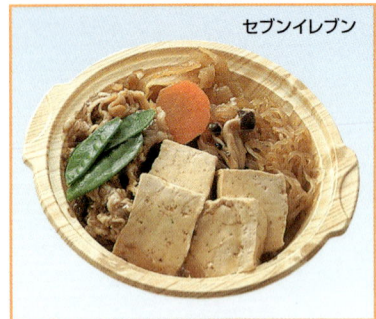

セブンイレブン
こだわり肉豆腐
♠=0 ♥=3.7 **4.9点** 389kcal
♣=0.3 ♦=0.9
Ⓟ=16.5g Ⓕ=27.8g Ⓒ=14.4g 塩=1.4g
糖=4.1g コ=41mg セ=2.2g Ⓔ=2.1mg

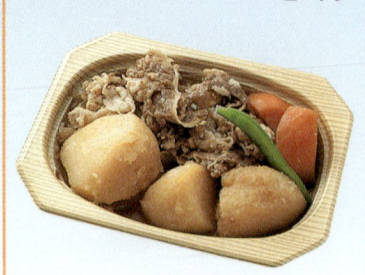

ローソン
じっくり煮込んだ肉じゃが
♠=0 ♥=2.3 **4.1点** 331kcal
♣=0.8 ♦=1.0
Ⓟ=9.2g Ⓕ=21.9g Ⓒ=23.1g 塩=1.9g
糖=7.3g コ=34mg セ=1.9g Ⓔ=1.7mg

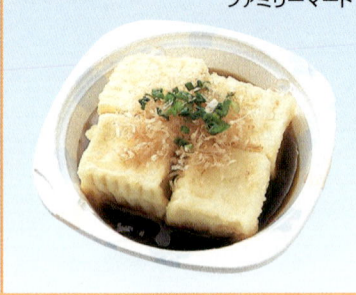

ファミリーマート
揚出し豆腐
♠=0 ♥=1.4 **3.2点** 252kcal
♣=＋ ♦=1.8
Ⓟ=11.6g Ⓕ=15.3g Ⓒ=13.9g 塩=1.8g
糖=4.0g コ=2mg セ=0.7g Ⓔ=2.6mg

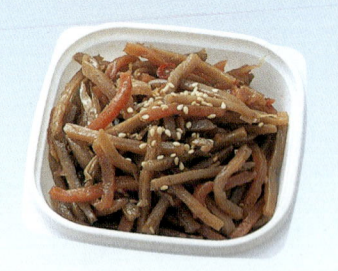

NEWDAYS
きんぴらごぼう
♠=0 ♥=0.8 **1.3点** 102kcal
♣=0.5 ♦=0.8
Ⓟ=1.7g Ⓕ=4.2g Ⓒ=14.1g 塩=0.8g
糖=2.8g コ=＋ セ=3.7g Ⓔ=1.2mg

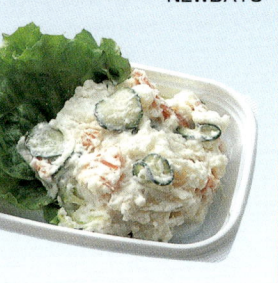

NEWDAYS
野菜たっぷりポテトサラダ
♠=0 ♥=1.8 **2.7点** 217kcal
♣=0.9 ♦
Ⓟ=2.3g Ⓕ=16.0g Ⓒ=16.7g 塩=1.0g
糖=0g コ=33mg セ=1.7g Ⓔ=3.1mg

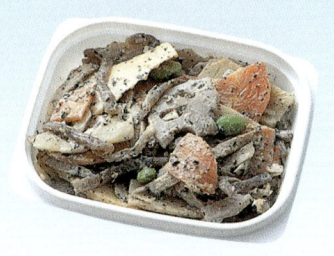

NEWDAYS
ピリ辛根菜サラダ（黒ごま入り）
♠=0 ♥=＋ **1.7点** 132kcal
♣=0.4 ♦=1.3
Ⓟ=2.2g Ⓕ=10.8g Ⓒ=7.5g 塩=0.8g
糖=0g コ=21mg セ=2.5g Ⓔ=2.4mg

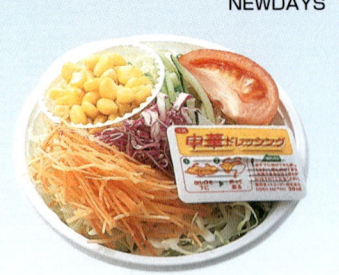

NEWDAYS
フレッシュコーンサラダ
♠=0 ♥=1.0 **1.5点** 119kcal
♣=0.5 ♦
Ⓟ=1.4g Ⓕ=8.6g Ⓒ=9.7g 塩=0.7g
糖=0g コ=＋ セ=2.1g Ⓔ=1.9mg

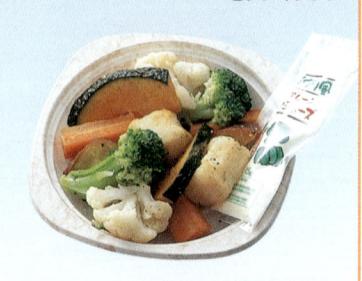

セブンイレブン
緑黄色温野菜サラダ
♠=0 ♥=1.3 **2.2点** 173kcal
♣=0.9 ♦
Ⓟ=3.2g Ⓕ=11.1g Ⓒ=16.4g 塩=0.6g
糖=0g コ=23mg セ=3.5g Ⓔ=3.7mg

ファストフード・コンビニ編

コンビニ（おにぎり・すし）

ファミリーマート 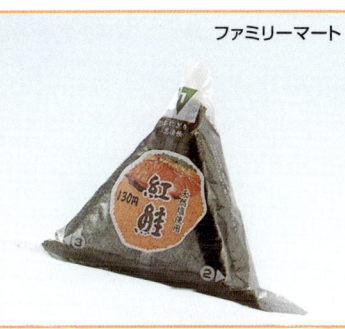 **おにぎり忍法帳 紅鮭** ♠=0 ♥=0.1 ♣=+ ♦=2.2　**2.3点　184kcal** P=4.3g F=0.9g C=38.5g 塩=0.8g 糖=0g コ=4mg セ=0.8g E=0.1mg	ファミリーマート 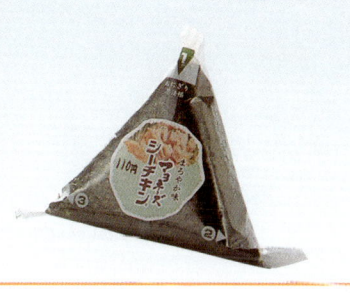 **おにぎり忍法帳 シーチキンマヨネーズ** ♠=0 ♥=0.1 ♣=+ ♦=2.4　**2.5点　203kcal** P=4.1g F=2.1g C=40.8g 塩=0.9g 糖=0g コ=3mg セ=0.9g E=0.6mg	ファミリーマート 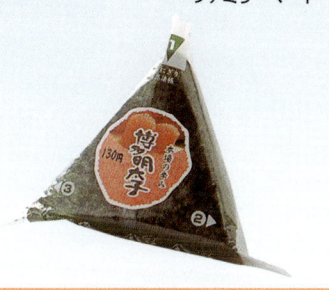 **おにぎり忍法帳 博多明太子** ♠=0 ♥=0.1 ♣=+ ♦=2.1　**2.2点　178kcal** P=3.8g F=0.5g C=38.6g 塩=0.9g 糖=0g コ=9mg セ=0.8g E=0.3mg	ローソン （画像なし） **手巻きおにぎり 日高昆布 ゴマ入** ♠=0 ♥=0 ♣=0.1 ♦=2.3　**2.4点　189kcal** P=3.9g F=0.7g C=42.6g 塩=1.4g 糖=+ コ=+ セ=1.6g E=0.1mg
ローソン 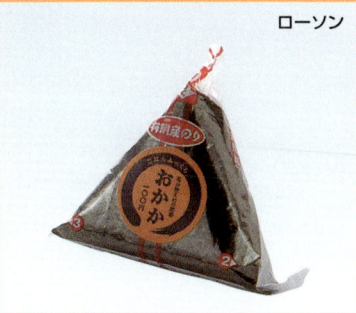 **手巻きおにぎり おかか** ♠=0 ♥=+ ♣=+ ♦=2.2　**2.2点　177kcal** P=3.7g F=0.4g C=38.7g 塩=0.9g 糖=0g コ=1mg セ=0.8g E=0.1mg	ローソン （画像なし） **手巻きおにぎり 焼たらこ** ♠=0 ♥=0.1 ♣=+ ♦=2.3　**2.4点　191kcal** P=5.0g F=0.7g C=40.0g 塩=1.0g 糖=0g コ=25mg セ=0.9g E=0.6mg	NEWDAYS 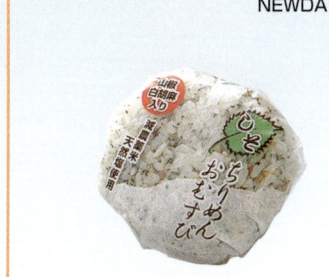 **しそちりめんおむすび** ♠=0 ♥=+ ♣=+ ♦=2.6　**2.6点　206kcal** P=3.4g F=0.9g C=44.0g 塩=0.8g 糖=0g コ=2mg セ=0.5g E=0.1mg	NEWDAYS 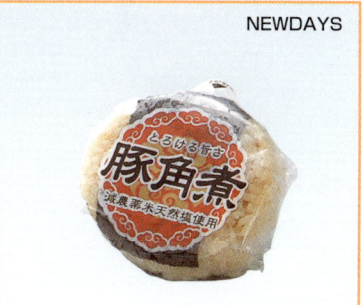 **直巻きおにぎり 豚角煮** ♠=0 ♥=0.4 ♣=+ ♦=2.7　**3.1点　245kcal** P=5.1g F=3.5g C=46.2g 塩=1.0g 糖=0.5g コ=6mg セ=0.7g E=0.2mg

すべて添付の袋入り調味料・たれ類を含むデータ

ファストフード・コンビニ編　コンビニ（おにぎり・すし）

NEWDAYS
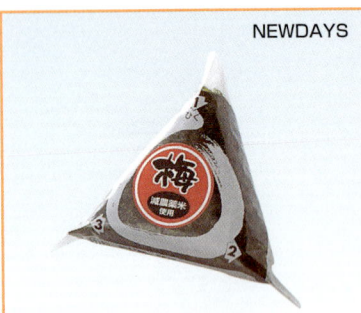

おにぎり 梅（種入り）
♠=0　♥=0　**2.2点**　**175kcal**
♣=0.1　♦=2.1
P=3.2g　F=0.4g　C=38.7g　塩=1.2g
糖=0g　コ=+　セ=0.9g　E=0.1mg

NEWDAYS
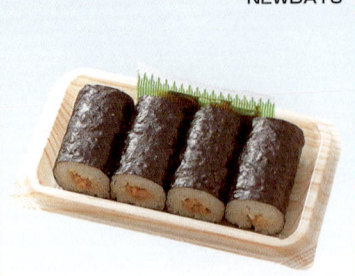

納豆細巻
♠=0　♥=0.4　**2.3点**　**187kcal**
♣=+　♦=1.9
P=5.6g　F=1.8g　C=36.3g　塩=1.3g
糖=1.0g　コ=+　セ=1.8g　E=0.2mg

ローソン
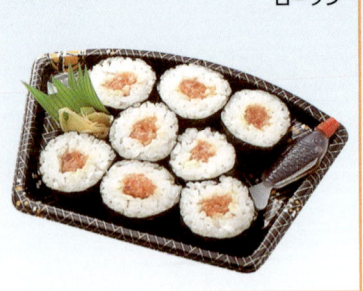

ねぎとろ（ねぎ風味）
♠=0　♥=1.0　**4.3点**　**347kcal**
♣=+　♦=3.3
P=9.2g　F=6.8g　C=58.9g　塩=2.3g
糖=1.8g　コ=13mg　セ=0.9g　E=0.4mg

NEWDAYS
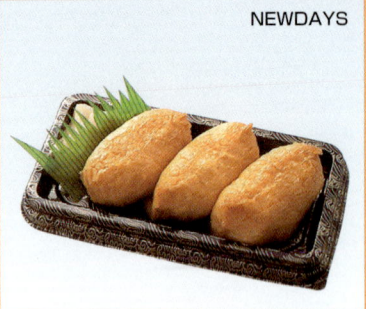

いなりずし 3個入り
♠=0　♥=1.5　**4.4点**　**348kcal**
♣=0.1　♦=2.8
P=9.0g　F=10.3g　C=52.6g　塩=2.5g
糖=8.9g　コ=+　セ=0.8g　E=0.8mg

ファミリーマート
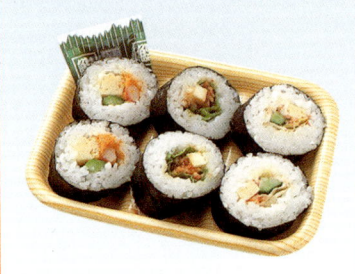

サラダ巻
♠=0.3　♥=0.2　**5.5点**　**443kcal**
♣=0.1　♦=4.9
P=10.6g　F=8.9g　C=77.7g　塩=2.9g
糖=3.2g　コ=66mg　セ=2.0g　E=1.5mg

ファミリーマート
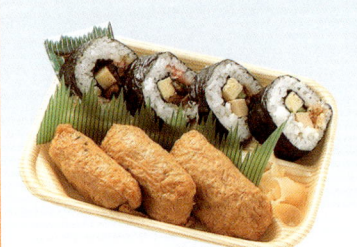

助六
♠=0.2　♥=1.6　**7.0点**　**561kcal**
♣=0.1　♦=5.1
P=15.7g　F=12.8g　C=93.3g　塩=4.4g
糖=13.4g　コ=61mg　セ=2.4g　E=1.2mg

ローソン
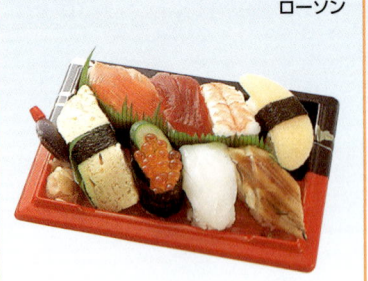

にぎり寿司8カン
♠=0.2　♥=1.0　**5.7点**　**456kcal**
♣=0.1　♦=4.4
P=20.3g　F=5.2g　C=77.6g　塩=3.7g
糖=2.6g　コ=171mg　セ=0.9g　E=1.8mg

セブンイレブン
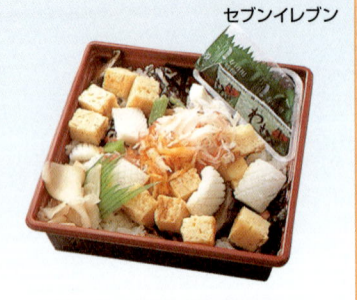

彩りちらし
♠=0.4　♥=0.4　**5.3点**　**424kcal**
♣=0.1　♦=4.4
P=15.1g　F=4.8g　C=77.2g　塩=3.3g
糖=6.2g　コ=210mg　セ=1.5g　E=1.2mg

ファストフード・コンビニ編

コンビニ（サンドイッチ・その他）

ファミリーマート
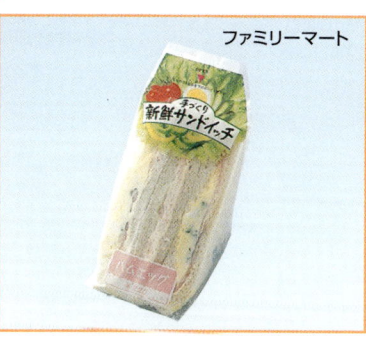
ハムエッグサンド
♠=0.3　♥=0.4　**4.3点**　**347kcal**
♣=+　♦=3.6
P=14.9g　F=15.3g　C=36.9g　塩=2.1g
糖=0g　コ=105mg　セ=1.8g　E=2.1mg

ローソン
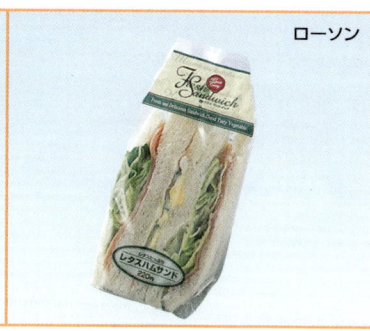
レタスハムサンド
♠=0.1　♥=0.5　**3.3点**　**265kcal**
♣=+　♦=2.7
P=13.3g　F=9.1g　C=32.6g　塩=2.0g
糖=0g　コ=42mg　セ=1.9g　E=1.0mg

ローソン
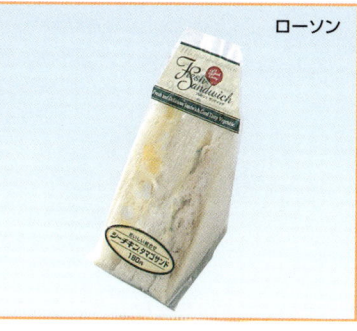
シーチキンタマゴサンド
♠=0.4　♥=0.2　**3.8点**　**300kcal**
♣=+　♦=3.2
P=9.3g　F=17.5g　C=25.7g　塩=1.2g
糖=0g　コ=116mg　セ=1.3g　E=3.3mg

ローソン
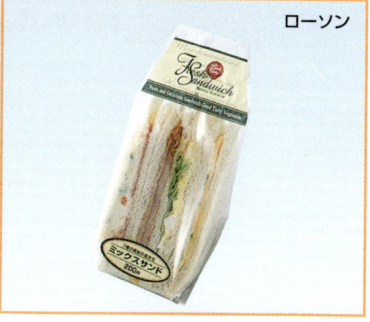
ミックスサンド
♠=0.6　♥=0.5　**4.3点**　**342kcal**
♣=0.1　♦=3.1
P=14.4g　F=14.1g　C=38.8g　塩=2.0g
糖=0g　コ=73mg　セ=2.0g　E=1.7mg

NEWDAYS
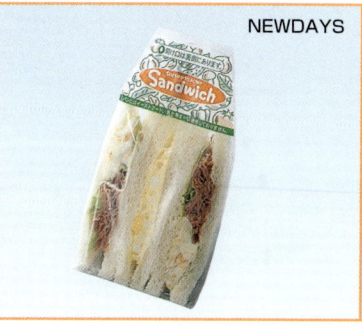
ビーフハム・ポテトサンド
♠=0.3　♥=0.5　**4.6点**　**368kcal**
♣=0.2　♦=3.6
P=14.4g　F=16.7g　C=39.6g　塩=1.8g
糖=0g　コ=103mg　セ=2.1g　E=2.4mg

NEWDAYS
とりたまそぼろサンド
♠=0.4　♥=0.6　**3.9点**　**308kcal**
♣=+　♦=2.9
P=14.6g　F=13.1g　C=31.4g　塩=1.6g
糖=1.8g　コ=120mg　セ=1.7g　E=1.8mg

NEWDAYS
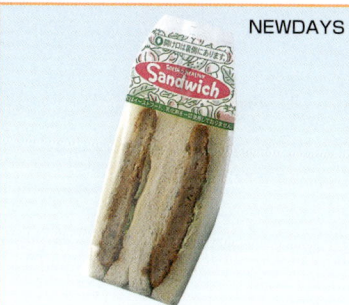
懐かしのメンチカツサンド
♠=0.3　♥=1.1　**6.4点**　**513kcal**
♣=+　♦=5.0
P=17.2g　F=28.0g　C=45.9g　塩=1.9g
糖=0g　コ=77mg　セ=2.5g　E=3.8mg

セブンイレブン
チキンカツサンド
♠=0.1　♥=1.1　**6.1点**　**487kcal**
♣=+　♦=4.9
P=23.3g　F=23.3g　C=43.8g　塩=2.1g
糖=0g　コ=93mg　セ=2.3g　E=3.8mg

ファストフード・コンビニ編　コンビニ（サンドイッチ・その他）

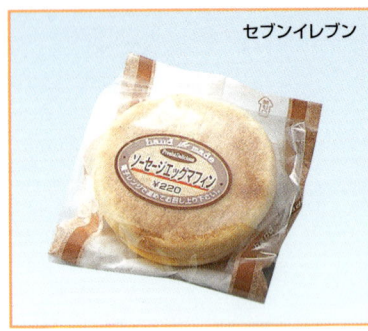
セブンイレブン

ソーセージエッグマフィン
♠=1.3　♥=1.5　**5.4点**　**428**kcal
♣=＋　♦=2.6
P=19.0g　F=25.8g　C=28.8g　塩=2.6g
糖=0g　コ=203mg　セ=0.8g　E=2.0mg

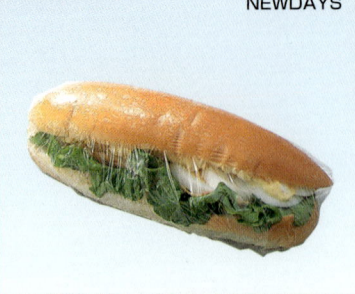
NEWDAYS

ハムタマゴロール
♠=1.1　♥=0.1　**3.7点**　**294**kcal
♣=＋　♦=2.5
P=13.4g　F=15.2g　C=24.8g　塩=1.1g
糖=0g　コ=256mg　セ=1.0g　E=1.7mg

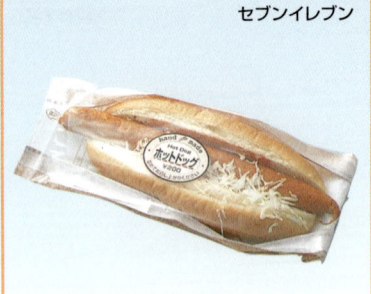
セブンイレブン

ホットドッグ
♠=0　♥=2.2　**4.7点**　**375**kcal
♣=＋　♦=2.5
P=13.0g　F=22.2g　C=30.6g　塩=1.8g
糖=0g　コ=31mg　セ=1.3g　E=0.9mg

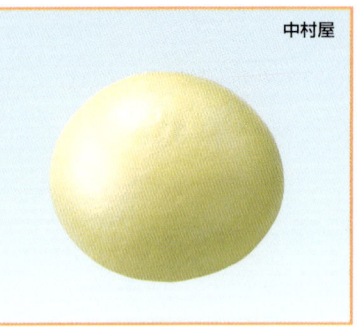
中村屋

カレーまん
♠=0　♥=0.2　**3.2点**　**252**kcal
♣=0.1　♦=2.9
P=8.5g　F=9.5g　C=35.2g　塩=1.1g
糖=—　コ=—　セ=—　E=—

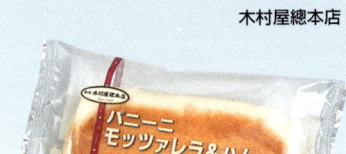
木村屋總本店

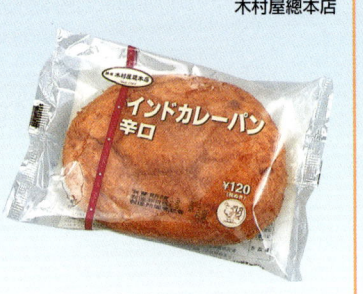
木村屋總本店

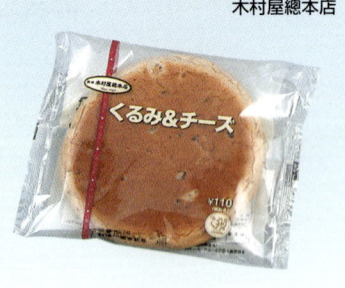
木村屋總本店

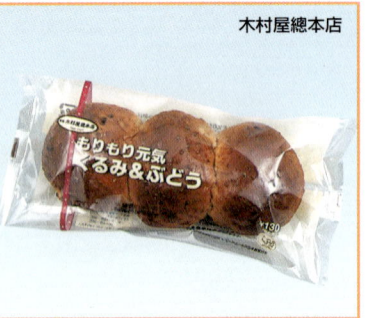
木村屋總本店

パニーニ モッツァレラ＆ハム
♠=0.8　♥=0.5　**3.6点**　**291**kcal
♣=0　♦=2.3
P=10.1g　F=11.4g　C=37.0g　塩=1.7g
糖=—　コ=—　セ=—　E=—

インドカレーパン（辛口）
♠=0　♥=0.1　**4.1点**　**327**kcal
♣=0.1　♦=3.9
P=6.8g　F=17.8g　C=34.1g　塩=0.9g
糖=—　コ=—　セ=—　E=—

くるみ＆チーズ
♠=0.8　♥=0　**3.8点**　**306**kcal
♣=0　♦=3.0
P=9.1g　F=15.6g　C=31.2g　塩=0.8g
糖=—　コ=—　セ=—　E=—

もりもり元気 くるみ＆ぶどう
♠=0　♥=＋　**5.5点**　**437**kcal
♣=＋　♦=5.5
P=11.6g　F=11.0g　C=72.2g　塩=0.9g
糖=—　コ=—　セ=—　E=—

ファストフード・コンビニ編
コンビニ（菓子パン・デザート）

	あんぱん	クリームパン	ジャンボむしケーキ プレーン	リンゴのデニッシュ
メーカー	木村屋總本店	木村屋總本店	木村屋總本店	木村屋總本店
画像		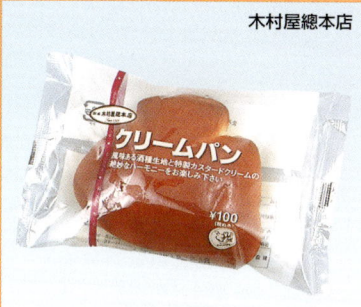	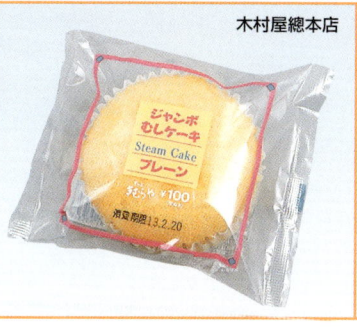	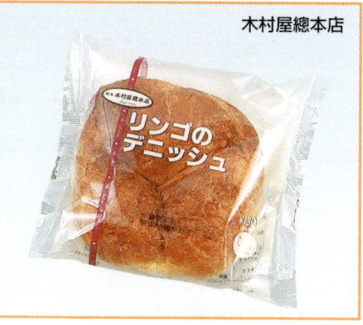
♠	0	0	0	0
♥	0	0	0	＋
♣	0	0	0	0
♦	3.4	3.2	5.6	5.0
点	3.4点	3.2点	5.6点	5.0点
kcal	273	252	444	401
P	6.0g	5.2g	6.4g	6.8g
F	4.3g	9.0g	20.4g	17.7g
C	51.0g	36.7g	57.6g	55.1g
塩	0.3g	0.2g	0.3g	0.7g
糖	—	—	—	—
コ	—	—	—	—
セ	—	—	—	—
E	—	—	—	—

	まるごとバナナ	フレシャンテ ティラミス	フレシャンテ モンブラン	フレシャンテ マロンケーキ
メーカー	山崎製パン	ローソン	ローソン	ローソン
画像	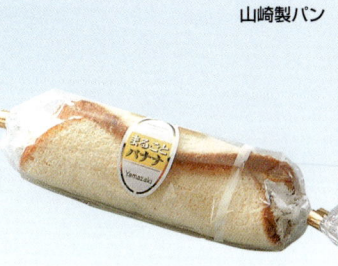	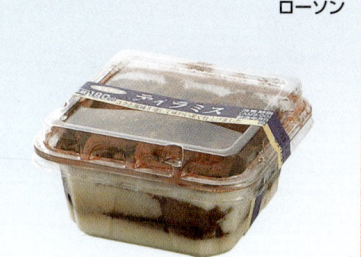		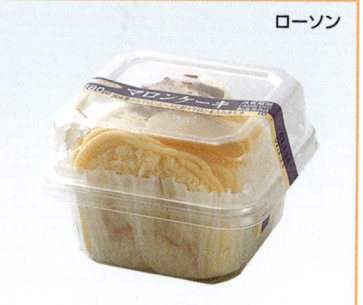
注記	100gあたり			
♠	0	0	0	0
♥	0	0	0	0
♣	0.5	0	0	0
♦	2.7	3.4	3.6	2.6
点	3.2点	3.4点	3.6点	2.6点
kcal	252	275	289	210
P	3.2g	6.3g	3.9g	3.9g
F	11.8g	12.1g	9.1g	4.8g
C	33.4g	35.7g	47.7g	37.9g
塩	0g	0.1g	0.1g	0.1g
糖	—	20.6g	10.6g	11.1g
コ	—	193mg	81mg	74mg
セ	—	0.9g	1.6g	1.1g
E	—	0.6mg	0.4mg	0.3mg

Calorie Guide Book

市販食品編

- 商品は、2001年12月～2002年2月時点で各メーカーより提供・確認されたものを紹介しています。メーカーの商品企画の改変によって、現在、全く同一のものは取り扱われていない場合もあります。
- ★印は、メーカーより栄養価だけでなく、材料配合データも提供されたものです。
- Ⓒ＝の数値に下線のあるものは、メーカーより炭水化物でなく糖質の分析値であると明示されたものです。
- 数値欄の「＋」は微量を表します。「－」は未分析または非公開で、数値なしを示しています。

最近では食費の半分以上を占めるといわれる市販加工食品。主食やおかずからデザート、飲料まで、市場では日ごとに新製品が生まれ、活用の幅も広がっています。利用の簡便さだけでなく栄養面にも注目して、上手に利用していきたいものです。

市販食品編 おかず(冷凍食品)

ニチレイ 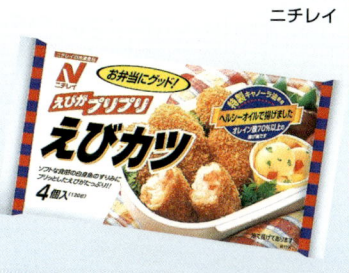	ニチロ 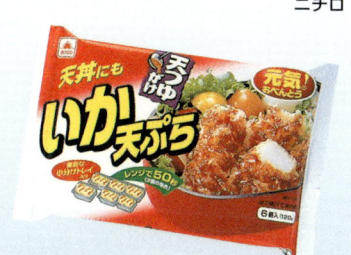	ニチロ 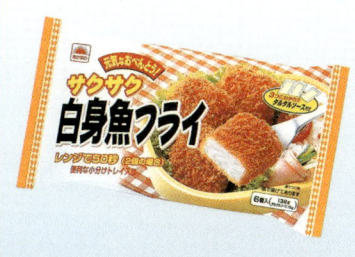	ニッスイ 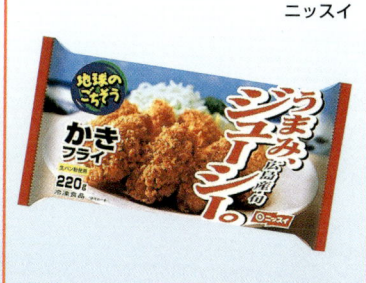
お弁当にグッド！ えびカツ　1個30gあたり ♠ ＋　♥ =0.2 ♣ ＋　♦ =1.0　**1.2点**　94 kcal P=2.7g　F=6.6g　C=6.0g　塩=0.3g 糖=—　コ=—　セ=—　E=—	元気なおべんとう いか天ぷら　1個20gあたり ♠ ＋　♥ =0.1 ♣ =0　♦ =0.6　**0.7点**　59 kcal P=1.9g　F=3.5g　C=4.9g　塩=0.3g 糖=—　コ=—　セ=—　E=—	元気なおべんとう サクサク白身魚フライ　1個23gあたり ♠ ＋　♥ =0.2 ♣ =＋　♦ =0.6　**0.8点**　66 kcal P=2.6g　F=4.3g　C=4.0g　塩=0.2g 糖=—　コ=—　セ=—　E=—	地球のごちそうかきフライ　100gあたり ♠ −＋　♥ =0.8 ♣ =−　♦ =1.0　**1.8点**　144 kcal P=8.1g　F=2.4g　C=22.4g　塩=0.8g 糖=—　コ=—　セ=—　E=—
ニチレイ 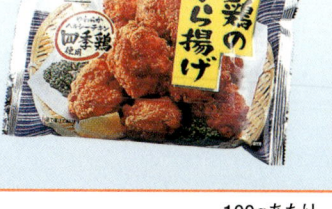	ニチレイ 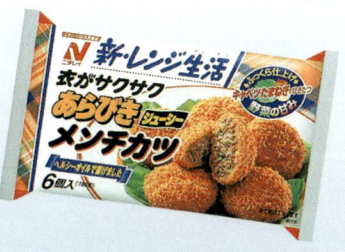	ニチレイ 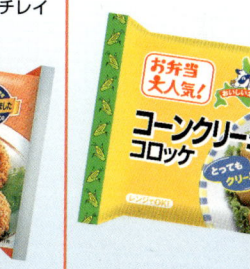	JT
若鶏のから揚げ　100gあたり ♠ ＋　♥ =2.0 ♣ =0　♦ =0.8　**2.8点**　224 kcal P=15.7g　F=14.5g　C=7.7g　塩=1.2g 糖=—　コ=—　セ=—　E=—	新・レンジ生活 衣がサクサク あらびきジューシーメンチカツ　1個30gあたり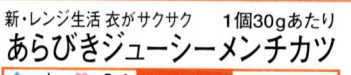 ♠ ＋　♥ =0.4 ♣ =＋　♦ =0.7　**1.1点**　90 kcal P=2.2g　F=6.3g　C=6.0g　塩=0.3g 糖=—　コ=—　セ=—　E=—	新・レンジ生活 衣がサクサク 牛肉コロッケ　1個35gあたり ♠ ＋　♥ =0.1 ♣ =0.2　♦ =1.1　**1.4点**　113 kcal P=1.9g　F=8.0g　C=8.3g　塩=0.2g 糖=—　コ=—　セ=—　E=—	お弁当大人気！ コーンクリーミーコロッケ　1個23gあたり ♠ =0.1　♥ =＋ ♣ =0.1　♦ =0.5　**0.7点**　58 kcal P=1.6g　F=3.6g　C=4.8g　塩=0.2g 糖=—　コ=—　セ=—　E=—

市販食品編　おかず（冷凍食品）

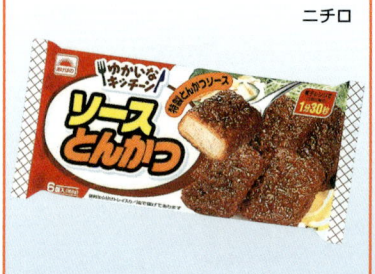
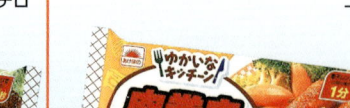
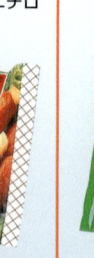
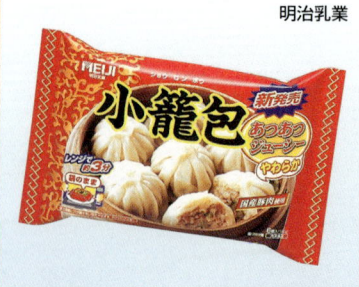

	ニチロ	ニチロ	ハインツ日本	明治乳業
	ゆかいなキッチーン　1個28gあたり	ゆかいなキッチーン　1個23gあたり	オレアイダ　100gあたり	1個30gあたり
	ソースとんかつ	**肉巻きポテト**	**スパイシーポテト ガーリック味**	**小籠包**
♠=+　♥=0.3　♣=0　♦=0.5	**0.8点**　64 kcal			
♠=+　♥=0.3　♣=0.1　♦=0.3		**0.7点**　52 kcal		
♠=0　♥=0　♣=0　♦=2.1			**2.1点**　170 kcal	
♠=+　♥=0.3　♣=+　♦=0.7				**1.0点**　82 kcal
P=2.7g F=2.5g C=7.6g 塩=0.5g 糖=— コ=— セ=— E=—	P=2.4g F=3.3g C=3.2g 塩=0.3g 糖=— コ=— セ=— E=—	P=2.5g F=7.5g C=23.2g 塩=1.7g 糖=— コ=— セ=— E=—	P=3.3g F=5.7g C=4.2g 塩=0.3g 糖=— コ=— セ=— E=—

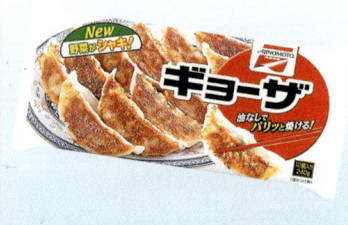
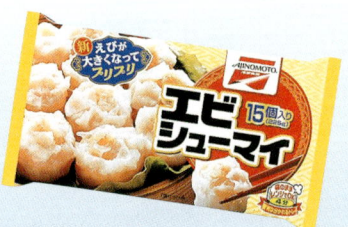
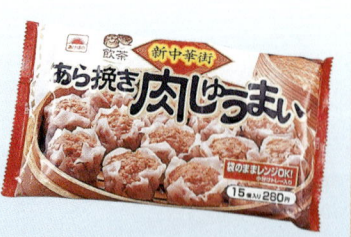
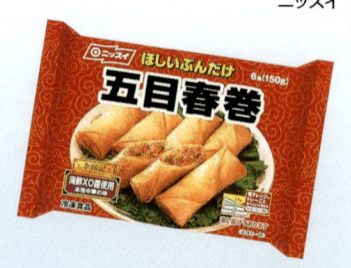

	味の素冷凍食品	味の素冷凍食品	ニチロ	ニッスイ
	「ちゃんと、中華」　100gあたり	「ちゃんと、中華」　100gあたり	1個15gあたり	1個25gあたり
	ギョーザ	**エビシューマイ**	**あら挽き肉しゅうまい**	**ほしいぶんだけ五目春巻**
	2.4点　194 kcal	**2.3点**　183 kcal	**0.5点**　37 kcal	**1.0点**　78 kcal
♠=+　♥=0.9　♣=0.1　♦=1.4				
♠=+　♥=0.3　♣=+　♦=2.0				
♠=+　♥=0.3　♣=+　♦=0.2				
♠=0　♥=0　♣=+　♦=0.8				
P=6.0g F=11.1g C=13.0g 塩=1.8g	P=7.6g F=9.4g C=17.3g 塩=1.1g	P=1.6g F=2.3g C=2.3g 塩=0.2g	P=1.3g F=5.0g C=6.8g 塩=0.2g コ=0mg

市販食品編 おかず（チルド・レトルト食品）

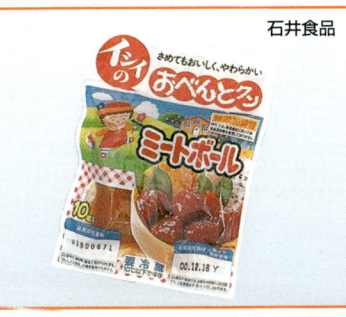
石井食品
1袋120gあたり
ミートボール
♠=＋ ♥=1.4
♣=0.1 ◆=1.0
2.5点 196kcal
P=9.1g F=10.0g C=17.5g 塩=1.4g
糖=― コ=― セ=0.6g E=―

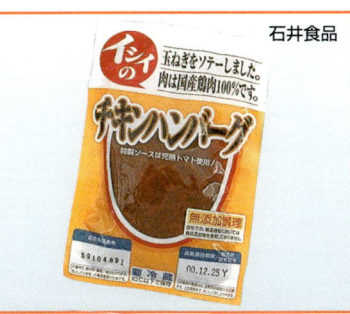
石井食品
1袋90gあたり
チキンハンバーグ
♠=0.1 ♥=0.9
♣=0.1 ◆=0.9
1.9点 153kcal
P=8.6g F=8.1g C=11.4g 塩=1.7g
糖=― コ=― セ=0.7g E=―

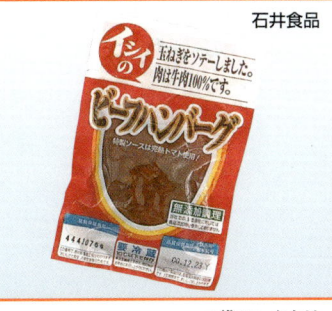
石井食品
1袋90gあたり
ビーフハンバーグ
♠=＋ ♥=0.9
♣=0 ◆=0.8
1.7点 139kcal
P=8.8g F=6.4g C=11.5g 塩=1.2g
糖=― コ=― セ=1.0g E=―

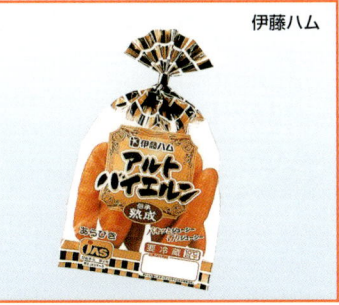
伊藤ハム
100gあたり
アルトバイエルン 155g
♠=0 ♥=3.8
♣=0 ◆=0
3.8点 300kcal
P=13.0g F=27.0g C=1.2g 塩=1.7g
糖=― コ=― セ=― E=―

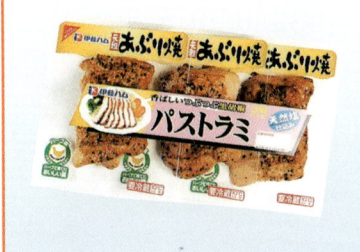
伊藤ハム
元祖あぶり焼 100gあたり
パストラミチキン
♠=0 ♥=2.4
♣=0 ◆=＋
2.4点 188kcal
P=17.9g F=11.2g C=3.7g 塩=1.8g
糖=― コ=― セ=― E=―

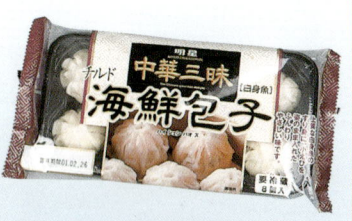
明星フレッシュ
中華三昧 1個27gあたり
海鮮包子
♠=＋ ♥=0.1
♣=0 ◆=0.6
0.7点 53kcal
P=2.9g F=2.4g C=4.9g 塩=1.0g
糖=― コ=― セ=― E=―

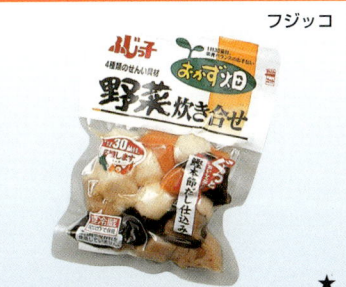
フジッコ
おかず畑 100gあたり
野菜炊き合せ
♠=0 ♥=0
♣=0.6 ◆=0.3
0.9点 69kcal
P=2.2g F=0.4g C=14.2g 塩=1.2g
糖=― コ=― セ=2.5g E=―
★

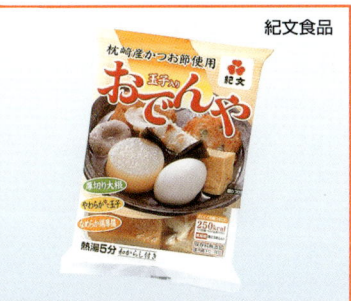
紀文食品
玉子入り 1袋550gあたり
おでんや
♠=0.8 ♥=2.2
♣=0.1 ◆=＋
3.1点 250kcal
P=19.0g F=10.0g C=21.0g 塩=5.6g
糖=― コ=― セ=― E=―

市販食品編　おかず（チルド・レトルト食品）

ハウス食品
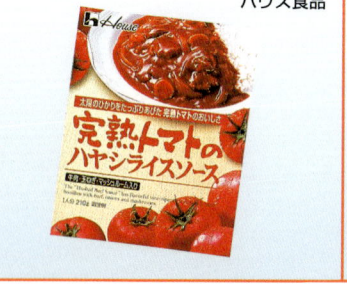
ハウス　　1箱210gあたり
完熟トマトのハヤシライスソース
♠=0　♥=1.1
♣=0.2　♦=1.4　**2.7点**　**215kcal**
P=8.1g　F=11.9g　C=18.9g　塩=2.8g
糖=—　コ=—　セ=—　E=—

ハウス食品
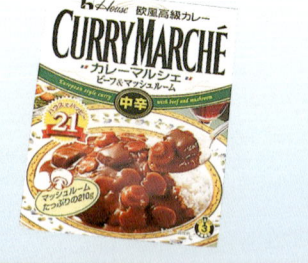
ハウス　　1箱210gあたり
カレーマルシェ〈中辛〉
♠=＋　♥=1.1
♣=0.2　♦=1.8　**3.1点**　**247kcal**
P=8.5g　F=16.1g　C=17.1g　塩=2.3g
糖=—　コ=—　セ=—　E=—

江崎グリコ
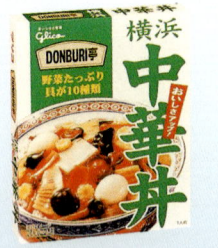
グリコ DONBURI亭　　1箱210gあたり
横浜中華丼
♠=0.2　♥=0.2
♣=0.2　♦=1.4　**2.0点**　**163kcal**
P=6.9g　F=8.9g　C=14.3g　塩=3.1g
糖=—　コ=—　セ=—　E=—

江崎グリコ
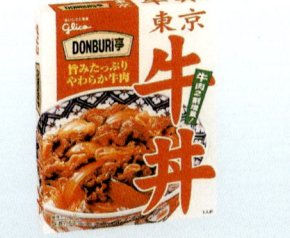
グリコ DONBURI亭　　1箱180gあたり
東京牛丼
♠=0　♥=2.4
♣=0.1　♦=1.0　**3.5点**　**281kcal**
P=10.4g　F=21.2g　C=12.4g　塩=2.8g
糖=—　コ=—　セ=—　E=—

丸美屋食品
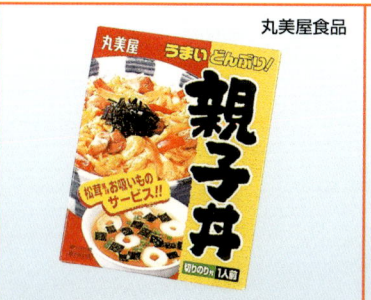
うまいどんぶり！　　1箱213.5gあたり
親子丼 お吸いもの付
♠=0.7　♥=0.9
♣=0.1　♦=0.6　**2.3点**　**180kcal**
P=15.0g　F=6.5g　C=14.0g　塩=3.8g
糖=—　コ=—　セ=—　E=—

丸美屋食品
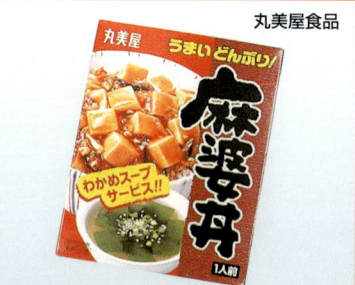
うまいどんぶり！　　1箱213.5gあたり
麻婆丼 スープ付
♠=0　♥=1.0
♣=0.1　♦=1.0　**2.1点**　**170kcal**
P=13.0g　F=7.8g　C=13.0g　塩=3.8g
糖=—　コ=—　セ=—　E=—

モランボン
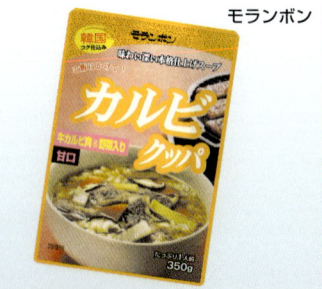
韓国コク仕込み　　1袋350gあたり
カルビクッパ
♠=0　♥=0.9
♣=0.2　♦=0.4　**1.5点**　**119kcal**
P=8.4g　F=6.0g　C=7.7g　塩=4.0g
糖=—　コ=—　セ=—　E=—

モランボン
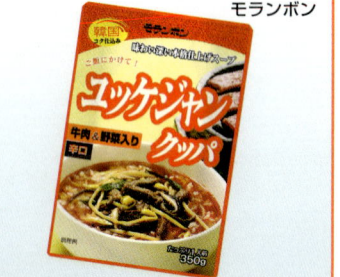
韓国コク仕込み　　1袋350gあたり
ユッケジャンクッパ
♠=0　♥=0.6
♣=0.3　♦=0.6　**1.5点**　**123kcal**
P=9.1g　F=6.0g　C=8.1g　塩=4.9g
糖=—　コ=—　セ=—　E=—

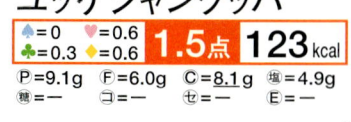

市販食品編　おかず（缶詰・電子レンジ食品）

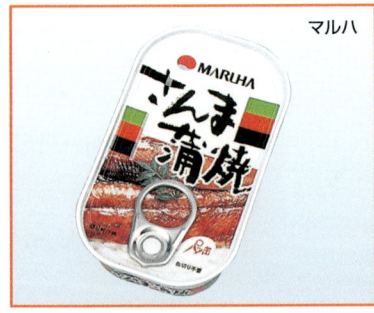
マルハ

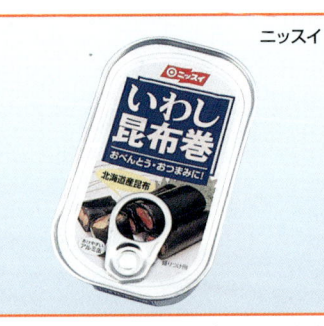
ニッスイ

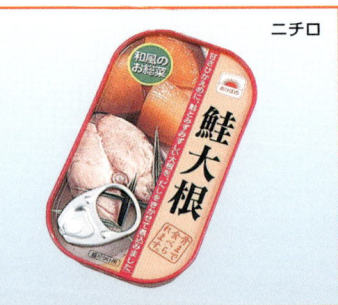
ニチロ

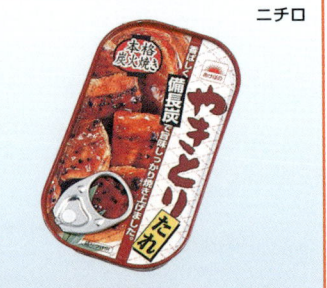
ニチロ

さんま蒲焼
1缶100gあたり

| ♠=0 | ♥=3.1 | **3.1点** | **246** kcal |
| ♣=0 | ♦=+ | | |

P=16.2g　F=16.0g　C=9.1g　塩=1.8g
糖=ー　コ=ー　セ=ー　E=ー

いわし昆布巻
1缶100gあたり

| ♠=0 | ♥=2.0 | **2.0点** | **161** kcal |
| ♣=+ | ♦=+ | | |

P=10.2g　F=5.3g　C=32.3g　塩=3.7g
糖=ー　コ=26mg　セ=11.1g　E=1.1mg

鮭大根
1缶100gあたり

| ♠=0 | ♥=0.5 | **0.9点** | **74** kcal |
| ♣=+ | ♦=0.4 | | |

P=10.2g　F=2.4g　C=2.9g　塩=1.9g
糖=ー　コ=ー　セ=ー　E=ー

やきとり たれ
1缶85gあたり

| ♠=0 | ♥=2.1 | **2.1点** | **169** kcal |
| ♣=0 | ♦=+ | | |

P=21.1g　F=8.7g　C=1.8g　塩=1.0g
糖=ー　コ=ー　セ=ー　E=ー

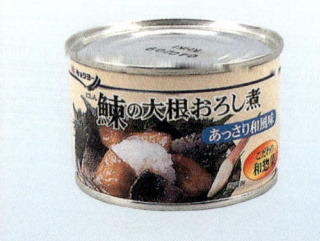
キョクヨー

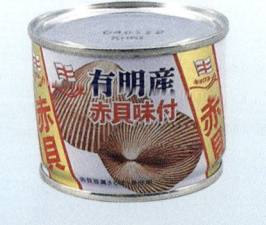
キョクヨー

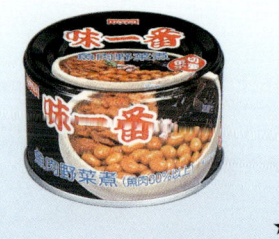
ホテイ

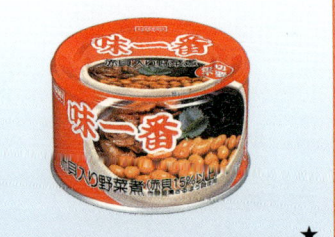
ホテイ

鰊の大根おろし煮
1缶160gあたり

| ♠=0 | ♥=2.6 | **3.4点** | **275** kcal |
| ♣=0.1 | ♦=0.7 | | |

P=21.0g　F=13.4g　C=22.2g　塩=3.7g
糖=ー　コ=ー　セ=1.4g　E=ー

赤貝味付（有明産）
1缶130gあたり

| ♠=0 | ♥=2.0 | **2.0点** | **157** kcal |
| ♣=0 | ♦=+ | | |

P=23.9g　F=1.7g　C=10.4g　塩=2.6g
糖=ー　コ=ー　セ=0g　E=ー

味一番（魚肉野菜煮）
1缶150gあたり　★

| ♠=0 | ♥=1.6 | **2.5点** | **199** kcal |
| ♣=0.1 | ♦=0.8 | | |

P=14.3g　F=6.6g　C=20.7g　塩=3.0g
糖=ー　コ=ー　セ=ー　E=ー

味一番（赤貝入り野菜煮）
1缶150gあたり　★

| ♠=0 | ♥=1.5 | **2.1点** | **168** kcal |
| ♣=+ | ♦=0.6 | | |

P=12.3g　F=4.9g　C=18.7g　塩=2.3g
糖=ー　コ=ー　セ=ー　E=ー

市販食品編　おかず（缶詰・電子レンジ食品）

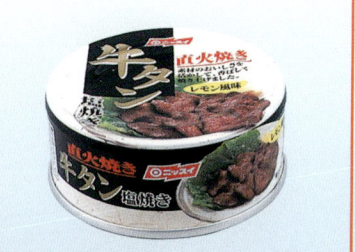

ニッスイ

1缶55gあたり

牛タン塩焼き

♠=0	♥=1.8		
♣=＋	◆=＋	**1.8点**	**144**kcal

P=8.1g　F=11.5g　C=0.4g　塩=0.9g
糖=－　コ=53mg　セ=0.1g　E=0.3mg

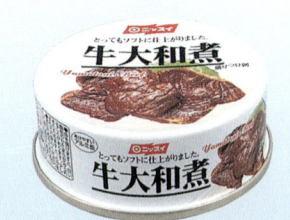

ニッスイ

1缶60gあたり

牛大和煮

♠=0	♥=1.2		
♣=0	◆=＋	**1.2点**	**94**kcal

P=6.3g　F=4.1g　C=7.4g　塩=0.8g
糖=－　コ=22mg　セ=0g　E=0.1mg

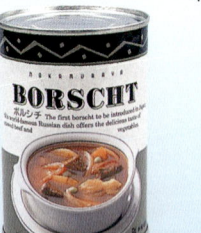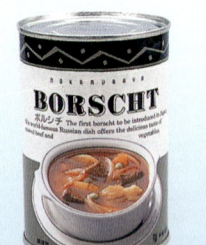

中村屋

100gあたり

ボルシチ

♠=0	♥=0.2		
♣=0.2	◆=0.3	**0.7点**	**54**kcal

P=2.9g　F=2.2g　C=5.5g　塩=0.7g
糖=－　コ=－　セ=－　E=－

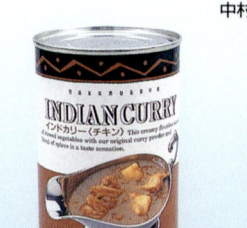

中村屋

100gあたり

インドカリー（チキン）

♠=0	♥=0.5		
♣=0.2	◆=1.0	**1.7点**	**138**kcal

P=5.1g　F=9.1g　C=8.9g　塩=0.9g
糖=－　コ=－　セ=－　E=－

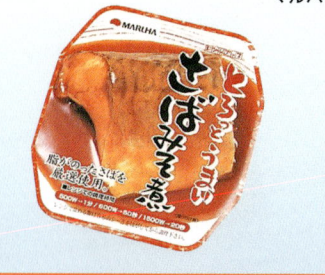

マルハ

100gあたり

さばみそ煮

♠=0	♥=3.8		
♣=0	◆=＋	**3.8点**	**303**kcal

P=11.0g　F=26.1g　C=－　塩=1.6g
糖=－　コ=－　セ=－　E=－

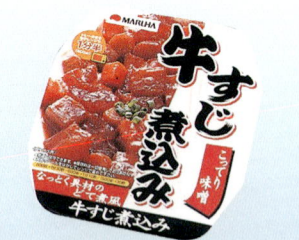

マルハ

1パック200gあたり

牛すじ煮込み

♠=0	♥=1.6		
♣=0.3	◆=0.5	**2.4点**	**194**kcal

P=18.4g　F=3.8g　C=－　塩=4.8g
糖=－　コ=－　セ=－　E=－

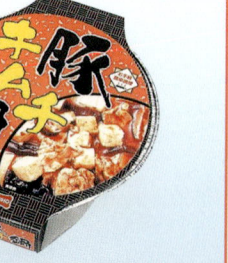

宝幸水産

1パック280gあたり

豚キムチ鍋

♠=0	♥=0.8		
♣=0.3	◆=0.2	**1.3点**	**106**kcal

P=8.4g　F=2.2g　C=13.4g　塩=3.1g
糖=－　コ=－　セ=－　E=－

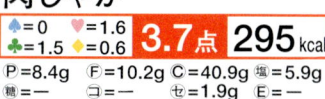

宝幸水産

1パック310gあたり

肉じゃが

♠=0	♥=1.6		
♣=1.5	◆=0.6	**3.7点**	**295**kcal

P=8.4g　F=10.2g　C=40.9g　塩=5.9g
糖=－　コ=－　セ=1.9g　E=－

市販食品編　おかず（みそ汁・スープ類）

| | 永谷園 | 永谷園 | 永谷園 | 永谷園 |

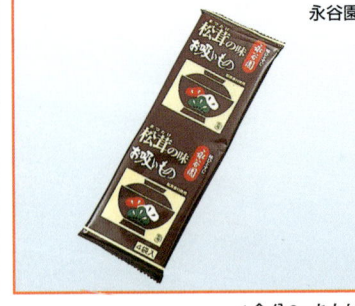 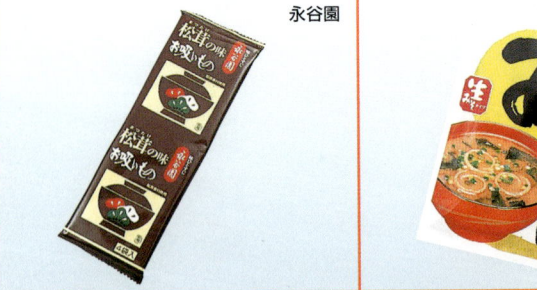 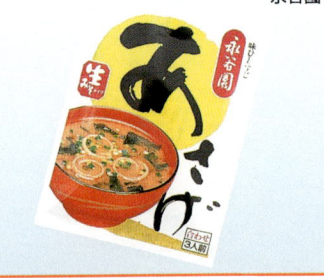 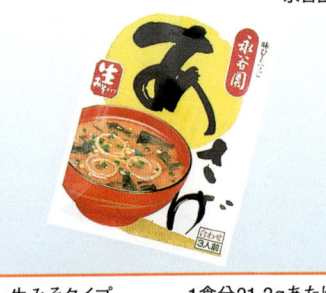 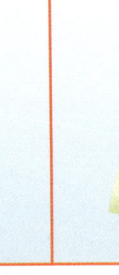 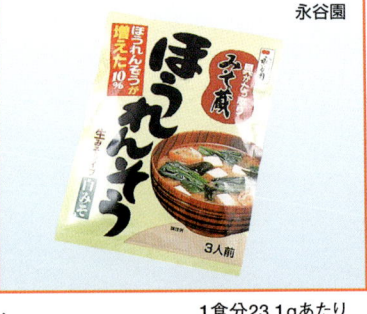 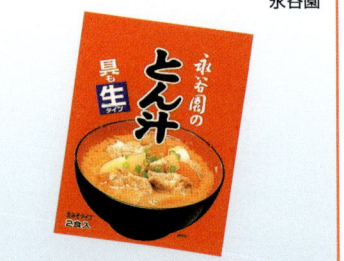 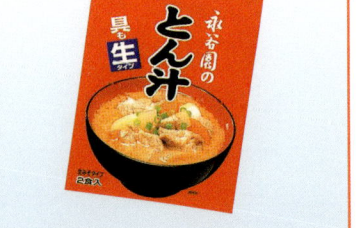

松茸の味お吸いもの
1食分3gあたり

♠=0	♥=0		
♣=+	♦=0.1	**0.1点**	**4** kcal

P=0.4g　F=+　C=0.8g　塩=1.6g
糖=−　コ=−　セ=0.1g　E=−

みそ汁 あさげ
生みそタイプ　1食分21.2gあたり

♠=0	♥=0		
♣=+	♦=0.4	**0.4点**	**34** kcal

P=2.9g　F=0.8g　C=3.7g　塩=2.3g
糖=−　コ=−　セ=1.1g　E=−

みそ蔵 ほうれんそう
1食分23.1gあたり

♠=0	♥=+		
♣=+	♦=0.6	**0.6点**	**44** kcal

P=3.6g　F=1.0g　C=4.7g　塩=2.5g
糖=−　コ=−　セ=0.4g　E=−

とん汁
具も生タイプみそ汁　1食分51.4gあたり

♠=0	♥=0.5		
♣=0.2	♦=0.4	**1.1点**	**88** kcal

P=4.3g　F=4.8g　C=6.2g　塩=2.4g
糖=−　コ=−　セ=1.2g　E=−

| 旭松食品 | 理研ビタミン | 味の素 | エスビー食品 |

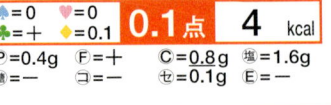 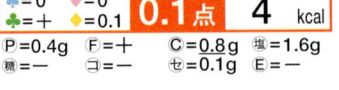 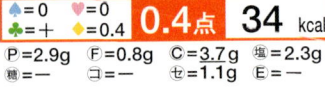 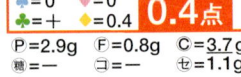 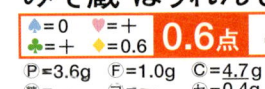 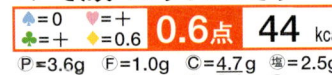 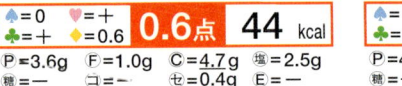 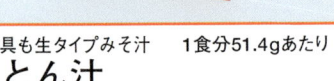 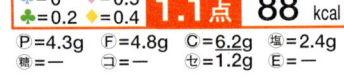

クラムチャウダー
1個52.3gあたり

♠=0.1	♥=0.1		
♣=0.1	♦=0.5	**0.8点**	**60** kcal

P=2.6g　F=1.8g　C=8.3g　塩=1.2g
糖=−　コ=−　セ=0.4g　E=−

わかめスープ
1食分5.9gあたり

♠=0	♥=0		
♣=+	♦=0.2	**0.2点**	**14** kcal

P=1.1g　F=0.5g　C=1.3g　塩=2.0g
糖=−　コ=−　セ=0.7g　E=−

ふかひれスープ用
クノール Soup Do　1食分10gあたり

♠=0	♥=+		
♣=+	♦=0.5	**0.5点**	**40** kcal

P=1.0g　F=1.0g　C=6.0g　塩=1.4g
糖=−　コ=−　セ=−　E=−

トム・ヤム・クン
1食分17gあたり

♠=0	♥=0.1		
♣=+	♦=0.3	**0.4点**	**31** kcal

P=1.9g　F=0.5g　C=4.6g　塩=2.4g
糖=−　コ=−　セ=0.2g　E=−

市販食品編　おかず（みそ汁・スープ類）

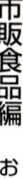

ポッカコーポレーション

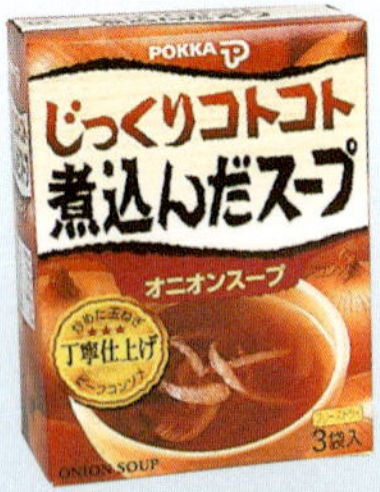

じっくりコトコト煮込んだスープ　1食分7.5gあたり
オニオンスープ

| ♠ + | ♥ 0 | **0.3点** | **24** kcal |
| ♣ + | ♦ 0.3 | | |

| P:0.5g | F:0.4g | C:4.7g | 塩:1.4g |
| 糖:— | コ:— | セ:0.3g | E:— |

明治製菓

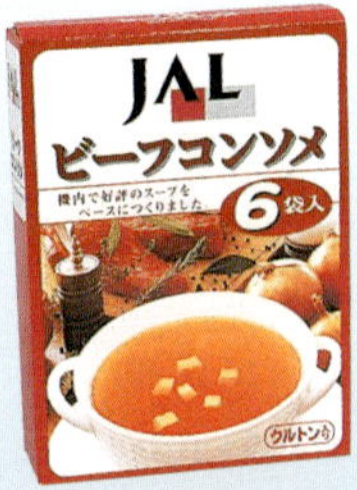

1食分5gあたり
JALビーフコンソメ

| ♠ 0 | ♥ 0 | **0.2点** | **14** kcal |
| ♣ 0 | ♦ 0.2 | | |

| P:0.4g | F:0.3g | C:2.3g | 塩:1.9g |
| 糖:— | コ:— | セ:— | E:— |

ニチレイ

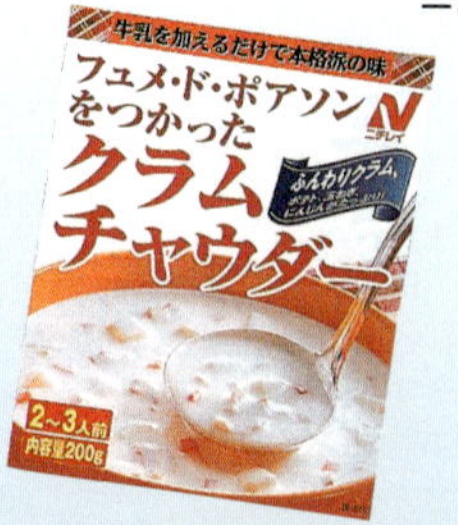

フュメ・ド・ポアソンをつかった　1食分66gあたり
クラムチャウダー

| ♠ 0.1 | ♥ 0.1 | **0.7点** | **58** kcal |
| ♣ 0.1 | ♦ 0.5 | | |

| P:2.6g | F:2.4g | C:6.5g | 塩:1.2g |
| 糖:— | コ:— | セ:— | E:— |

ニチレイ

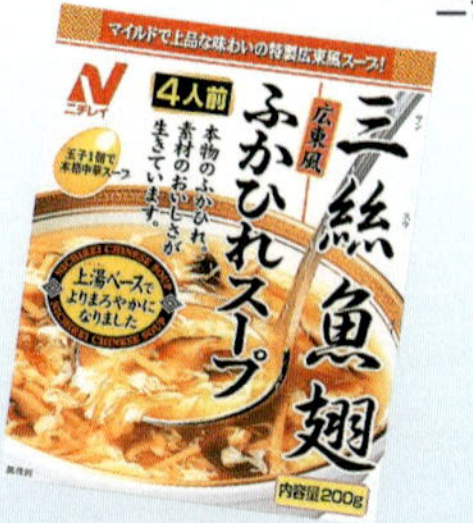

1食分50gあたり
ふかひれスープ

| ♠ + | ♥ + | **0.6点** | **50** kcal |
| ♣ + | ♦ 0.6 | | |

| P:1.0g | F:3.8g | C:3.0g | 塩:1.6g |
| 糖:— | コ:— | セ:— | E:— |

キユーピー

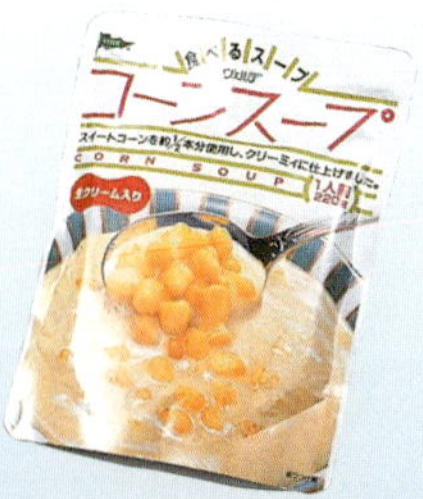

ヴェルデ　1袋220gあたり
コーンスープ

| ♠ 0.8 | ♥ 0 | **2.3点** | **180** kcal |
| ♣ 0.9 | ♦ 0.6 | | |

| P:4.4g | F:5.9g | C:27.3g | 塩:1.4g |
| 糖:— | コ:— | セ:— | E:— |

明治製菓

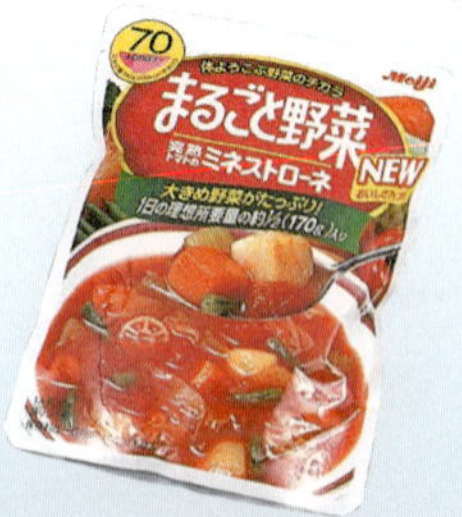

まるごと野菜　1袋280gあたり
完熟トマトのミネストローネ

| ♠ + | ♥ 0 | **0.9点** | **70** kcal |
| ♣ 0.3 | ♦ 0.6 | | |

| P:2.5g | F:1.1g | C:12.3g | 塩:1.8g |
| 糖:— | コ:— | セ:3.1g | E:— |

名古屋製酪

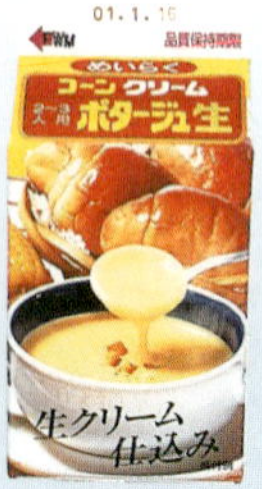

めいらく　100gあたり
コーンクリームポタージュ

| ♠ 0.3 | ♥ 0 | **1.0点** | **80** kcal |
| ♣ 0.4 | ♦ 0.3 | | |

| P:1.8g | F:4.8g | C:7.3g | 塩:0.7g |
| 糖:— | コ:— | セ:— | E:— |

キャンベル

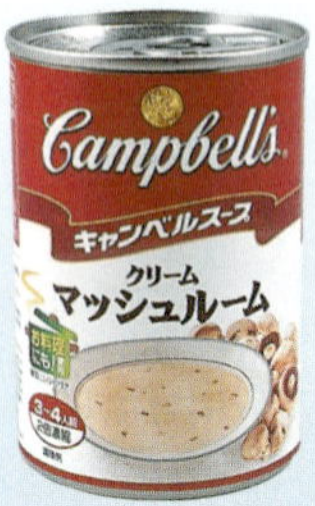

キャンベル濃縮スープ　濃縮100gあたり
クリームマッシュルーム

| ♠ 0.3 | ♥ 0 | **0.9点** | **72** kcal |
| ♣ 0.1 | ♦ 0.5 | | |

| P:1.0g | F:5.4g | C:4.8g | 塩:1.4g |
| 糖:— | コ:— | セ:— | E:— |

市販食品編　でき上がり主食（カップめん）

日清食品

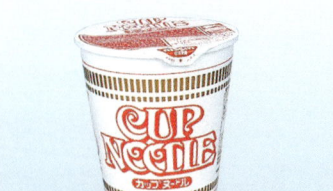

1個77gあたり
カップヌードル
カップヌードル

♠＝＋　♥＝＋
♣＝＋　♦＝4.6　**4.6**点　**364** kcal

P＝10.1g　F＝16.0g　C＝44.9g　塩＝5.1g
糖＝―　コ＝―　セ＝―　E＝―

日清食品

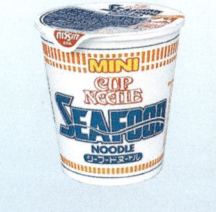

1個38gあたり
シーフードミニ
カップヌードル

♠＝＝　♥＝＋
♣＝＋　♦＝2.2　**2.2**点　**172** kcal

P＝4.9g　F＝6.7g　C＝23.1g　塩＝2.3g
糖＝―　コ＝―　セ＝―　E＝―

サンヨー食品

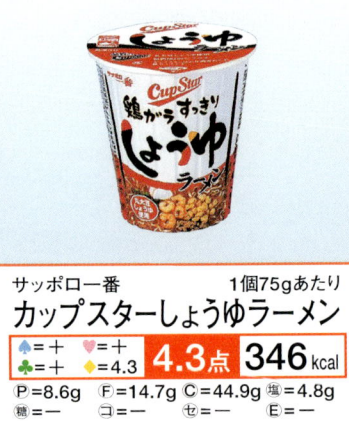

1個75gあたり
カップスターしょうゆラーメン
サッポロ一番

♠＝＋　♥＝＋
♣＝＋　♦＝4.3　**4.3**点　**346** kcal

P＝8.6g　F＝14.7g　C＝44.9g　塩＝4.8g
糖＝―　コ＝―　セ＝―　E＝―

東洋水産

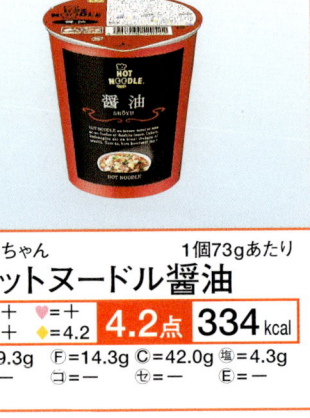

1個73gあたり
ホットヌードル醤油
マルちゃん

♠＝＋　♥＝＋
♣＝＋　♦＝4.2　**4.2**点　**334** kcal

P＝9.3g　F＝14.3g　C＝42.0g　塩＝4.3g
糖＝―　コ＝―　セ＝―　E＝―

東洋水産

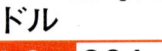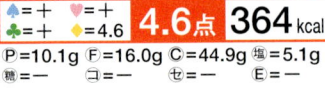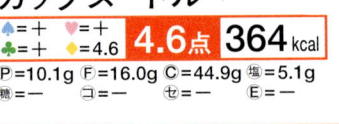

1個94gあたり
ワンタン麺 醤油味
マルちゃん

♠＝0　♥＝0
♣＝＋　♦＝5.1　**5.1**点　**409** kcal

P＝8.9g　F＝19.5g　C＝49.5g　塩＝6.1g
糖＝―　コ＝―　セ＝―　E＝―

東洋水産

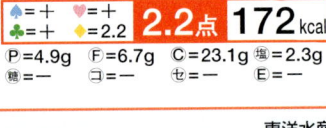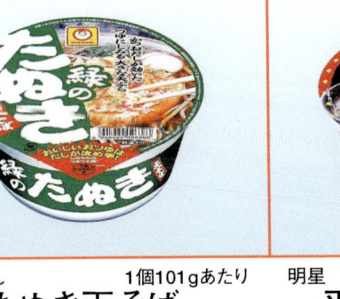

1個101gあたり
緑のたぬき天そば
マルちゃん

♠＝＋　♥＝＋
♣＝＋　♦＝6.3　**6.3**点　**504** kcal

P＝10.9g　F＝28.2g　C＝51.7g　塩＝6.4g
糖＝―　コ＝―　セ＝―　E＝―

明星食品

1個88gあたり
一平ちゃん しょうゆ味
明星

♠＝＋　♥＝＋
♣＝＋　♦＝5.1　**5.1**点　**406** kcal

P＝7.8g　F＝19.4g　C＝50.1g　塩＝5.8g
糖＝1.3g　コ＝10mg　セ＝1.9g　E＝―

エースコック

1個117gあたり
濃コクとんこつラーメン
スーパーカップ

♠＝＋　♥＝＋
♣＝＋　♦＝7.0　**7.0**点　**557** kcal

P＝11.6g　F＝28.9g　C＝62.6g　塩＝7.9g
糖＝―　コ＝―　セ＝―　E＝―

市販食品編　でき上がり主食（カップめん）

まるか食品
ペヤング ソースやきそば
1個120gあたり
| ♠=0 | ♥=+ | 6.5点 | 518kcal |
| ♣=+ | ◆=6.5 | | |

P:10.2g　F:21.8g　C:70.2g　塩:4.6g
糖:−　コ:−　セ:−　E:−

日清食品
日清焼そば U.F.O.
1個128gあたり
| ♠=0 | ♥=+ | 6.8点 | 543kcal |
| ♣=+ | ◆=6.8 | | |

P:9.8g　F:19.6g　C:81.9g　塩:5.3g
糖:−　コ:−　セ:−　E:−

明星食品
明星 一平ちゃん 夜店の焼そば
1個135gあたり
| ♠=0 | ♥=+ | 7.7点 | 612kcal |
| ♣=+ | ◆=7.7 | | |

P:10.9g　F:29.0g　C:76.9g　塩:4.6g
糖:5.8g　コ:11mg　セ:4.7g　E:−

エースコック
スーパーカップ 大盛りいか焼そば
1個163gあたり
| ♠=0 | ♥=+ | 8.6点 | 690kcal |
| ♣=+ | ◆=8.6 | | |

P:12.4g　F:27.1g　C:99.0g　塩:5.3g
糖:−　コ:−　セ:−　E:−

日清食品
日清の ごんぶときつねうどん
1個250gあたり
| ♠=0 | ♥=0.5 | 4.6点 | 369kcal |
| ♣=+ | ◆=4.1 | | |

P:11.3g　F:4.8g　C:70.2g　塩:7.6g
糖:−　コ:−　セ:−　E:−

日清食品
日清ラ王 みそ
1個214gあたり
| ♠=0 | ♥=+ | 5.6点 | 451kcal |
| ♣=+ | ◆=5.6 | | |

P:13.0g　F:14.5g　C:67.0g　塩:7.6g
糖:−　コ:−　セ:−　E:−

日清食品
日清Spa王 Big ペペロンチーノ
1個244gあたり
| ♠=0 | ♥=+ | 6.5点 | 521kcal |
| ♣=+ | ◆=6.5 | | |

P:14.1g　F:13.2g　C:86.4g　塩:3.6g
糖:−　コ:−　セ:−　E:−

明星食品
明星カップ 沖縄そば
1個89gあたり
| ♠=0 | ♥=0.2 | 5.0点 | 402kcal |
| ♣=+ | ◆=4.8 | | |

P:8.8g　F:17.9g　C:51.4g　塩:5.3g
糖:−　コ:−　セ:−　E:−

市販食品編　でき上がり主食（即席めん）

明星食品	ハウス食品	サンヨー食品	日清食品

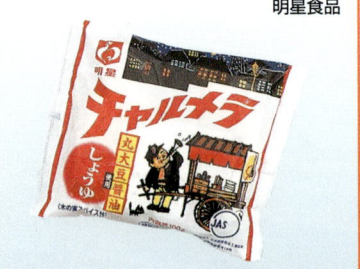 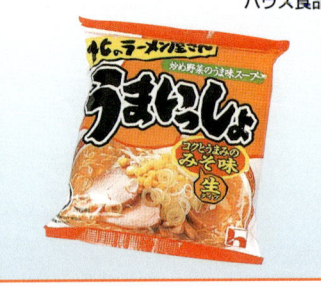 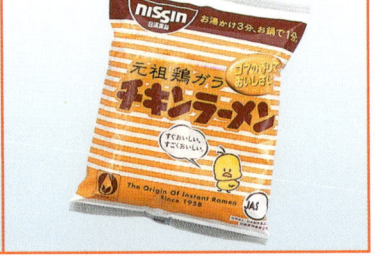 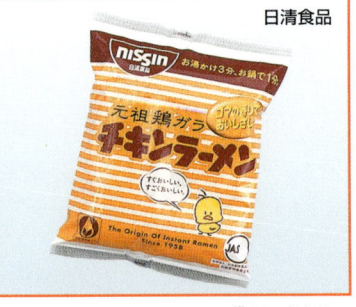

明星　1袋100gあたり
チャルメラ しょうゆラーメン
♣=0　♥=0
♣=＋　◆=5.5　**5.5点**　**442**kcal
P=9.9g　F=17.5g　C=63.0g　塩=5.8g
糖=0.4g　コ=0mg　セ=1.8g　E=ー

北のラーメン屋さん　1袋114gあたり
うまいっしょ〈みそ味〉
♣=0　♥=0
♣=0　◆=5.2　**5.2点**　**412**kcal
P=10.9g　F=16.8g　C=54.3g　塩=6.9g
糖=ー　コ=ー　セ=3.8g　E=ー

サッポロ一番　1袋100gあたり
塩らーめん
♣=0　♥=0
♣=ー＋　◆=5.5　**5.5点**　**443**kcal
P=9.5g　F=16.6g　C=63.8g　塩=5.8g
糖=ー　コ=ー　セ=ー　E=ー

　1袋85gあたり
チキンラーメン
♣=0　♥=0
♣=0　◆=4.8　**4.8点**　**381**kcal
P=8.2g　F=14.5g　C=54.4g　塩=5.8g
糖=ー　コ=ー　セ=ー　E=ー

日清食品	エースコック	明星食品	明星食品

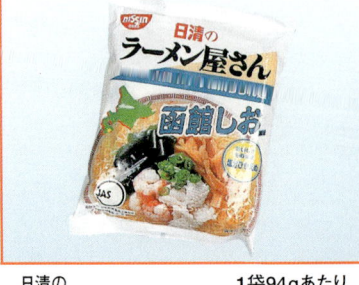 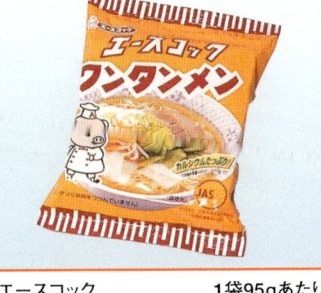 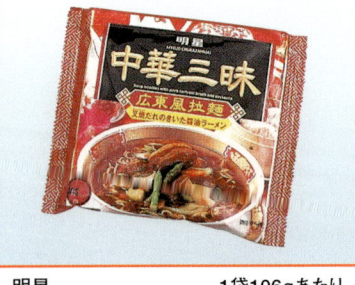 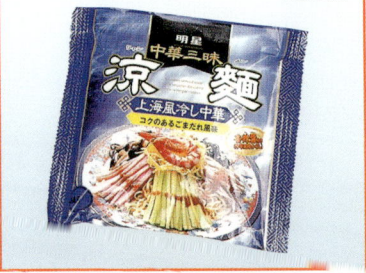

日清の　1袋94gあたり
ラーメン屋さん 函館しお風味
♣=0　♥=0
♣=0　◆=5.3　**5.3点**　**422**kcal
P=8.1g　F=16.3g　C=60.7g　塩=5.6g
糖=ー　コ=ー　セ=ー　E=ー

エースコック　1袋95gあたり
ワンタンメン
♣=0　♥=0
♣=＋　◆=5.5　**5.5点**　**443**kcal
P=9.0g　F=20.9g　C=54.8g　塩=6.6g
糖=ー　コ=ー　セ=ー　E=ー

明星　1袋106gあたり
中華三昧 広東風
♣=0　♥=0
♣=＋　◆=4.6　**4.6点**　**367**kcal
P=9.5g　F=5.5g　C=69.8g　塩=7.6g
糖=1.7g　コ=3mg　セ=ー　E=ー

明星　1袋140gあたり
中華三昧 涼麺
♣=0　♥=0
♣=0　◆=5.9　**5.9点**　**473**kcal
P=11.6g　F=9.2g　C=85.7g　塩=4.8g
糖=15.4g　コ=0mg　セ=3.0g　E=ー

市販食品編　でき上がり主食（即席めん）

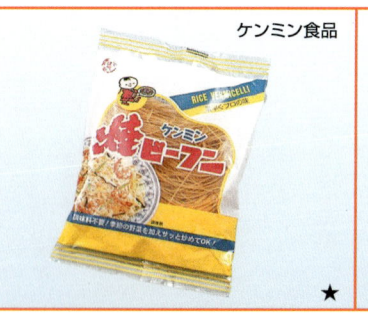
ケンミン食品

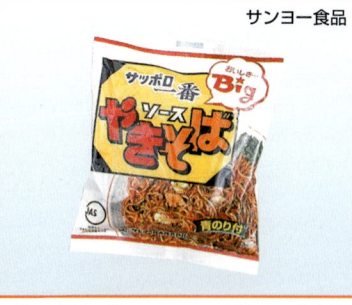
サンヨー食品

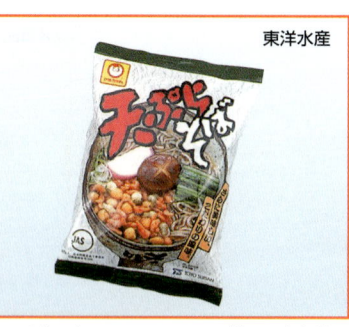
東洋水産

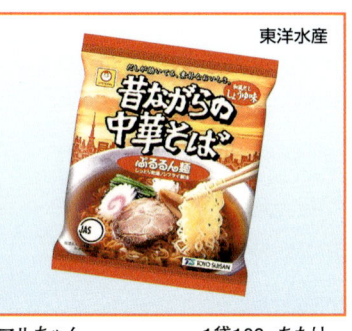
東洋水産

即席 焼ビーフン　1袋70gあたり
♠=0　♥=0
♣=0　♦=3.0　**3.0点**　**243**kcal
P=3.4g　F=0.6g　C=55.9g　塩=2.5g
糖=ー　コ=ー　セ=0.8g　E=ー

サッポロ一番　ソースやきそば　1袋111gあたり
♠=0　♥=0
♣=+　♦=6.1　**6.1点**　**489**kcal
P=10.0g　F=22.0g　C=62.7g　塩=3.0g
糖=ー　コ=ー　セ=ー　E=ー

マルちゃん　天ぷらそば　1袋91gあたり
♠=0　♥=+
♣=+　♦=4.1　**4.1点**　**329**kcal
P=11.1g　F=4.6g　C=60.8g　塩=5.6g
糖=ー　コ=ー　セ=ー　E=ー

マルちゃん　昔ながらの中華そば しょうゆ味　1袋103gあたり
♠=0　♥=+
♣=+　♦=4.1　**4.1点**　**331**kcal
P=9.3g　F=4.6g　C=63.2g　塩=7.1g
糖=ー　コ=ー　セ=ー　E=ー

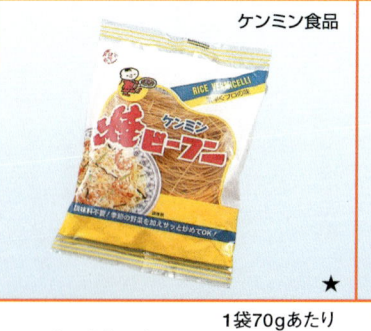
東洋水産

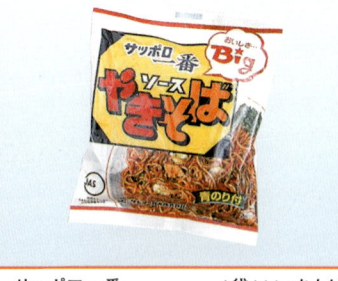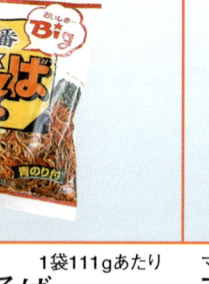
寿がきや食品

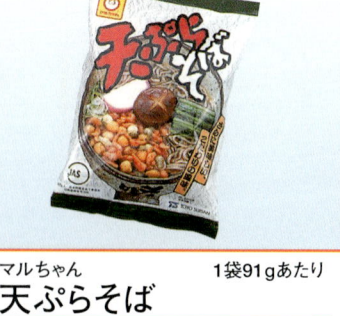
寿がきや食品

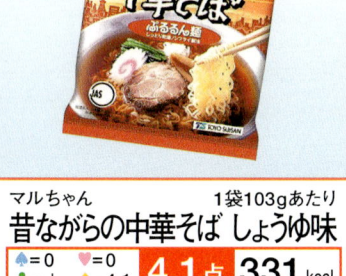
日清フーズ

マルちゃん　カレーうどん　1袋100gあたり
♠=0　♥=0
♣=+　♦=5.4　**5.4点**　**429**kcal
P=8.9g　F=16.3g　C=61.7g　塩=6.4g
糖=ー　コ=ー　セ=ー　E=ー

職人造り きしめん　1袋225gあたり
♠=0　♥=0
♣=0　♦=3.0　**3.0点**　**243**kcal
P=8.1g　F=0.5g　C=51.5g　塩=4.1g
糖=ー　コ=ー　セ=ー　E=ー

みそ煮込　1袋91gあたり
♠=0　♥=+
♣=0　♦=4.8　**4.8点**　**382**kcal
P=10.1g　F=13.0g　C=55.9g　塩=4.1g
糖=ー　コ=ー　セ=ー　E=ー

マ・マー ゆでスパゲッティ　イタリアン　1袋200gあたり
♠=0　♥=0
♣=0　♦=3.7　**3.7点**　**298**kcal
P=10.0g　F=3.1g　C=57.6g　塩=3.3g
糖=ー　コ=ー　セ=ー　E=ー

市販食品編　でき上がり主食（チルド・冷凍食品）

	シマダヤ
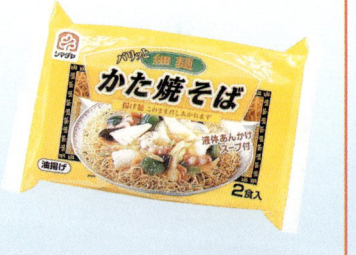

かた焼そば 細麺　　1人分80gあたり

♠=0	♥=0		
♣=0	◆=3.8	**3.8点**	**305** kcal

P=5.0g	F=12.0g	C=44.2g	塩=3.3g
糖=ー	コ=ー	セ=ー	E=ー

日清食品

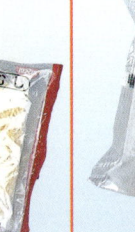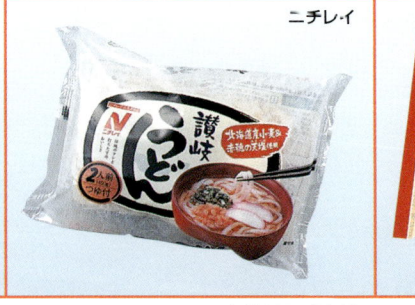

日清焼そば　　1人分160gあたり

♠=0	♥=0		
♣=＋	◆=3.8	**3.8点**	**301** kcal

P=8.7g	F=3.8g	C=55.4g	塩=3.6g
糖=ー	コ=ー	セ=ー	E=ー

ニチレイ

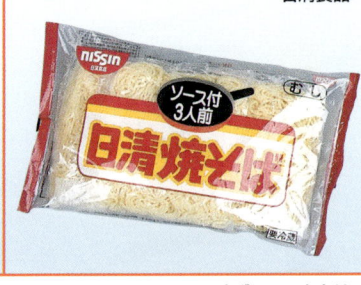

讃岐うどん（つゆ付）　　1人分225gあたり

♠=0	♥=0		
♣=0	◆=3.3	**3.3点**	**262** kcal

P=7.1g	F=0.8g	C=56.6g	塩=3.7g
糖=ー	コ=ー	セ=ー	E=ー

ニチロ

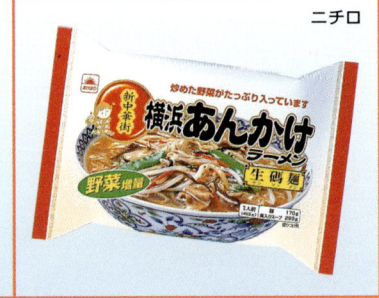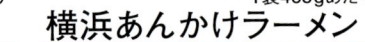

横浜あんかけラーメン　　1袋465gあたり

♠=0	♥=0.3		
♣=0.2	◆=5.0	**5.5点**	**437** kcal

P=15.8g	F=9.3g	C=72.1g	塩=7.9g
糖=ー	コ=ー	セ=ー	E=ー

シマダヤ

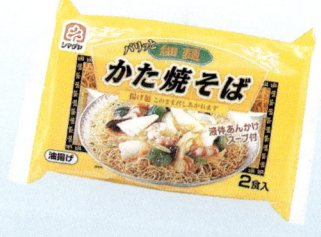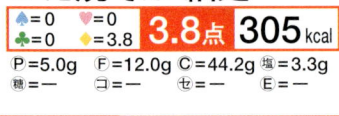

スープたっぷり
生冷し中華　　1人分187gあたり

♠=0	♥=0		
♣=0	◆=5.0	**5.0点**	**403** kcal

P=8.5g	F=1.8g	C=88.1g	塩=5.1g
糖=ー	コ=ー	セ=ー	E=ー

日清食品

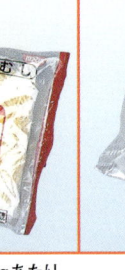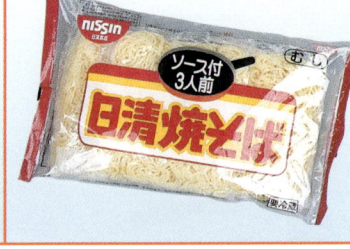

日清
スパの達人 牛挽肉のミートソース　　1袋307gあたり

♠=0.1	♥=0.7		
♣=0.3	◆=4.1	**5.2点**	**415** kcal

P=16.5g	F=8.4g	C=68.3g	塩=2.8g
糖=ー	コ=ー	セ=ー	E=ー

ニチレイ

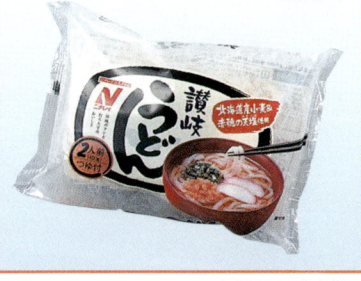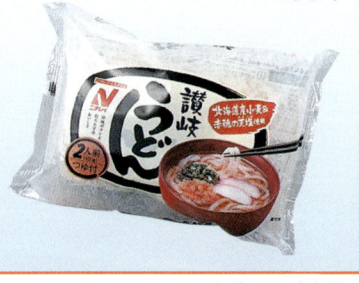

新・レンジ生活
えびとチーズのクリーミーグラタン　　1袋240gあたり

♠=0.9	♥=0.3		
♣=＋	◆=2.6	**3.8点**	**307** kcal

P=12.3g	F=15.8g	C=29.0g	塩=1.9g
糖=ー	コ=ー	セ=ー	E=ー

明治乳業

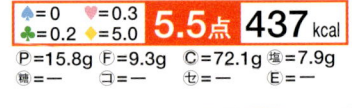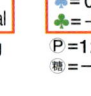

ピッツァ＆ピッツァ ミックス 2枚入　　1枚125gあたり

♠=1.4	♥=0.7		
♣=0.1	◆=2.0	**4.2点**	**339** kcal

P=17.7g	F=15.8g	C=31.5g	塩=1.2g
糖=ー	コ=ー	セ=ー	E=ー

市販食品編　でき上がり主食（チルド・冷凍食品）

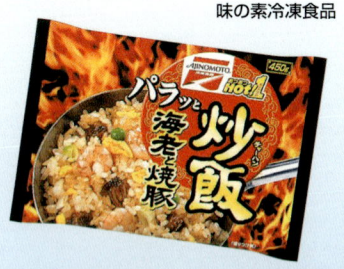
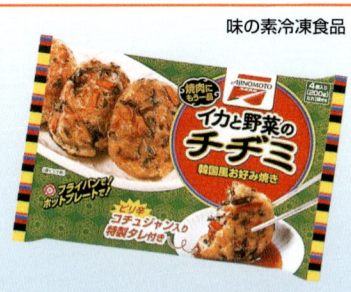
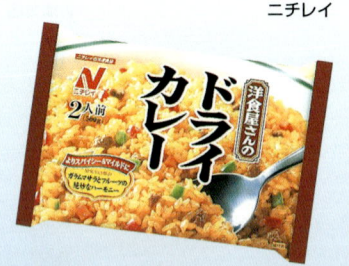
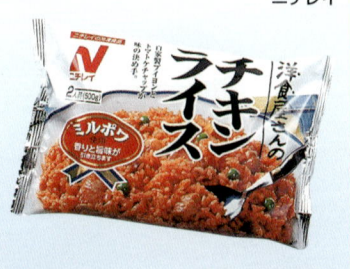

味の素冷凍食品

HOT! 1　　　　　100gあたり
パラッと海老と焼豚炒飯
♠=0.2 ♥=0.2 ♣=＋ ♦=2.6　**3.0点** **241** kcal
P=5.6g F=7.8g C=37.2g 塩=1.6g
糖=— コ=— セ=— E=—

味の素冷凍食品

焼肉にもう一品　　　100gあたり
イカと野菜のチヂミ
♠=1.3 ♥=0.1 ♣=0.1 ♦=0.8　**2.3点** **184** kcal
P=6.9g F=6.3g C=27.5g 塩=1.3g
糖=— コ=— セ=— E=—

ニチレイ

洋食屋さんの　　1人分250gあたり
ドライカレー
♠=0 ♥=0.7 ♣=0.6 ♦=3.8　**5.1点** **410** kcal
P=14.0g F=6.8g C=73.5g 塩=2.8g
糖=— コ=— セ=— E=—

ニチレイ

洋食屋さんの　　1人分250gあたり
チキンライス
♠=0 ♥=0.5 ♣=0.1 ♦=4.6　**5.2点** **418** kcal
P=14.5g F=9.3g C=69.0g 塩=2.3g
糖=— コ=— セ=— E=—

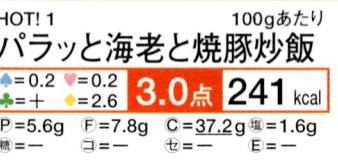
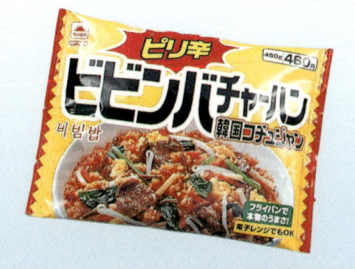
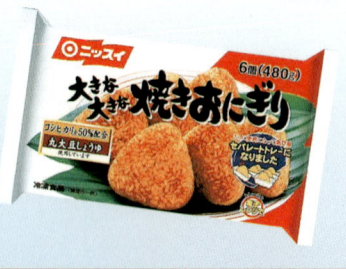
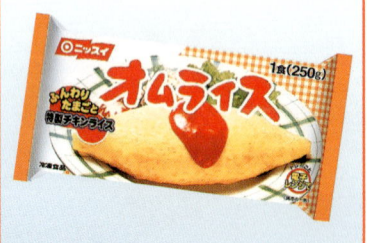

ニチロ

神戸名物　　　　　100gあたり
そばめし
♠=0 ♥=0.3 ♣=0.1 ♦=2.0　**2.4点** **195** kcal
P=4.9g F=5.7g C=31.0g 塩=1.5g
糖=— コ=— セ=— E=—

ニチロ

　　　　　　　　　100gあたり
ビビンバチャーハン
♠=0.1 ♥=0.1 ♣=0.1 ♦=2.0　**2.3点** **180** kcal
P=4.2g F=2.5g C=35.1g 塩=1.1g
糖=— コ=— セ=— E=—

ニッスイ

　　　　　　　1個80gあたり
大きな大きな焼きおにぎり
♠=0 ♥=0 ♣=0 ♦=1.7　**1.7点** **138** kcal
P=3.0g F=0.6g C=30.4g 塩=0.8g
糖=0.5g コ=0mg セ=0.2g E=0.2mg

ニッスイ

　　　　　　　1袋250gあたり
オムライス
♠=1.9 ♥=0.2 ♣=0.1 ♦=2.9　**5.1点** **408** kcal
P=12.3g F=12.3g C=62.3g 塩=2.8g
糖=1.2g コ=220mg セ=0.5g E=1.8mg

市販食品編　でき上がり主食（レトルト・電子レンジ食品）

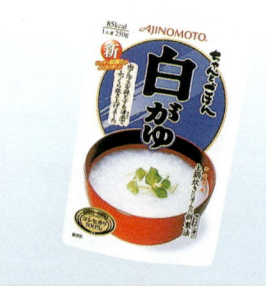
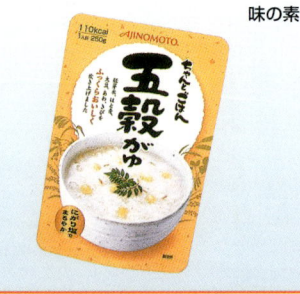
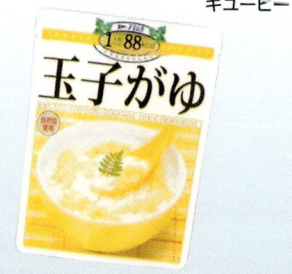
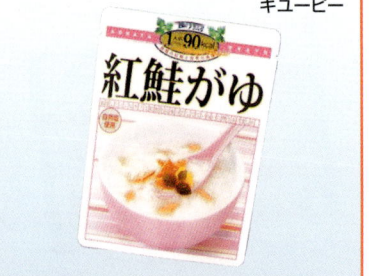

味の素	味の素	キユーピー	キユーピー

ちゃんとごはん 和がゆ　1袋250gあたり
白がゆ
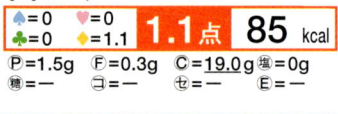
♠=0　♥=0
♣=0　◆=1.1　**1.1点**　**85** kcal
P=1.5g　F=0.3g　C=19.0g　塩=0g
糖=—　コ=—　セ=—　E=—

ちゃんとごはん 健康がゆ　1袋250gあたり
五穀がゆ
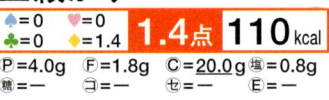
♠=0　♥=0
♣=0　◆=1.4　**1.4点**　**110** kcal
P=4.0g　F=1.8g　C=20.0g　塩=0.8g
糖=—　コ=—　セ=—　E=—

アヲハタ　1袋250gあたり
玉子がゆ
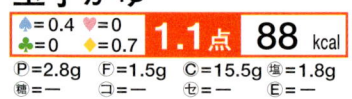
♠=0.4　♥=0
♣=0　◆=0.7　**1.1点**　**88** kcal
P=2.8g　F=1.5g　C=15.5g　塩=1.8g
糖=—　コ=—　セ=—　E=—

アヲハタ　1袋250gあたり
紅鮭がゆ
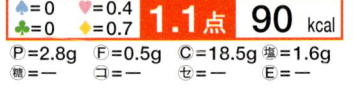
♠=0　♥=0.4
♣=0　◆=0.7　**1.1点**　**90** kcal
P=2.8g　F=0.5g　C=18.5g　塩=1.6g
糖=—　コ=—　セ=—　E=—

佐藤食品工業	佐藤食品工業	ニチロ	日清フーズ

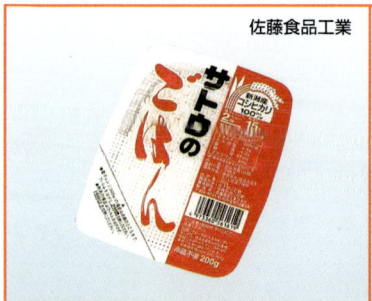
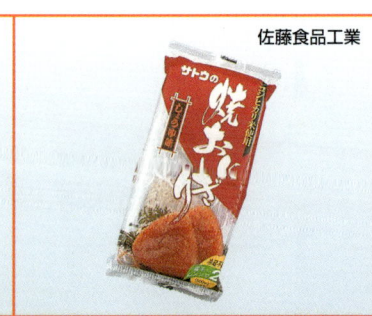
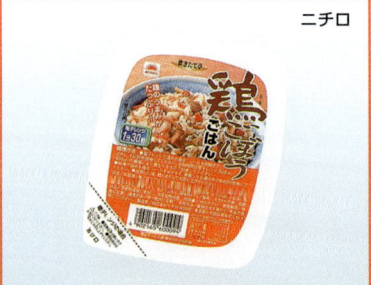
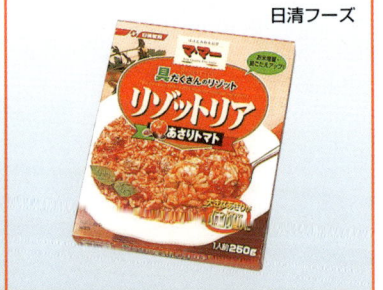

サトウの　1パック200gあたり
ごはん コシヒカリ
♠=0　♥=0
♣=0　◆=3.8　**3.8点**　**302** kcal
P=4.6g　F=1.2g　C=68.0g　塩=0g
糖=—　コ=—　セ=1.2g　E=—

サトウの　1個90gあたり
焼おにぎり
♠=0　♥=0
♣=0　◆=1.8　**1.8点**　**145** kcal
P=2.9g　F=0.5g　C=32.2g　塩=0.9g
糖=—　コ=—　セ=0.7g　E=—

1パック160gあたり
鶏ごぼうごはん
♠=0　♥=0.2
♣=+　◆=2.9　**3.1点**　**250** kcal
P=6.6g　F=1.0g　C=54.2g　塩=0.6g
糖=—　コ=—　セ=—　E=—

マ・マー 具だくさんの　1箱250gあたり
リゾットリア あさりトマト
♠=0　♥=0.1
♣=0.1　◆=2.8　**2.9点**　**234** kcal
P=9.8g　F=4.8g　C=37.8g　塩=2.3g
糖=—　コ=—　セ=—　E=—

市販食品編　でき上がり主食（レトルト・電子レンジ食品）

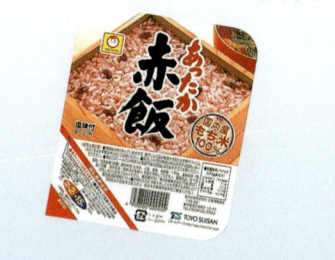 東洋水産

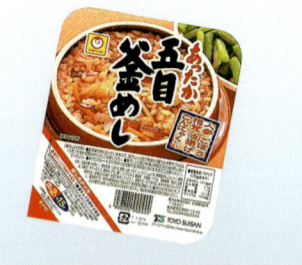 東洋水産

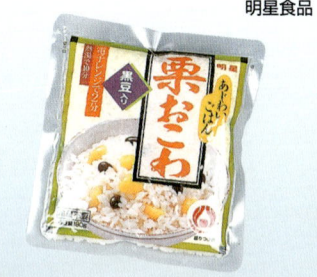 明星食品

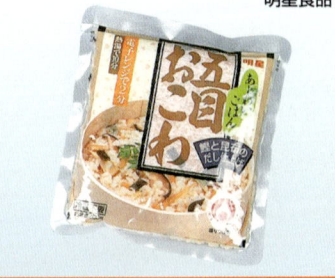 明星食品

あったか赤飯
1パック170gあたり
♠=0　♥=＋　♣=0　♦=3.6　**3.6点**　**291kcal**
P=7.7g　F=0.5g　C=63.9g　塩=1.1g
糖=ー　コ=ー　セ=ー　E=ー

あったか五目釜めし
1パック170gあたり
♠=0　♥=＋　♣=0.1　♦=3.5　**3.6点**　**291kcal**
P=6.5g　F=1.0g　C=63.9g　塩=1.8g
糖=ー　コ=ー　セ=ー　E=ー

あじわいごはん　栗おこわ
1袋180gあたり
♠=0　♥=＋　♣=0　♦=4.1　**4.1点**　**329kcal**
P=7.0g　F=1.8g　C=71.1g　塩=1.5g
糖=2.6g　コ=0mg　セ=ー　E=ー

あじわいごはん　五目おこわ
1袋200gあたり
♠=0　♥=＋　♣=0.1　♦=4.2　**4.3点**　**345kcal**
P=7.6g　F=2.2g　C=73.8g　塩=2.5g
糖=ー　コ=ー　セ=ー　E=ー

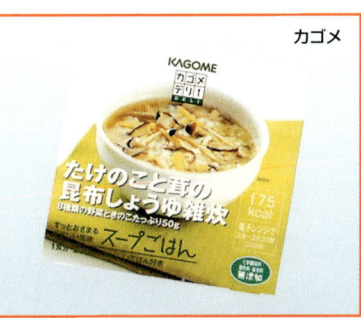 カゴメ

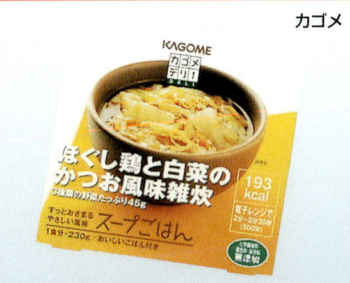 カゴメ

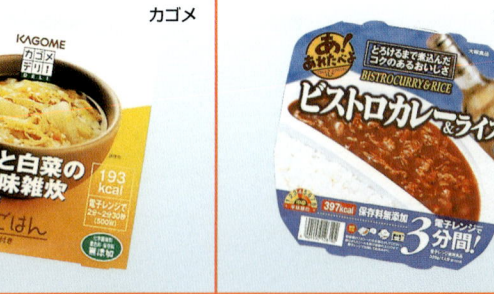 大塚食品

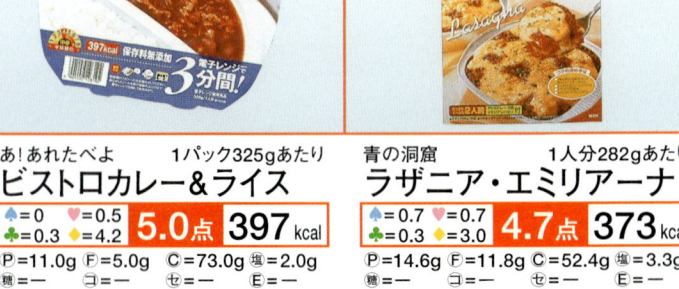 日清フーズ

カゴメデリ　たけのこと茸の昆布しょうゆ雑炊
1パック230gあたり
♠=0　♣=0.2　♦=2.0　**2.2点**　**175kcal**
P=3.8g　F=1.3g　C=36.9g　塩=1.4g
糖=ー　コ=ー　セ=ー　E=ー

カゴメデリ　ほぐし鶏と白菜のかつお風味雑炊
1パック230gあたり
♠=0　♣=0.1　♦=2.0　**2.4点**　**193kcal**
P=8.3g　F=1.4g　C=36.8g　塩=1.5g
糖=ー　コ=ー　セ=ー　E=ー

あ！あれたべよ　ビストロカレー＆ライス
1パック325gあたり
♠=0　♥=0.5　♣=0.3　♦=4.2　**5.0点**　**397kcal**
P=11.0g　F=5.0g　C=73.0g　塩=2.0g
糖=ー　コ=ー　セ=ー　E=ー

青の洞窟　ラザニア・エミリアーナ
1人分282gあたり
♠=0.7　♥=0.7　♣=0.3　♦=3.0　**4.7点**　**373kcal**
P=14.6g　F=11.8g　C=52.4g　塩=3.3g
糖=ー　コ=ー　セ=ー　E=ー

市販食品編 複合調味料（中国・韓国料理の素）

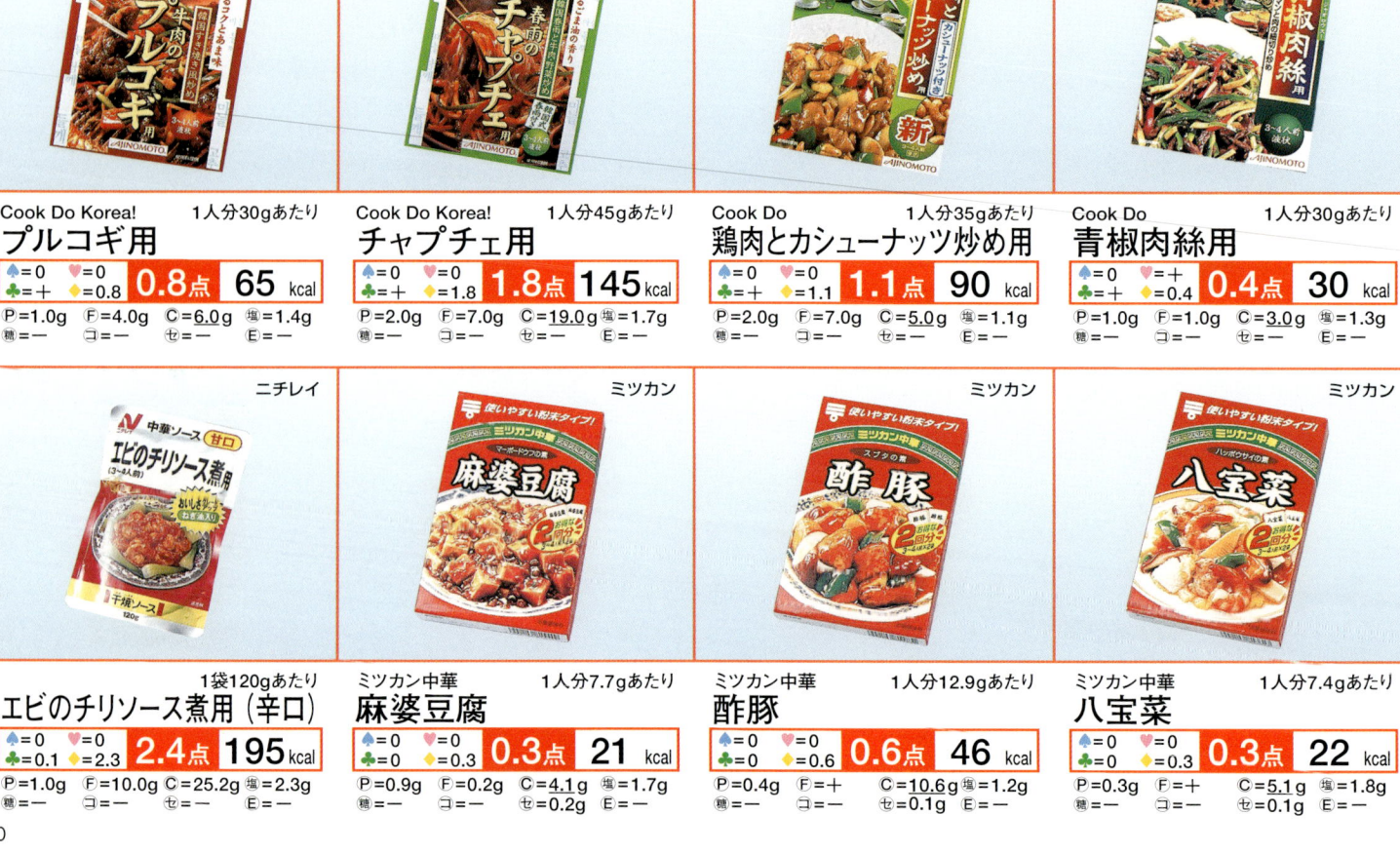

	味の素
Cook Do Korea!	1人分30gあたり
プルコギ用	

♠=0 ♥=0 ♣=＋ ◆=0.8 **0.8点** **65** kcal
P=1.0g F=4.0g C=6.0g 塩=1.4g
糖=— コ=— セ=— E=—

	味の素
Cook Do Korea!	1人分45gあたり
チャプチェ用	

♠=0 ♥=0 ♣=＋ ◆=1.8 **1.8点** **145** kcal
P=2.0g F=7.0g C=19.0g 塩=1.7g
糖=— コ=— セ=— E=—

	味の素
Cook Do	1人分35gあたり
鶏肉とカシューナッツ炒め用	

♠=0 ♥=＋ ♣=＋ ◆=1.1 **1.1点** **90** kcal
P=2.0g F=7.0g C=5.0g 塩=1.1g
糖=— コ=— セ=— E=—

	味の素
Cook Do	1人分30gあたり
青椒肉絲用	

♠=0 ♥=＋ ♣=＋ ◆=0.4 **0.4点** **30** kcal
P=1.0g F=1.0g C=3.0g 塩=1.3g
糖=— コ=— セ=— E=—

	ニチレイ
エビのチリソース煮用（辛口）	1袋120gあたり

♠=0 ♥=0 ♣=0.1 ◆=2.3 **2.4点** **195** kcal
P=1.0g F=10.0g C=25.2g 塩=2.3g
糖=— コ=— セ=— E=—

	ミツカン
ミツカン中華	1人分7.7gあたり
麻婆豆腐	

♠=0 ♥=0 ♣=0 ◆=0.3 **0.3点** **21** kcal
P=0.9g F=0.2g C=4.1g 塩=1.7g
糖=— コ=— セ=0.2g E=—

	ミツカン
ミツカン中華	1人分12.9gあたり
酢豚	

♠=0 ♥=0 ♣=0 ◆=0.6 **0.6点** **46** kcal
P=0.4g F=＋ C=10.6g 塩=1.2g
糖=— コ=— セ=0.1g E=—

	ミツカン
ミツカン中華	1人分7.4gあたり
八宝菜	

♠=0 ♥=0 ♣=0 ◆=0.3 **0.3点** **22** kcal
P=0.3g F=＋ C=5.1g 塩=1.8g
糖=— コ=— セ=0.1g E=—

市販食品編　複合調味料（中国・韓国料理の素）

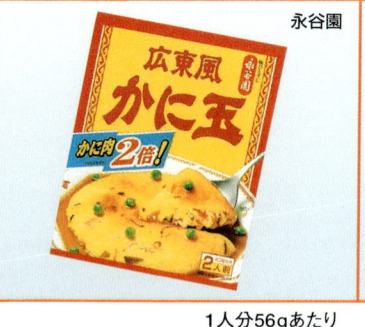

永谷園

広東風かに玉　1人分56gあたり

| ♠=0 | ♥=0.1 | **0.7点** | **53** kcal |
| ♣=0.1 | ♦=0.5 | | |

| P=2.0g | F=1.8g | C=7.6g | 塩=2.1g |
| 糖=— | コ=— | セ=0.8g | E=— |

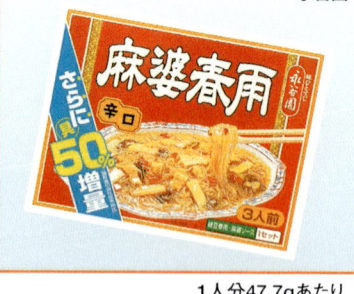

永谷園

麻婆春雨 辛口　1人分47.7gあたり

| ♠=0 | ♥=0.4 | **2.1点** | **167** kcal |
| ♣=0.1 | ♦=1.6 | | |

| P=3.5g | F=7.8g | C=20.1g | 塩=3.0g |
| 糖=— | コ=— | セ=0.2g | E=— |

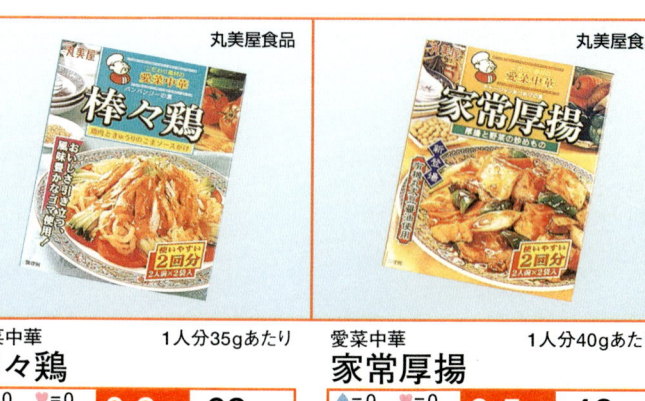

丸美屋食品

愛菜中華
棒々鶏　1人分35gあたり

| ♠=0 | ♥=— | **0.9点** | **69** kcal |
| ♣=0.1 | ♦=0.8 | | |

| P=1.4g | F=4.6g | C=5.6g | 塩=1.5g |
| 糖=— | コ=— | セ=— | E=— |

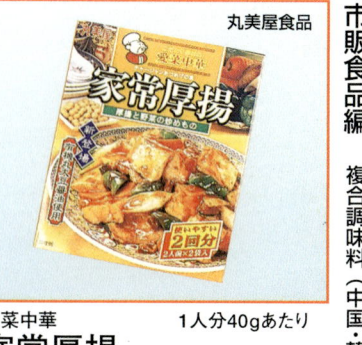

丸美屋食品

愛菜中華
家常厚揚　1人分40gあたり

| ♠=0 | ♥=+ | **0.5点** | **42** kcal |
| ♣=+ | ♦=0.5 | | |

| P=1.4g | F=2.2g | C=4.2g | 塩=1.5g |
| 糖=— | コ=— | セ=— | E=— |

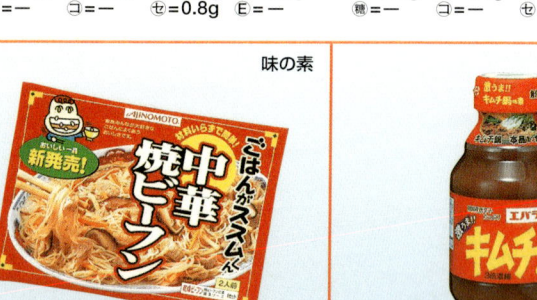

味の素

ごはんがススムくん　1人分105gあたり
中華焼ビーフン

| ♠=0 | ♥=0.2 | **2.5点** | **200** kcal |
| ♣=0.1 | ♦=2.2 | | |

| P=4.0g | F=6.0g | C=30.0g | 塩=2.0g |
| 糖=— | コ=— | セ=— | E=— |

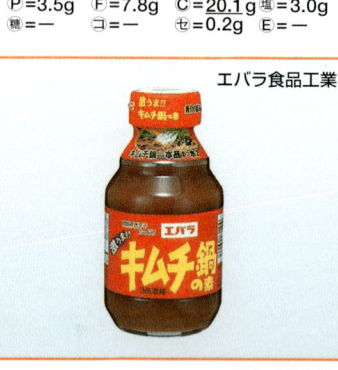

エバラ食品工業

キムチ鍋の素　100mlあたり

| ♠=0 | ♥=+ | **1.3点** | **107** kcal |
| ♣=+ | ♦=1.3 | | |

| P=6.0g | F=0.9g | C=17.7g | 塩=7.9g |
| 糖=— | コ=— | セ=— | E=— |

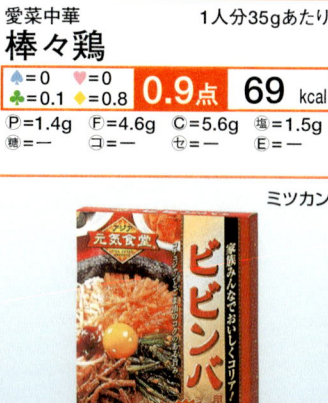

ミツカン

アジア元気食堂　1人分37gあたり
ビビンバ用

| ♠=0 | ♥=0.5 | **1.3点** | **101** kcal |
| ♣=+ | ♦=0.8 | | |

| P=3.5g | F=5.2g | C=9.9g | 塩=2.7g |
| 糖=— | コ=— | セ=— | E=— |

ミツカン

アジア元気食堂　1人分37.5gあたり
クッパ用

| ♠=0 | ♥=0 | **0.5点** | **38** kcal |
| ♣=+ | ♦=0.5 | | |

| P=3.5g | F=0.2g | C=5.4g | 塩=5.3g |
| 糖=— | コ=— | セ=— | E=— |

市販食品編　複合調味料（カレー・パスタソースなどの素）

	エスビー食品	エスビー食品	ハウス食品	ハウス食品
	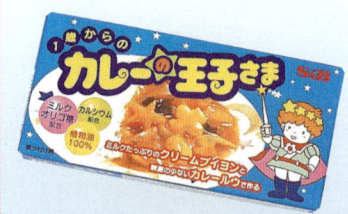	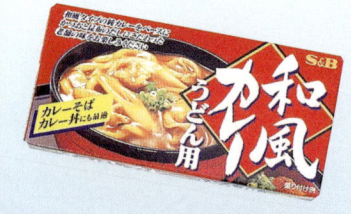	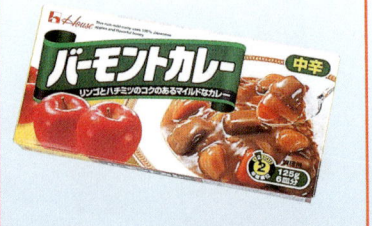	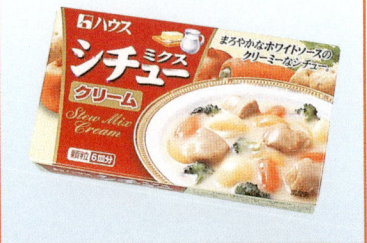

カレーの王子さま 80g　1皿分16gあたり

♠=0	♥=0	**1.0点**	**77** kcal
♣=0	♦=1.0		

P=1.3g　F=5.4g　C=5.9g　塩=1.8g
糖=―　コ=―　セ=1.2g　E=―

和風カレー うどん用　1人分22gあたり

♠=0	♥=0	**1.5点**	**118** kcal
♣=0	♦=1.5		

P=1.1g　F=7.2g　C=12.4g　塩=2.1g
糖=―　コ=―　セ=0.6g　E=―

バーモントカレー〈中辛〉　1皿分20gあたり

♠=0	♥=0	**1.4点**	**111** kcal
♣=0	♦=1.4		

P=1.3g　F=8.3g　C=7.9g　塩=2.2g
糖=―　コ=―　セ=―　E=―

シチューミクス〈クリーム〉　1皿分19gあたり

♠=0	♥=0	**1.0点**	**82** kcal
♣=0	♦=1.0		

P=1.6g　F=3.5g　C=11.2g　塩=2.2g
糖=―　コ=―　セ=―　E=―

	キユーピー	キユーピー	ハインツ日本	ハインツ日本
	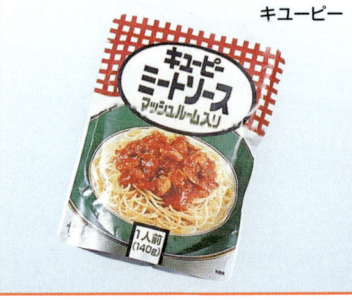	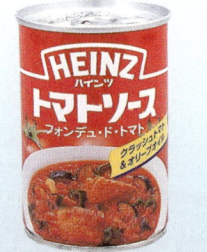		

キユーピー　1袋140gあたり
ミートソース マッシュルーム入り

♠=0	♥=0.4	**1.7点**	**134** kcal
♣=0.2	♦=1.1		

P=5.7g　F=6.0g　C=14.4g　塩=2.8g
糖=―　コ=―　セ=―　E=―

キユーピー　100gあたり
ホワイトソース

♠=0.8	♥=0	**1.9点**	**152** kcal
♣=0	♦=1.1		

P=2.6g　F=12.0g　C=8.4g　塩=1.1g
糖=―　コ=―　セ=―　E=―

ハインツ　100gあたり
トマトソース フォンデュ・ド・トマト

♠=0	♥=0	**0.5点**	**38** kcal
♣=0.2	♦=0.3		

P=0.9g　F=1.6g　C=4.9g　塩=0.5g
糖=―　コ=―　セ=―　E=―

ハインツ　100gあたり
デミグラスソース

♠=0	♥=0	**1.2点**	**98** kcal
♣=0.1	♦=1.1		

P=2.3g　F=5.9g　C=9.6g　塩=1.0g
糖=―　コ=―　セ=―　E=―

市販食品編　複合調味料（カレー・パスタソースなどの素）

	エスビー食品

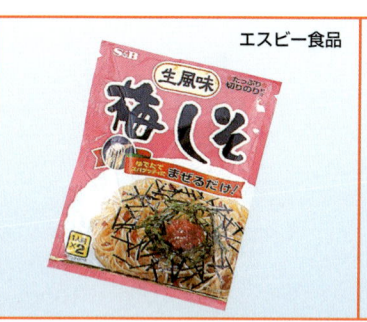

生風味　　　　　　　　1人分25.8gあたり
スパゲッティソース 梅しそ

♠=0	♥=0	**0.4**点	**33** kcal
♣=+	◆=0.4		

P=1.0g　F=2.3g　C=1.9g　塩=3.5g
糖=ー　コ=ー　セ=1.2g　E=ー

	エスビー食品

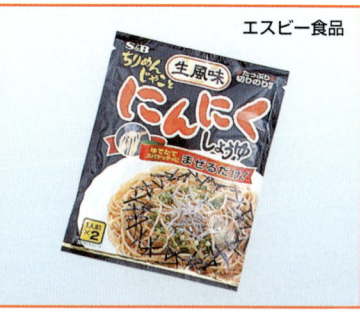

生風味　　　　　　　　1人分21.3gあたり
スパゲッティソース にんにくしょうゆ

♠=0	♥=+	**1.0**点	**80** kcal
♣=+	◆=1.0		

P=1.6g　F=7.4g　C=1.9g　塩=2.5g
糖=ー　コ=ー　セ=0.5g　E=ー

	エスビー食品

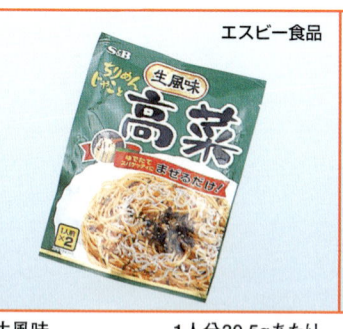

生風味　　　　　　　　1人分30.5gあたり
スパゲッティソース 高菜

♠=0	♥=+	**0.7**点	**52** kcal
♣=+	◆=0.7		

P=1.9g　F=4.3g　C=1.5g　塩=3.3g
糖=ー　コ=ー　セ=0.8g　E=ー

	キユーピー

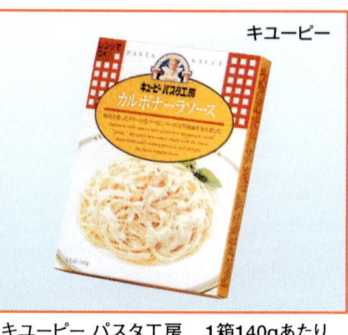

キユーピー パスタ工房　　1箱140gあたり
カルボナーラソース

♠=1.0	♥=1.0	**2.9**点	**235** kcal
♣=0	◆=0.9		

P=6.0g　F=19.7g　C=8.4g　塩=1.9g
糖=ー　コ=ー　セ=ー　E=ー

	味の素

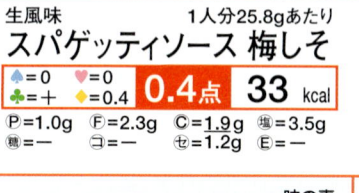

Pasta Do　　　　　　　1人分120gあたり
アラビアータ用

♠=0	♥=0	**1.1**点	**91** kcal
♣=0.3	◆=0.8		

P=2.2g　F=5.0g　C=9.2g　塩=2.8g
糖=ー　コ=ー　セ=ー　E=ー

	味の素

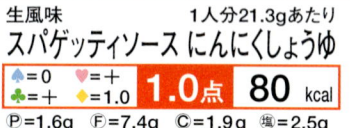

Pasta Do　　　　　　　1人分120gあたり
きのこのトマトクリームソース用

♠=0.6	♥=+	**1.7**点	**132** kcal
♣=0.2	◆=0.9		

P=1.9g　F=10.6g　C=6.8g　塩=1.8g
糖=ー　コ=ー　セ=ー　E=ー

	ハウス食品

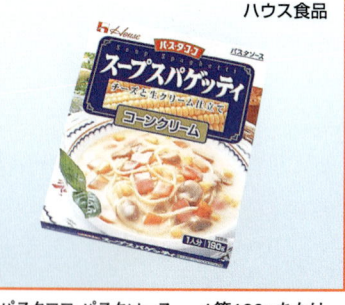

パスタココ パスタソース　1箱190gあたり
スープスパゲッティ コーンクリーム

♠=0.8	♥=0.3	**1.8**点	**144** kcal
♣=0.1	◆=0.6		

P=4.9g　F=9.9g　C=8.9g　塩=2.5g
糖=ー　コ=ー　セ=ー　E=ー

	ハウス食品

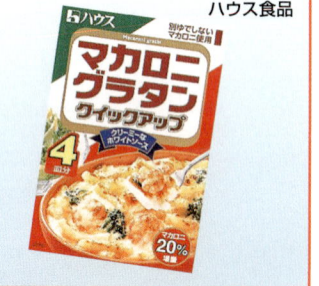

クイックアップ　　　　　1人分40gあたり
マカロニグラタン〈ホワイトソース〉

♠=0.6	♥=ー	**1.9**点	**154** kcal
♣=0	◆=1.3		

P=4.7g　F=3.2g　C=26.6g　塩=1.9g
糖=ー　コ=ー　セ=ー　E=ー

83

市販食品編　複合調味料（ごはんの素・その他）

	永谷園	永谷園	ミツカン	ミツカン
	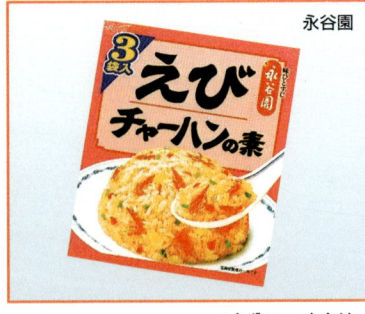	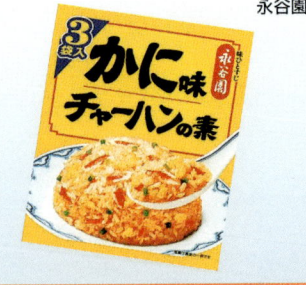	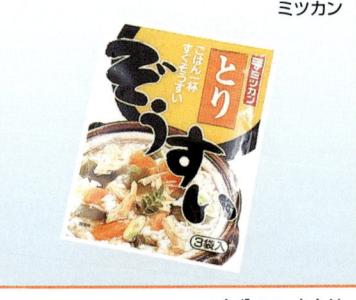	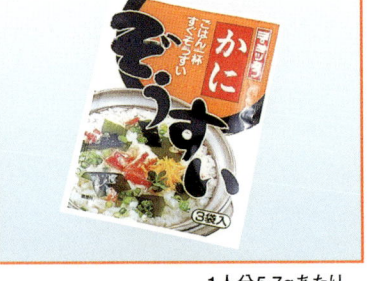

えびチャーハンの素
1人分7.0gあたり

♠=0	♥=+	**0.2点**	**18** kcal
♣=+	♦=0.2		

P=1.6g	F=0.2g	C=2.7g	塩=2.2g
糖=-	コ=-	セ=+	E=-

かに味チャーハンの素
1人分6.8gあたり

♠=0	♥=+	**0.2点**	**18** kcal
♣=+	♦=0.2		

P=0.9g	F=0.3g	C=3.1g	塩=2.0g
糖=-	コ=-	セ=+	E=-

ぞうすい とり
1人分5.8gあたり

♠=0	♥=+	**0.1点**	**10** kcal
♣=+	♦=0.1		

P=1.8g	F=+	C=0.6g	塩=2.8g
糖=-	コ=-	セ=0.2g	E=-

ぞうすい かに
1人分5.7gあたり

♠=0	♥=+	**0.1点**	**9** kcal
♣=+	♦=0.1		

P=1.6g	F=+	C=0.6g	塩=2.9g
糖=-	コ=-	セ=0.3g	E=-

エスビー食品	ハウス食品	永谷園	ミツカン

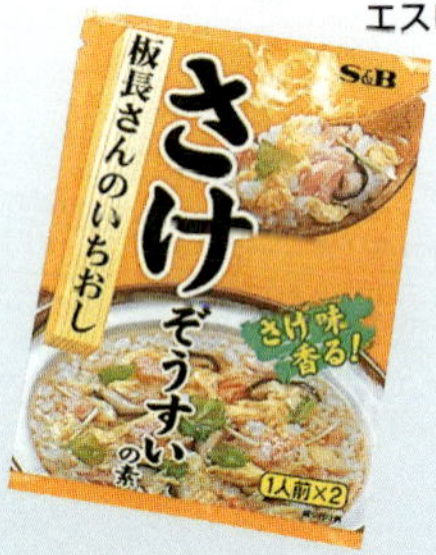

ぞうすいの素 さけ
1人分7.9gあたり

♠=0	♥=0.1	**0.3点**	**20** kcal
♣=+	♦=0.2		

P=1.7g	F=0.2g	C=2.8g	塩=2.4g
糖=-	コ=-	セ=0.3g	E=-

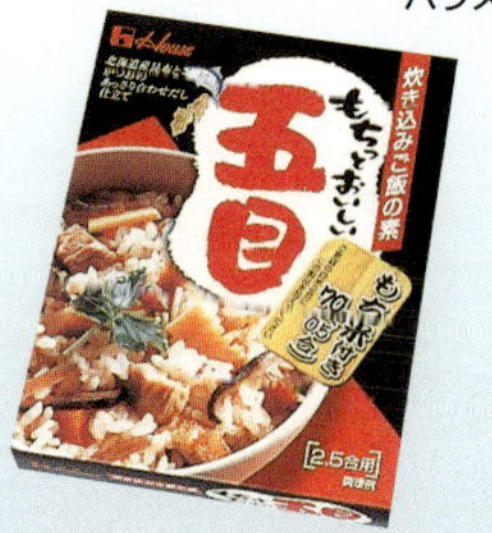

ハウス もちっとおいしい 炊き込みご飯の素〈五目〉
1箱260gあたり

♠=0	♥=0.5	**4.0点**	**320** kcal
♣=0.1	♦=3.4		

P=12.9g	F=1.5g	C=63.7g	塩=10.4g
糖=-	コ=-	セ=0.3g	E=-

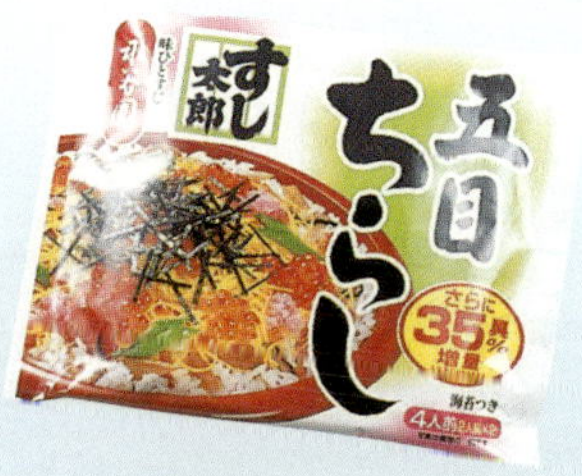

すし太郎 4人前
1人分74.6gあたり

♠=0	♥=+	**0.6点**	**51** kcal
♣=0.2	♦=0.4		

P=1.0g	F=+	C=12.6g	塩=2.0g
糖=-	コ=-	セ=1.2g	E=-

特撰十目ちらし
1人分91.2gあたり

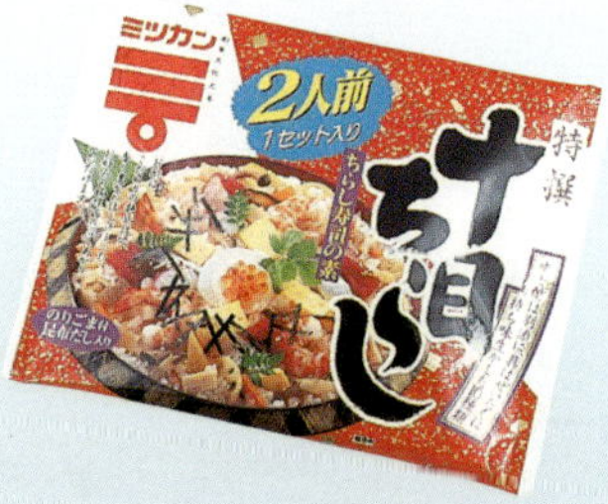

♠=0	♥=0.4	**1.2点**	**93** kcal
♣=0.3	♦=0.5		

P=2.6g	F=1.4g	C=16.9g	塩=3.6g
糖=-	コ=-	セ=2.6g	E=-

市販食品編　複合調味料（ごはんの素・その他）

	ミツカン
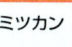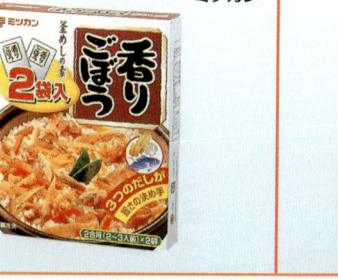	

釜めしの素　　　　1人分65.8gあたり
香りごぼう
♠=0	♥=0.2		
♣=0.1	◆=0.4	**0.7点**	**59** kcal

P=2.3g　F=2.2g　C=7.6g　塩=3.2g
糖=ー　コ=ー　セ=ー　E=ー

	ミツカン
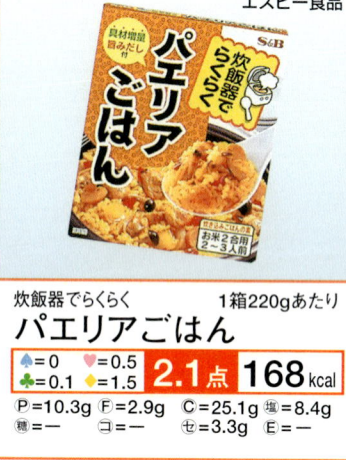	

釜めしの素　　　　1人分65gあたり
とり五目
♠=0	♥=0.2		
♣=0.2	◆=0.4	**0.8点**	**62** kcal

P=3.2g　F=2.8g　C=5.9g　塩=2.8g
糖=ー　コ=ー　セ=0.9g　E=ー

	エスビー食品

炊飯器でらくらく　　　　1箱220gあたり
パエリアごはん
♠=0	♥=0.5		
♣=0.1	◆=1.5	**2.1点**	**168** kcal

P=10.3g　F=2.9g　C=25.1g　塩=8.4g
糖=ー　コ=ー　セ=3.3g　E=ー

	エスビー食品
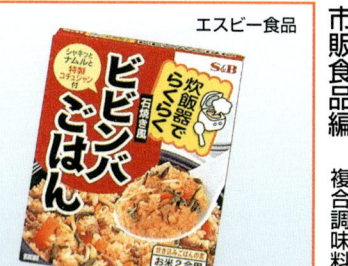	

炊飯器でらくらく　　　　1箱207gあたり
石焼き風ビビンバごはん
♠=0	♥=0.8		
♣=0.4	◆=1.5	**2.7点**	**217** kcal

P=8.5g　F=8.7g　C=26.1g　塩=8.6g
糖=ー　コ=ー　セ=4.3g　E=ー

	エスビー食品
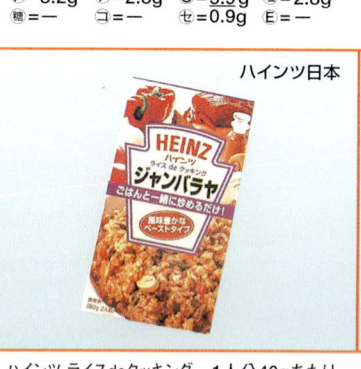	

タンドリーチキンときのこの　1人分57.5gあたり
ドライカレー
♠=0	♥=0.3		
♣=0.1	◆=0.9	**1.3点**	**101** kcal

P=2.8g　F=8.4g　C=3.5g　塩=3.0g
糖=ー　コ=ー　セ=1.6g　E=ー

	ハインツ日本

ハインツ ライスdeクッキング　1人分40gあたり
ジャンバラヤ
♠=0	♥=0.3		
♣=0.1	◆=0.9	**1.3点**	**100** kcal

P=3.4g　F=6.9g　C=6.1g　塩=2.6g
糖=ー　コ=ー　セ=ー　E=ー

	永谷園

五目ミックス天　1箱241g（6～8枚分）あたり
お好み焼
♠=＋	♥=＋		
♣=＋	◆=10.9	**10.9点**	**871** kcal

P=33.6g　F=5.0g　C=166.1g　塩=6.9g
糖=ー　コ=ー　セ=6.4g　E=ー

	森永製菓

ミックス100gあたり
ホットケーキミックス
♠=0	♥=0		
♣=0	◆=4.6	**4.6点**	**365** kcal

P=6.6g　F=3.2g　C=78.0g　塩=1.3g
糖=ー　コ=ー　セ=ー　E=ー

市販食品編　ごはんの友（ふりかけ・つくだ煮など）

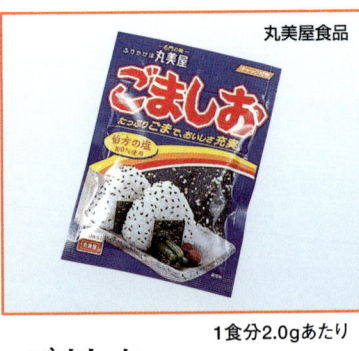

丸美屋食品

1食分2.0gあたり

ごましお

| ♠=0 | ♥=0 | 0.1点 | 8.6 kcal |
| ♣=0 | ◆=0.1 | | |

P=0.29g　F=0.75g　C=0.34g　塩=0.52g
糖=ー　コ=ー　セ=ー　E=ー

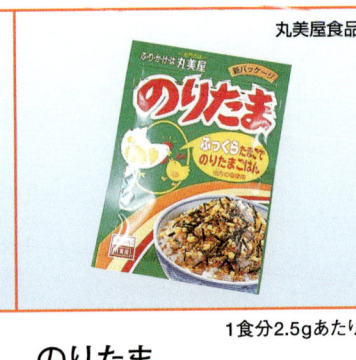

丸美屋食品

1食分2.5gあたり

のりたま

| ♠=+ | ♥=+ | 0.1点 | 11 kcal |
| ♣=+ | ◆=0.1 | | |

P=0.56g　F=0.48g　C=1.10g　塩=0.25g
糖=ー　コ=ー　セ=ー　E=ー

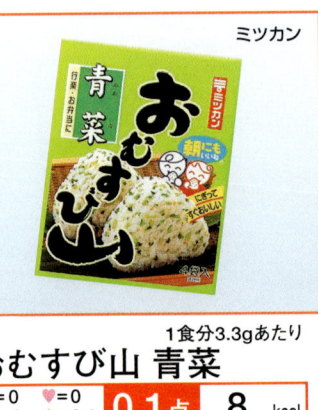

ミツカン

1食分3.3gあたり

おむすび山 青菜

| ♠=0 | ♥=0 | 0.1点 | 8 kcal |
| ♣=+ | ◆=0.1 | | |

P=0.4g　F=0.2g　C=1.1g　塩=1.5g
糖=ー　コ=ー　セ=ー　E=ー

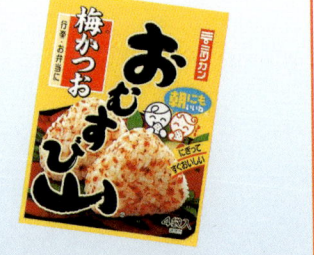

ミツカン

1食分4.7gあたり

おむすび山 梅かつお

| ♠=0 | ♥=+ | 0.1点 | 10 kcal |
| ♣=+ | ◆=0.1 | | |

P=1.0g　F=0.2g　C=1.2g　塩=2.3g
糖=ー　コ=ー　セ=ー　E=ー

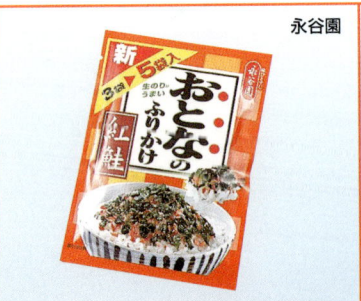

永谷園

1食分2.3gあたり

おとなのふりかけ 紅鮭

| ♠=0 | ♥=0.1 | 0.1点 | 6 kcal |
| ♣=+ | ◆=0.1 | | |

P=0.5g　F=0.1g　C=1.2g　塩=0.4g
糖=ー　コ=ー　セ=0.1g　E=ー

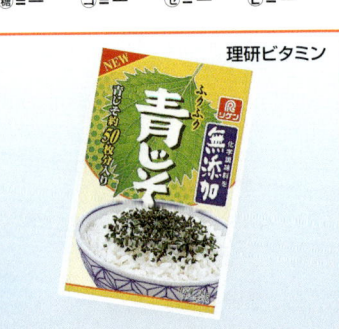

理研ビタミン

1食分2.0gあたり

ふりふり青じそ

| ♠=0 | ♥=0 | 0.1点 | 4 kcal |
| ♣=+ | ◆=0.1 | | |

P=0.2g　F=0g　C=0.8g　塩=0.6g
糖=ー　コ=ー　セ=0.2g　E=ー

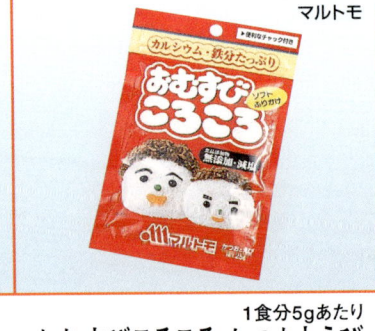

マルトモ

1食分5gあたり

おむすびころころ かつおとえび

| ♠=0 | ♥=0 | 0.2点 | 15 kcal |
| ♣=+ | ◆=0.1 | | |

P=1.9g　F=0.2g　C=1.5g　塩=0.3g
糖=ー　コ=ー　セ=ー　E=ー

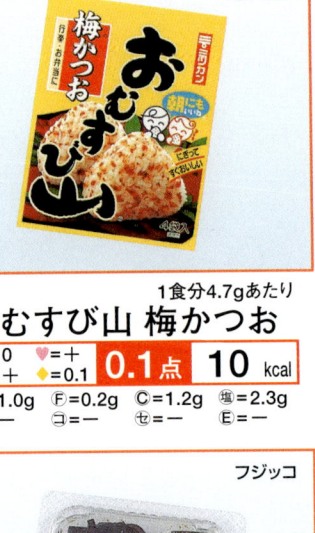

フジッコ

★

100gあたり

ふじっ子煮 しいたけ昆布

| ♠=0 | ♥=0 | 2.0点 | 162 kcal |
| ♣=0.4 | ◆=1.6 | | |

P=6.1g　F=0g　C=34.3g　塩=7.0g
糖=ー　コ=ー　セ=4.9g　E=ー

市販食品編 ごはんの友（ふりかけ・つくだ煮など）

桃屋 桃屋 桃屋 桃屋

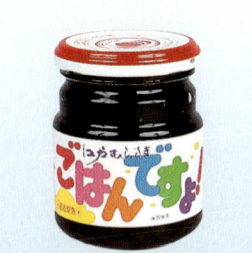 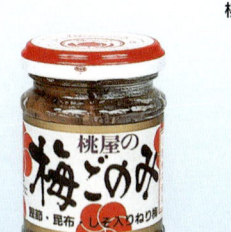 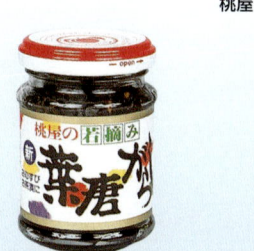

江戸むらさき　ごはんですよ！
1食分10gあたり

♠=0	♥=0		
♣=0.1	◆=+	**0.1点**	**6** kcal

P=0.4g　F=+　C=2.6g　塩=0.7g
糖=2.6g　コ=+　セ=0.4g　E=－

梅ごのみ
1食分10gあたり

♠=0	♥=+		
♣=0.1	◆=+	**0.1点**	**9** kcal

P=0.4g　F=+　C=1.8g　塩=1.8g
糖=1.6g　コ=+　セ=0.3g　E=－

葉唐がらし
1食分5gあたり

♠=0	♥=0		
♣=0.1	◆=+	**0.1点**	**8** kcal

P=0.3g　F=0.2g　C=1.4g　塩=0.3g
糖=1.3g　コ=0mg　セ=0.3g　E=－

味付 メンマ
1食分20gあたり

♠=0	♥=0		
♣=0.1	◆=0.1	**0.2点**	**13** kcal

P=0.5g　F=0.4g　C=1.9g　塩=0.9g
糖=1.7g　コ=0mg　セ=0.5g　E=－

ナガノトマト ニチロ フジッコ マルトモ

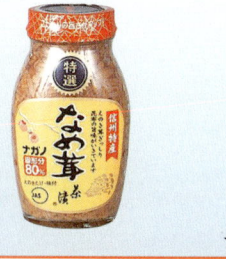

なめ茸茶漬
100gあたり

♠=0	♥=0		
♣=0.2	◆=0.8	**1.0点**	**77** kcal

P=3.9g　F=0.3g　C=18.1g　塩=4.3g
糖=－　コ=－　セ=2.9g　E=－

さけフレーク
1びん80gあたり

♠=0	♥=2.8		
♣=0	◆=+	**2.8点**	**222** kcal

P=16.6g　F=16.9g　C=1.1g　塩=－
糖=－　コ=－　セ=－　E=－

おまめさん きんとき
100gあたり

♠=0	♥=0		
♣=0	◆=2.1	**2.1点**	**166** kcal

P=7.0g　F=0.4g　C=33.6g　塩=0.4g
糖=－　コ=－　セ=6.5g　E=－

かつおちりめん
1食分10gあたり

♠=0	♥=0.1		
♣=0	◆=0.2	**0.3点**	**25** kcal

P=3.5g　F=0.1g　C=2.4g　塩=0.5g
糖=－　コ=－　セ=－　E=－

市販食品編　ごはんの友（漬け物・珍味）

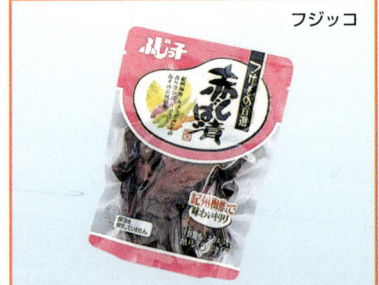

フジッコ

つけもの百選 赤しば漬
100gあたり

| ♠=0 | ♥=0 | **0.4点** | **35** kcal |
| ♣=0.4 | ◆=＋ | | |

P=1.9g　F=0.3g　C=6.2g　塩=3.0g
糖=－　コ=－　セ=2.7g　E=－

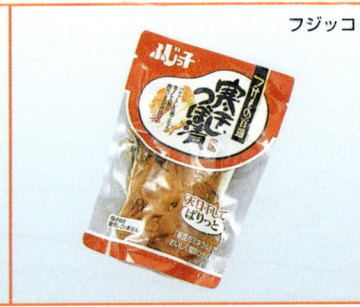

フジッコ

つけもの百選 寒干しつぼ漬
100gあたり

| ♠=0 | ♥=0 | **1.3点** | **106** kcal |
| ♣=1.3 | ◆=＋ | | |

P=1.7g　F=0.2g　C=24.3g　塩=4.0g
糖=－　コ=－　セ=3.4g　E=－

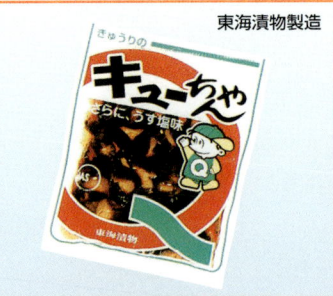

東海漬物製造

きゅうりのキューちゃん
100gあたり

| ♠=0 | ♥=0 | **0.5点** | **42** kcal |
| ♣=0.5 | ◆=＋ | | |

P=3.6g　F=0.4g　C=3.2g　塩=3.8g
糖=－　コ=－　セ=2.8g　E=－

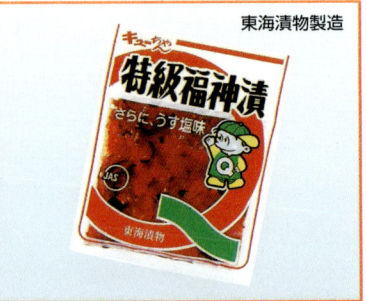

東海漬物製造

キューちゃん 特級福神漬
100gあたり

| ♠=0 | ♥=0 | **1.7点** | **133** kcal |
| ♣=1.7 | ◆=＋ | | |

P=2.0g　F=0.2g　C=28.3g　塩=4.1g
糖=－　コ=－　セ=2.4g　E=－

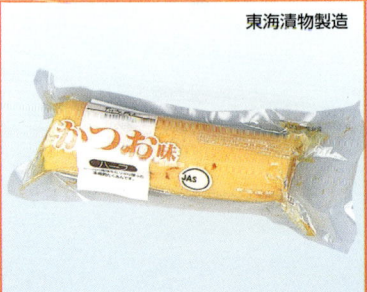

東海漬物製造

たくあん太郎 かつお味（ハーフ）
100gあたり

| ♠=0 | ♥=0 | **0.8点** | **64** kcal |
| ♣=0.8 | ◆=＋ | | |

P=0.6g　F=0.3g　C=12.8g　塩=3.6g
糖=－　コ=－　セ=1.9g　E=－

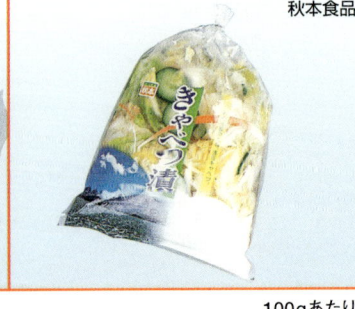

秋本食品

きゃべつ漬
100gあたり

| ♠=0 | ♥=0 | **0.3点** | **25** kcal |
| ♣=0.3 | ◆=＋ | | |

P=1.6g　F=0.2g　C=4.3g　塩=2.0g
糖=－　コ=－　セ=－　E=－

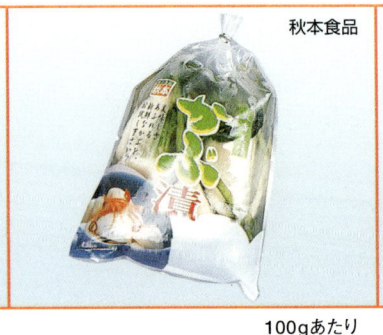

秋本食品

かぶ漬
100gあたり

| ♠=0 | ♥=0 | **0.4点** | **29** kcal |
| ♣=0.4 | ◆=＋ | | |

P=1.5g　F=0.3g　C=5.1g　塩=1.8g
糖=－　コ=－　セ=－　E=－

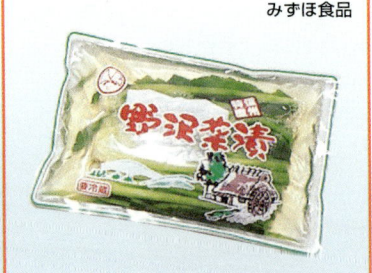

みずほ食品

野沢菜漬
100gあたり

| ♠=0 | ♥=0 | **0.3点** | **25** kcal |
| ♣=0.3 | ◆=＋ | | |

P=2.3g　F=0.1g　C=5.0g　塩=2.2g
糖=－　コ=－　セ=－　E=－

市販食品編　ごはんの友（漬け物・珍味）

岩下食品

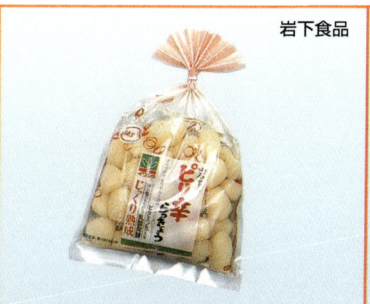

熟成 岩下のピリ辛らっきょう
100gあたり

♠=0　♥=0
♣=1.8　◆=＋　**1.8点**　**143**kcal

P=0.7g　F=0.2g　C=34.5g　塩=2.2g
糖=ー　コ=ー　セ=3.1g　E=ー

岩下食品

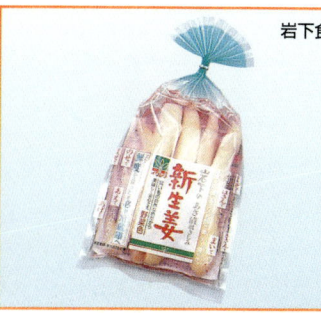

あさ漬風 岩下の新生姜
100gあたり

♠=0　♥=0
♣=0.2　◆=＋　**0.2点**　**16**kcal

P=0.9g　F=0.3g　C=2.4g　塩=4.0g
糖=ー　コ=ー　セ=ー　E=ー

モランボン

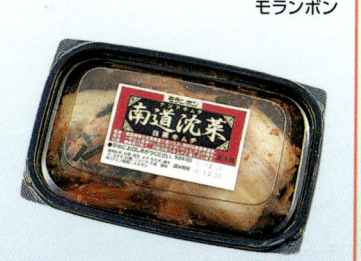

南道沈菜（白菜キムチ）
100gあたり

♠=0　♥=0
♣=0.6　◆=＋　**0.6点**　**49**kcal

P=2.4g　F=0.6g　C=7.6g　塩=2.7g
糖=ー　コ=ー　セ=0.9g　E=ー

モランボン

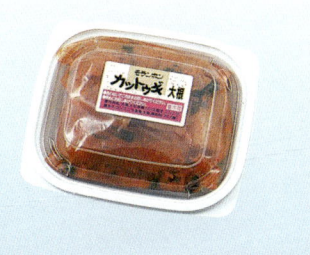

カットウギ（大根キムチ）
100gあたり

♠=0　♥=0
♣=0.6　◆=＋　**0.6点**　**47**kcal

P=1.3g　F=0.7g　C=8.1g　塩=2.8g
糖=ー　コ=ー　セ=0.7g　E=ー

桃屋

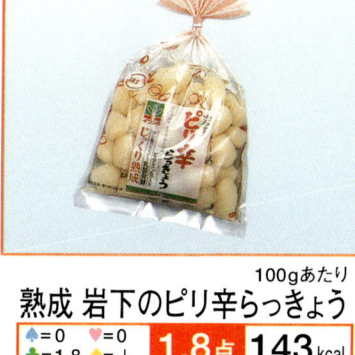

味付 ザーサイ
1食分20gあたり

♠=0　♥=0
♣=0.1　◆=＋　**0.1点**　**10**kcal

P=0.4g　F=0.3g　C=1.6g　塩=1.4g
糖=1.4g　コ=0mg　セ=0.8g　E=ー

ニチロ

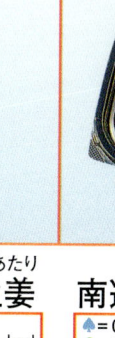
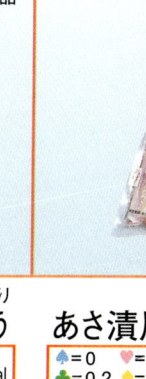
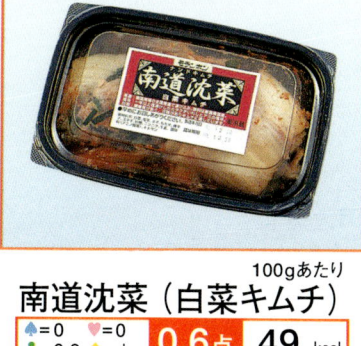
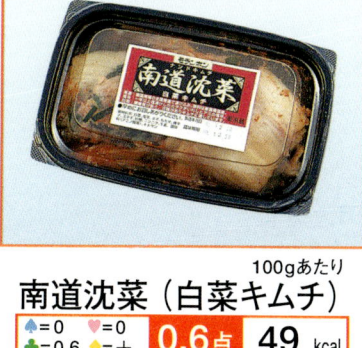

いか塩辛 若造り
100gあたり

♠=0　♥=1.4
♣=0　◆=＋　**1.4点**　**111**kcal

P=15.5g　F=3.3g　C=4.9g　塩=ー
糖=ー　コ=ー　セ=ー　E=ー

マルトモ

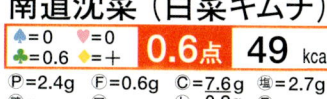

★

新鰹味 数の子 90g
100gあたり

♠=0　♥=1.1
♣=0　◆=＋　**1.1点**　**86**kcal

P=10.9g　F=0.3g　C=9.9g　塩=2.9g
糖=ー　コ=ー　セ=ー　E=ー

マルトモ

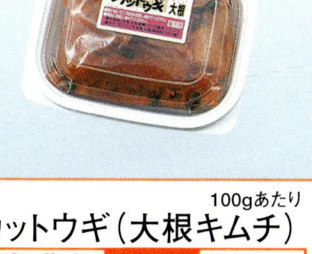

★

マイルド中華くらげ
100gあたり

♠=0　♥=0.3
♣=0　◆=1.9　**2.2点**　**179**kcal

P=11.0g　F=7.6g　C=16.7g　塩=3.4g
糖=ー　コ=ー　セ=ー　E=ー

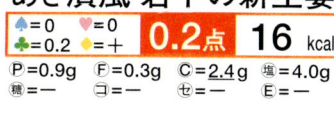
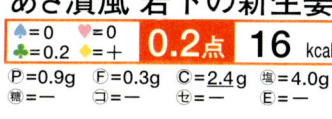
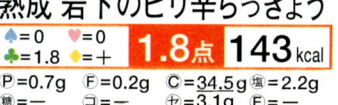
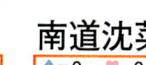

市販食品編　嗜好飲料（アルコール飲料）

	キリンビール

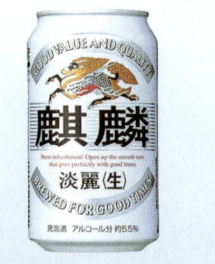

発泡酒　　1缶350mlあたり
麒麟淡麗〈生〉
♠=0　♥=0
♣=0　♦=2.0　**2.0点　158** kcal
P=0.4g　F=＋　C=11.9g　塩=0g
糖=0g　コ=ー　セ=0g　E=ー

	キリンビール

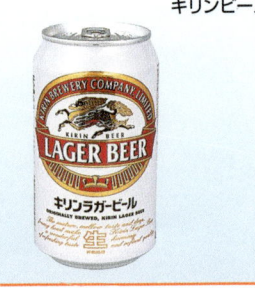

キリン　　1缶350mlあたり
ラガービール
♠=0　♥=0
♣=0　♦=1.8　**1.8点　144** kcal
P=1.1g　F=＋　C=10.9g　塩=ー
糖=0g　コ=ー　セ=0g　E=ー

	サッポロビール

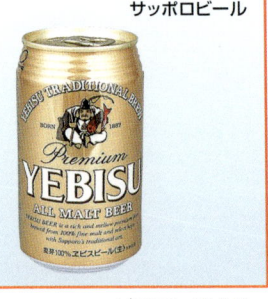

　　1缶350mlあたり
エビスビール〈生〉
♠=0　♥=0
♣=0　♦=1.9　**1.9点　151** kcal
P=ー　F=ー　C=ー　塩=ー
糖=ー　コ=ー　セ=ー　E=ー

	アサヒビール

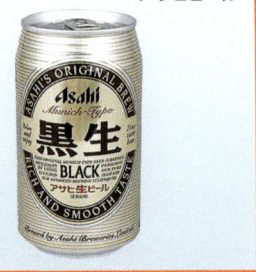

　　1缶350mlあたり
アサヒ　黒生
♠=0　♥=0
♣=0　♦=2.1　**2.1点　165** kcal
P=1.4g　F=0g　C=14g　塩=0g
糖=0g　コ=ー　セ=ー　E=ー

	宝酒造

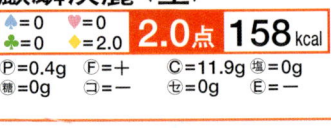

タカラcanチューハイ　1缶250mlあたり
レギュラー〈レモン〉
♠=0　♥=0
♣=0　♦=1.7　**1.7点　138** kcal
P=0g　F=0g　C=7.5g　塩=0g
糖=ー　コ=ー　セ=ー　E=ー

	宝酒造

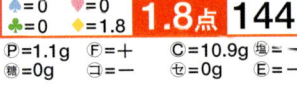

タカラcanチューハイ　1缶250mlあたり
デラックス〈たっぷりりんご〉
♠=0　♥=0
♣=0　♦=1.8　**1.8点　143** kcal
P=0g　F=0g　C=22.8g　塩=0g
糖=ー　コ=ー　セ=ー　E=ー

	宝酒造

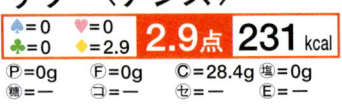

タカラcanチューハイ　1缶350mlあたり
サワー〈アンズ〉
♠=0　♥=0
♣=0　♦=2.9　**2.9点　231** kcal
P=0g　F=0g　C=28.4g　塩=0g
糖=ー　コ=ー　セ=ー　E=ー

	メルシャン

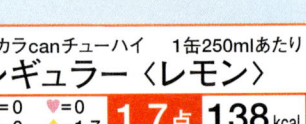

ゴクテル　　1缶350mlあたり
ソルティドッグ
♠=0　♥=0
♣=0　♦=2.2　**2.2点　175** kcal
P=ー　F=ー　C=17.5g　塩=ー
糖=ー　コ=ー　セ=ー　E=ー

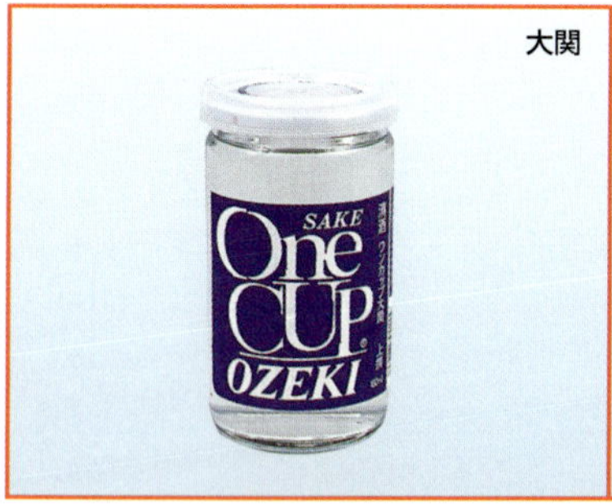

市販食品編　嗜好飲料（アルコール飲料）

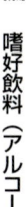

大関

1カップ180mlあたり
ワンカップ上撰
♠=0　♥=0　♣=0　♦=2.4　**2.4点**　**191**kcal
P=0.7g　F=0g　C=9.3g　塩=0g
糖=0g　コ=0mg　セ=0g　E=0mg

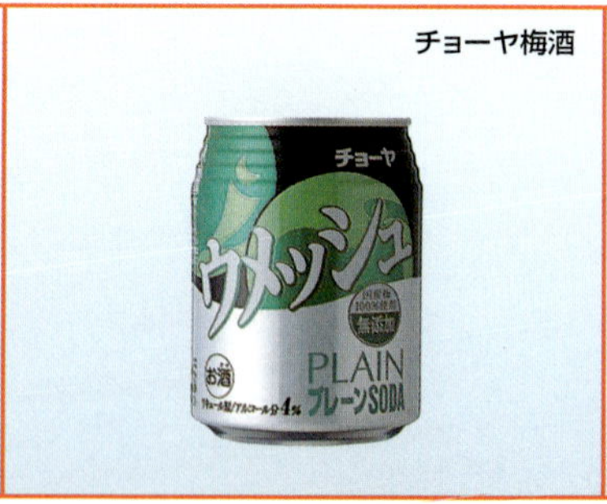

チョーヤ梅酒

1缶250mlあたり
ウメッシュ プレーンソーダ
♠=0　♥=0　♣=0　♦=2.1　**2.1点**　**167**kcal
P=0g　F=0g　C=11.2g　塩=0g
糖=9.5g　コ=0mg　セ=0g　E=−

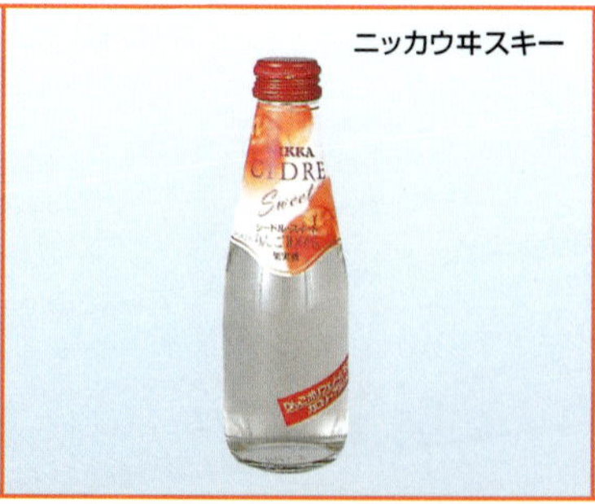

ニッカウヰスキー

1本200mlあたり
シードル スイート
♠=0　♥=0　♣=0　♦=1.0　**1.0点**　**79**kcal
P=0g　F=0g　C=14.2g　塩=0g
糖=0g　コ=0mg　セ=0g　E=0mg

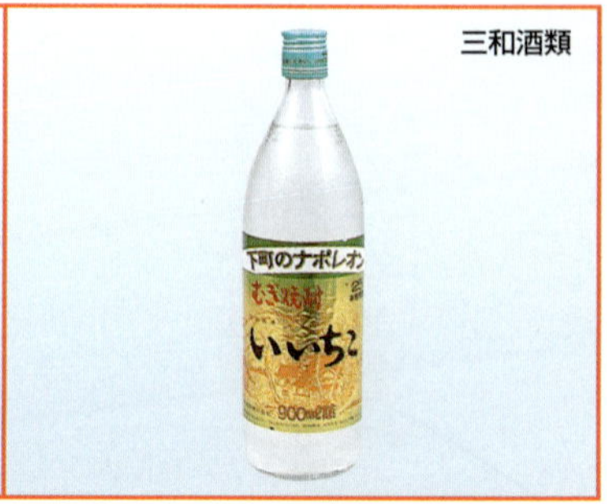

三和酒類

180ml（焼酎6:湯4）あたり
いいちこ 25%
♠=0　♥=0　♣=0　♦=1.9　**1.9点**　**152**kcal
P=0g　F=0g　C=0g　塩=0g
糖=0g　コ=0mg　セ=0g　E=0mg

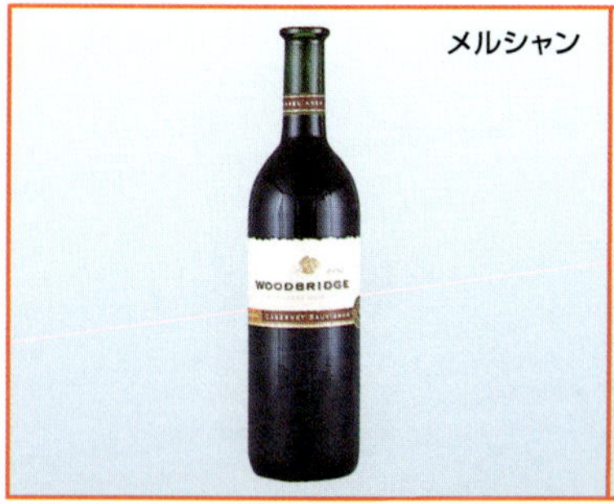

メルシャン

（五訂日本食品標準成分表一般値）100gあたり
ワイン 赤 ウッドブリッジ
♠=0　♥=0　♣=0　♦=0.9　**0.9点**　**73**kcal
P=0.2g　F=+　C=1.5g　塩=0g
糖=−　コ=0mg　セ=−　E=0mg

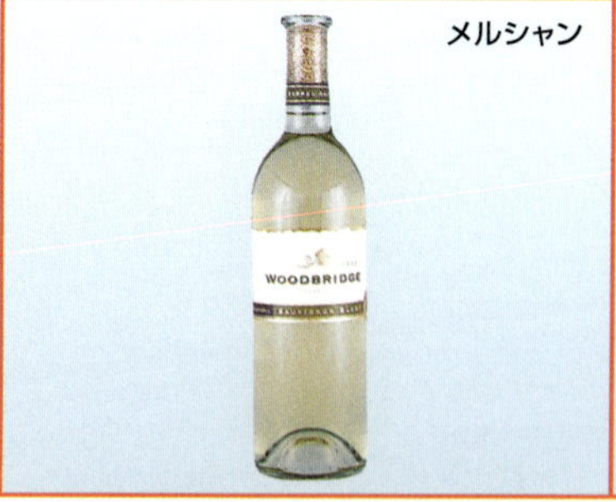

メルシャン

（五訂日本食品標準成分表一般値）100gあたり
ワイン 白 ウッドブリッジ
♠=0　♥=0　♣=0　♦=0.9　**0.9点**　**73**kcal
P=0.1g　F=+　C=2.0g　塩=0g
糖=−　コ=0mg　セ=−　E=0mg

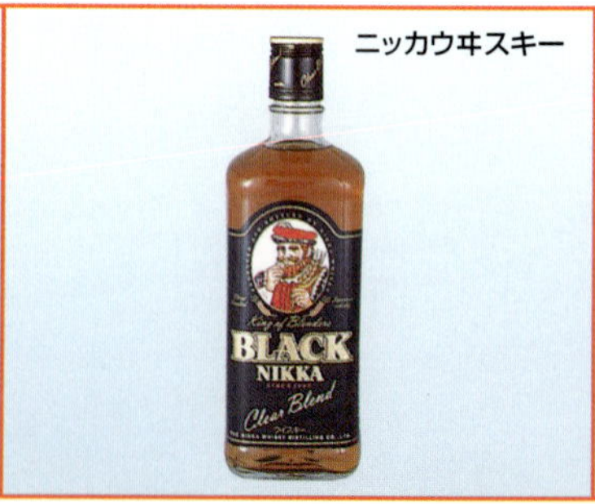

ニッカウヰスキー

ウイスキー　100mlあたり
ブラックニッカ クリアブレンド
♠=0　♥=0　♣=0　♦=2.6　**2.6点**　**209**kcal
P=0g　F=0g　C=0g　塩=0g
糖=0g　コ=0mg　セ=0g　E=0g

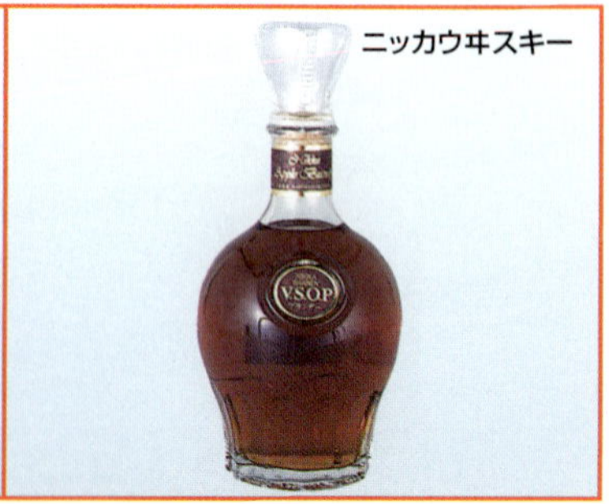

ニッカウヰスキー

ニッカブランデー　100mlあたり
V.S.O.P 白
♠=0　♥=0　♣=0　♦=2.8　**2.8点**　**225**kcal
P=0g　F=0g　C=0g　塩=0g
糖=0g　コ=0mg　セ=0g　E=0g

市販食品編　嗜好飲料（ソフトドリンク）

	カゴメ
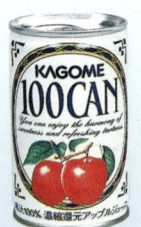

カゴメ　　　　　1缶160gあたり
100CAN アップル
♠=0	♥=0	**0.9点**	**74** kcal
♣=0	♦=0.9		

P=0.2g	F=0g	C=18.2g	塩=－
糖=－	コ=－	セ=0g	E=－

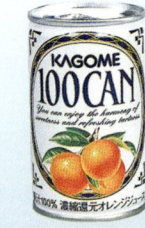

カゴメ　　　　　1缶160gあたり
100CAN オレンジ
♠=0	♥=0	**0.9点**	**72** kcal
♣=0	♦=0.9		

P=1.1g	F=0g	C=17.0g	塩=－
糖=－	コ=－	セ=0g	E=－

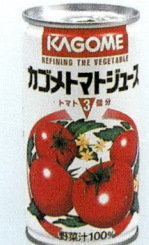

カゴメ　　　　　1缶190gあたり
トマトジュース
♠=0	♥=0	**0.4点**	**32** kcal
♣=0.4	♦=0		

P=1.5g	F=0g	C=6.7g	塩=0.7g
糖=0g	コ=－	セ=1.0g	E=－

伊藤園
1缶190gあたり
充実野菜 緑黄色野菜ミックス
♠=0	♥=0	**0.8点**	**61** kcal
♣=0.8	♦=0		

P=0g	F=0g	C=15.2g	塩=＋
糖=3.7g	コ=－	セ=1.2g	E=－

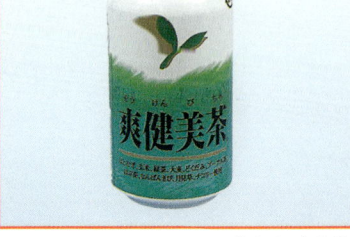

1缶340gあたり
爽健美茶
♠=0	♥=0	**＋点**	**＋** kcal
♣=0	♦=＋		

P=＋	F=0g	C=＋	塩=－
糖=－	コ=－	セ=－	E=－

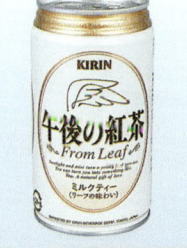

キリン　　　　　1缶340gあたり
午後の紅茶 ミルクティー
♠=0	♥=0	**1.3点**	**105** kcal
♣=0	♦=1.3		

P=1.4g	F=1.4g	C=20.4g	塩=－
糖=－	コ=－	セ=－	E=－

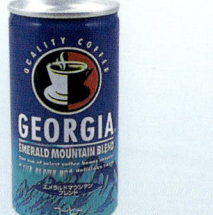

ジョージア　　　1缶190gあたり
エメラルドマウンテン ブレンド
♠=0	♥=0	**0.8点**	**67** kcal
♣=0	♦=0.8		

P=1.3g	F=0.6g	C=14.3g	塩=－
糖=－	コ=－	セ=－	E=－

森永乳業

マウントレーニア　　1本240mlあたり
カフェラッテ エスプレッソ[2]
♠=0	♥=0	**1.2点**	**98** kcal
♣=0	♦=1.2		

P=2.2g	F=2.7g	C=16.1g	塩=－
糖=－	コ=－	セ=－	E=－

市販食品編　嗜好飲料（ソフトドリンク）

	ニチレイ

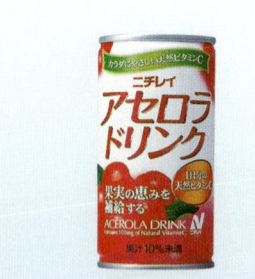

1缶190gあたり
アセロラドリンク

♠=0	♥=0	**0.9点**	**74** kcal
♣=0	♦=0.9		

P=0g	F=0g	C=18.4g	塩=0.1g
糖=−	コ=−	セ=−	E=−

	大塚製薬

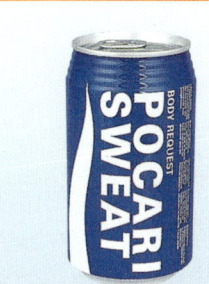

1缶340mlあたり
ポカリスエット

♠=0	♥=0	**1.2点**	**92** kcal
♣=0	♦=1.2		

P=0g	F=0g	C=22.8g	塩=0.4g
糖=−	コ=−	セ=0g	E=−

	カルピス

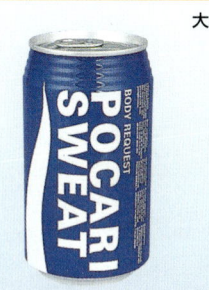

1缶350mlあたり
カルピスウォーター

♠=0	♥=0	**1.9点**	**154** kcal
♣=0	♦=1.9		

P=1.1g	F=0g	C=37.8g	塩=0.1g
糖=−	コ=−	セ=0g	E=−

	日本コカ・コーラ

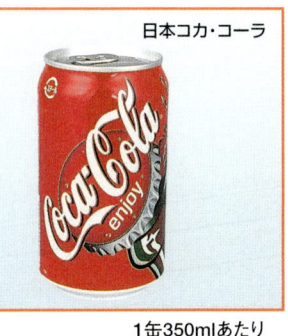

1缶350mlあたり
コカ・コーラ

♠=0	♥=0	**1.7点**	**137** kcal
♣=0	♦=1.7		

P=0g	F=0g	C=35.0g	塩=−
糖=−	コ=−	セ=−	E=−

	ヤクルト

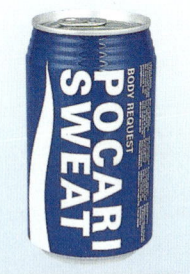

のむヨーグルト　1本125mlあたり
ジョア プレーン

♠=1.2	♥=0	**1.2点**	**96** kcal
♣=0	♦=＋		

P=5.8g	F=1.1g	C=15.6g	塩=0.2g
糖=−	コ=−	セ=−	E=−

	マルサンアイ

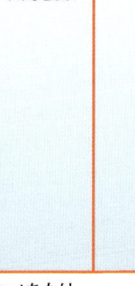

200mlあたり
マルサン調製豆乳

♠=0	♥=1.4	**1.4点**	**110** kcal
♣=0	♦=＋		

P=7.6g	F=4.8g	C=9.2g	塩=0.3g
糖=5.5g	コ=0mg	セ=0g	E=0.3mg

	不二家

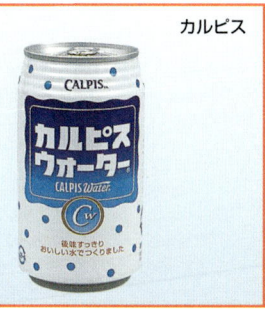

1本350gあたり
ネクター ピーチ・アプリコット

♠=0	♥=0	**2.0点**	**158** kcal
♣=0	♦=2.0		

P=0.6g	F=0g	C=40.2g	塩=0g
糖=−	コ=−	セ=−	E=−

	愛媛県農業協同組合連合会

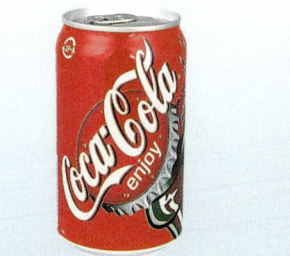

★

100mlあたり
ポンジュース ソフトタイプ

♠=0	♥=0	**0.5点**	**43** kcal
♣=0	♦=0.5		

P=0.6g	F=＋	C=10.1g	塩=0g
糖=0g	コ=0mg	セ=＋	E=0mg

93

市販食品編　菓子（スナック菓子など）

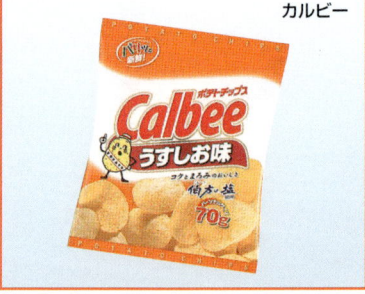 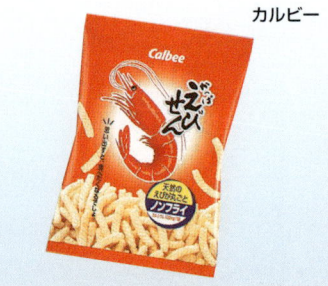 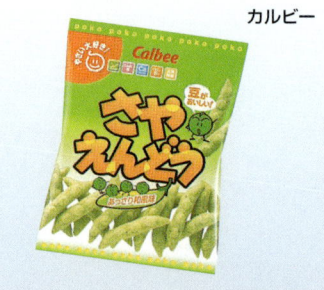 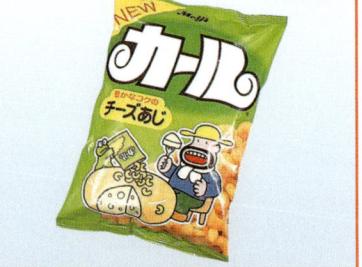

カルビー　カルビー　カルビー　明治製菓

ポテトチップス うすしお味
1袋70gあたり
♠=0 ♣=0 ♥=0 ♦=4.9　**4.9点** **393** kcal
P=3.4g F=25.2g C=38.1g 塩=0.7g
糖=0g コ=— セ=— E=—

かっぱえびせん
1袋100gあたり
♠=0 ♣=0 ♥=0 ♦=6.1　**6.1点** **486** kcal
P=6.6g F=21.0g C=67.7g 塩=2.4g
糖=— コ=— セ=— E=—

さやえんどう あっさり和風味
1袋80gあたり
♠=0 ♣=0 ♥=0 ♦=5.1　**5.1点** **411** kcal
P=13.8g F=21.6g C=40.3g 塩=0.9g
糖=— コ=— セ=6.6g E=—

カール チーズ味
1袋90gあたり
♠=0 ♣=0 ♥=0 ♦=5.8　**5.8点** **460** kcal
P=6.3g F=23.5g C=55.9g 塩=1.1g
糖=— コ=— セ=— E=—

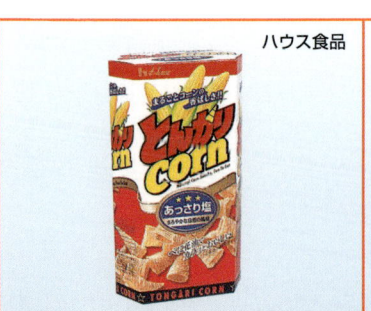 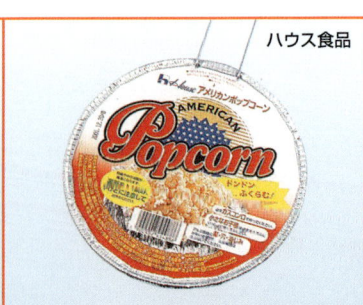 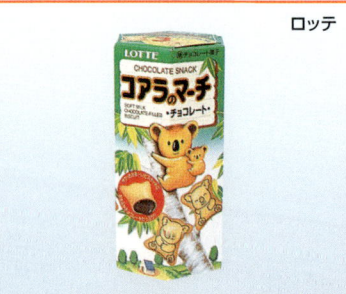 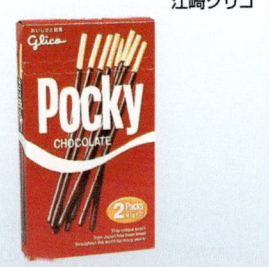

ハウス食品　ハウス食品　ロッテ　江崎グリコ

ハウス　とんがりコーン〈あっさり塩〉
1箱80gあたり
♠=0 ♣=0 ♥=0 ♦=5.7　**5.7点** **454** kcal
P=3.3g F=29.5g C=43.9g 塩=1.2g
糖=— コ=— セ=— E=—

ハウス　アメリカンポップコーン
1パック87gあたり
♠=0 ♣=0 ♥=0 ♦=5.1　**5.1点** **408** kcal
P=7.1g F=21.2g C=45.4g 塩=1.6g
糖=— コ=— セ=— E=—

コアラのマーチ（チョコ）
1箱62gあたり
♠=0 ♣=0 ♥=0 ♦=4.3　**4.3点** **347** kcal
P=3.5g F=21.2g C=35.6g 塩=0.3g
糖=— コ=— セ=— E=—

ポッキーチョコレート
1箱82gあたり
♠=0 ♣=0 ♥=0 ♦=5.1　**5.1点** **404** kcal
P=7.4g F=16.6g C=56.2g 塩=0.5g
糖=— コ=— セ=— E=—

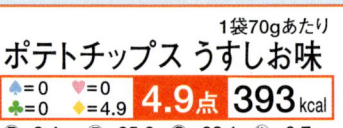 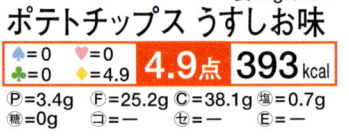 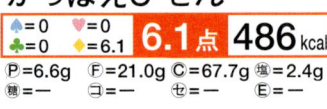 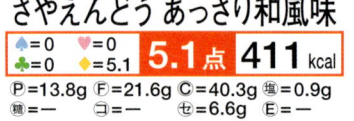
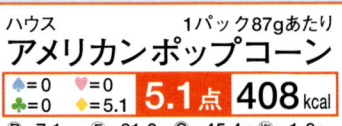 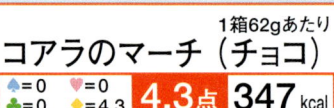 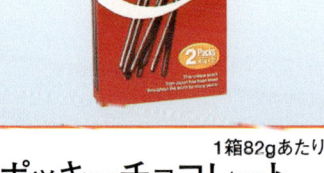
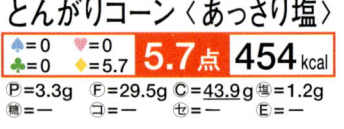 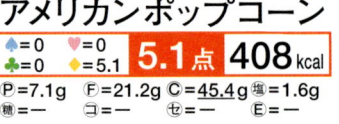 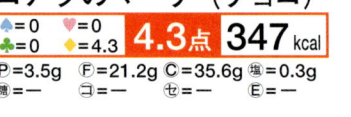 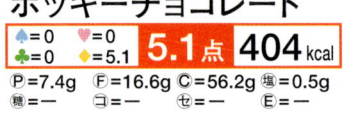

市販食品編　菓子（スナック菓子など）

	ヤマザキナビスコ
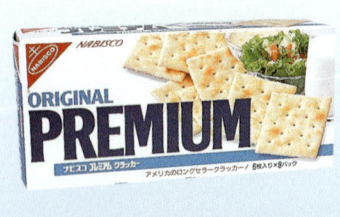

プレミアムクラッカー
1枚3.25gあたり
♠=0	♥=0		
♣=0	♦=0.2	**0.2点**	**14** kcal

Ⓟ=0.3g	Ⓕ=0.4g	©=2.3g	塩=0.1g
糖=ー	コ=ー	セ=0.1g	Ⓔ=ー

	ヤマザキナビスコ
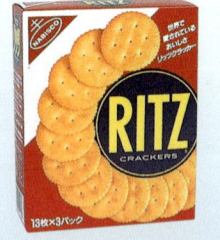

リッツ（S）
1枚3.45gあたり
♠=0	♥=0		
♣=0	♦=0.2	**0.2点**	**17** kcal

Ⓟ=0.2g	Ⓕ=0.8g	©=2.2g	塩=0.1g
糖=ー	コ=ー	セ=0.1g	Ⓔ=ー

	森永製菓

マリー
1枚約5.9gあたり
♠=0	♥=0		
♣=0	♦=0.3	**0.3点**	**25** kcal

Ⓟ=0.4g	Ⓕ=0.6g	©=4.7g	塩=＋
糖=ー	コ=ー	セ=ー	Ⓔ=ー

	明治製菓
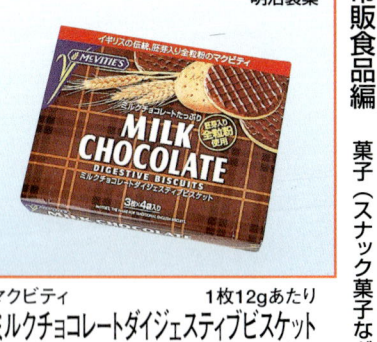

マクビティ
ミルクチョコレートダイジェスティブビスケット
1枚12gあたり
♠=0	♥=0		
♣=0	♦=0.7	**0.7点**	**59** kcal

Ⓟ=0.9g	Ⓕ=2.8g	©=7.7g	塩=0.2g
糖=ー	コ=ー	セ=0.3g	Ⓔ=ー

	亀田製菓
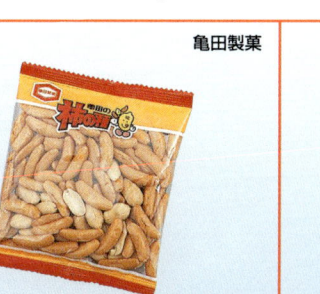

スーパーフレッシュ柿の種 260g
1個装約43gあたり
♠=0	♥=0		
♣=0	♦=2.6	**2.6点**	**209** kcal

Ⓟ=6.2g	Ⓕ=8.9g	©=26.1g	塩=0.5g
糖=ー	コ=ー	セ=ー	Ⓔ=ー

	亀田製菓
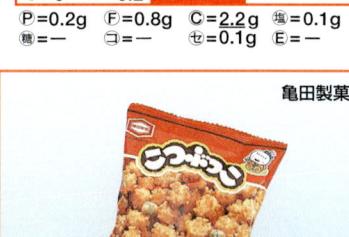
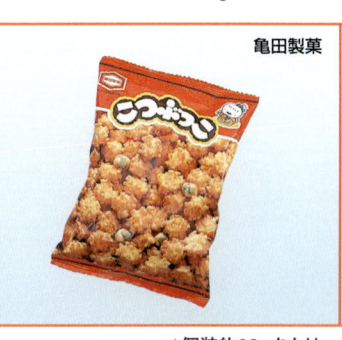

こつぶっこ 150g
1個装約38gあたり
♠=0	♥=0		
♣=0	♦=2.5	**2.5点**	**198** kcal

Ⓟ=1.9g	Ⓕ=10.9g	©=22.9g	塩=0.7g
糖=ー	コ=ー	セ=ー	Ⓔ=ー

	カネフク製菓
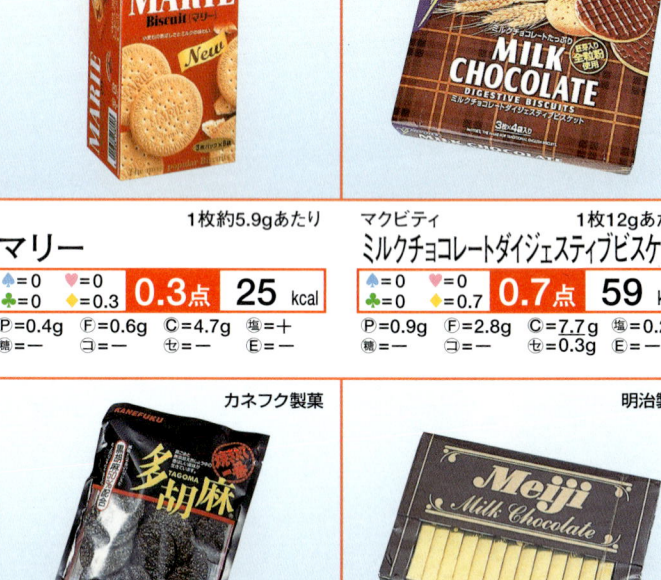

多胡麻（黒ごま）
1枚5.8gあたり
♠=0	♥=0		
♣=0	♦=0.4	**0.4点**	**29** kcal

Ⓟ=0.9g	Ⓕ=1.6g	©=2.8g	塩=0.1g
糖=ー	コ=ー	セ=ー	Ⓔ=ー

	明治製菓

明治
ミルクチョコレート
1枚5gあたり
♠=0	♥=0		
♣=0	♦=0.3	**0.3点**	**27** kcal

Ⓟ=0.4g	Ⓕ=1.7g	©=2.7g	塩=＋
糖=ー	コ=ー	セ=0.2g	Ⓔ=ー

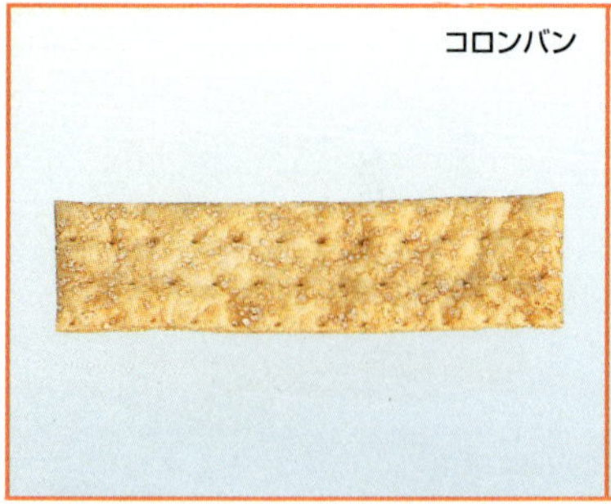

市販食品編　菓子（洋菓子）

				コロンバン

銀座フレンチパイ（プレーン）　1個8.9gあたり

♠=0	♥=0	**0.5**点	**37** kcal
♣=0	◆=0.5		

P=0.4g　F=2.3g　C=<u>3.5</u>g　塩=0.1g
糖=ー　コ=ー　セ=ー　E=ー

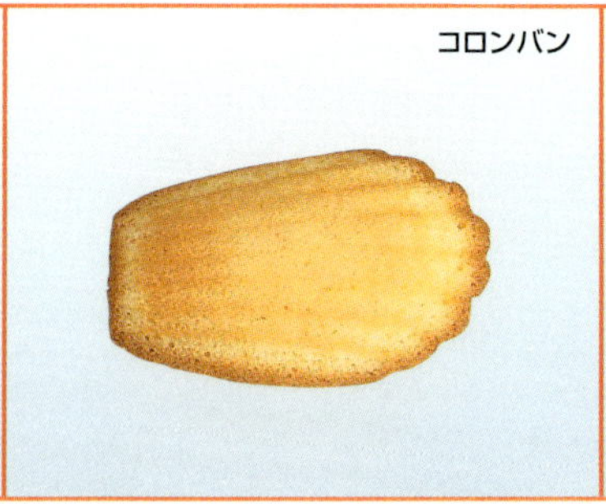

銀座マドレーヌ　1個21gあたり

♠=0	♥=0	**1.1**点	**90** kcal
♣=0	◆=1.1		

P=1.1g　F=5.3g　C=<u>9.2</u>g　塩=＋
糖=ー　コ=ー　セ=ー　E=ー

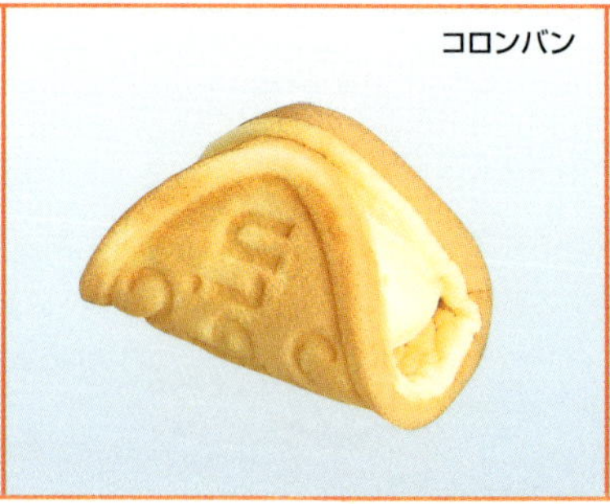

ザ・ワッフル（カスタード）　1個47gあたり

♠=0	♥=0	**1.4**点	**108** kcal
♣=0	◆=1.4		

P=3.3g　F=3.6g　C=<u>15.1</u>g　塩=ー
糖=ー　コ=ー　セ=ー　E=ー

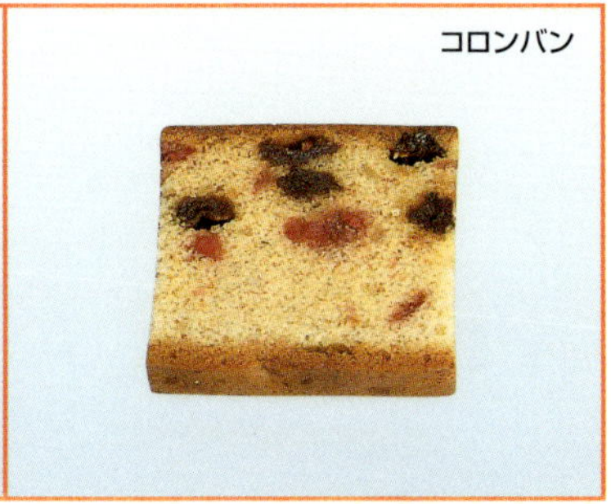

フルーツケーキ（ミックスフルーツ）　1個24gあたり

♠=0	♥=0	**1.1**点	**87** kcal
♣=0	◆=1.1		

P=1.0g　F=3.4g　C=<u>12.6</u>g　塩=＋
糖=ー　コ=ー　セ=ー　E=ー

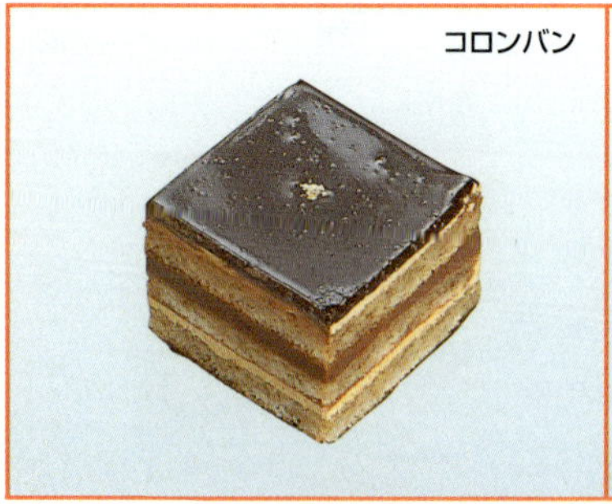

プチフール（オペラ）　1個27.5gあたり

♠=0	♥=0	**1.5**点	**120** kcal
♣=0	◆=1.5		

P=1.6g　F=8.8g　C=<u>8.3</u>g　塩=＋
糖=ー　コ=ー　セ=ー　E=ー

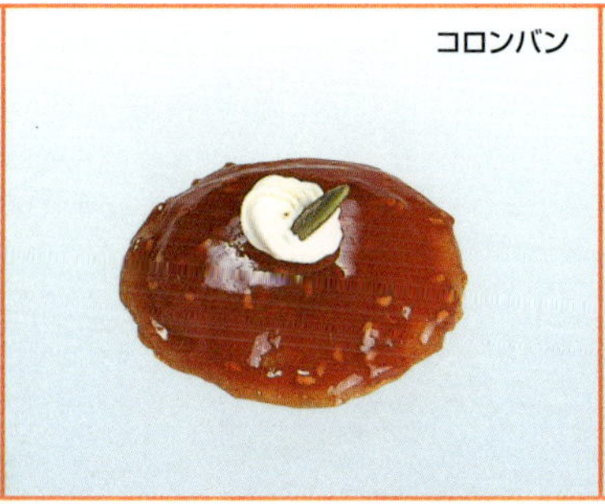

プチフール（ポンポネット）　1個19gあたり

♠=0	♥=0	**1.1**点	**88** kcal
♣=0	◆=1.1		

P=1.1g　F=4.5g　C=<u>10.5</u>g　塩=0.1g
糖=ー　コ=ー　セ=ー　E=ー

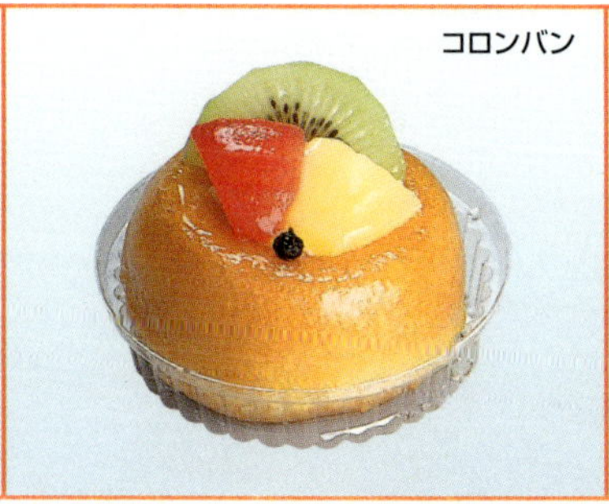

サバラン　1個121gあたり

♠=0	♥=0	**3.7**点	**299** kcal
♣=0	◆=3.7		

P=2.3g　F=4.9g　C=<u>54.2</u>g　塩=0.2g
糖=ー　コ=ー　セ=ー　E=ー

スイートポテト　1個63gあたり

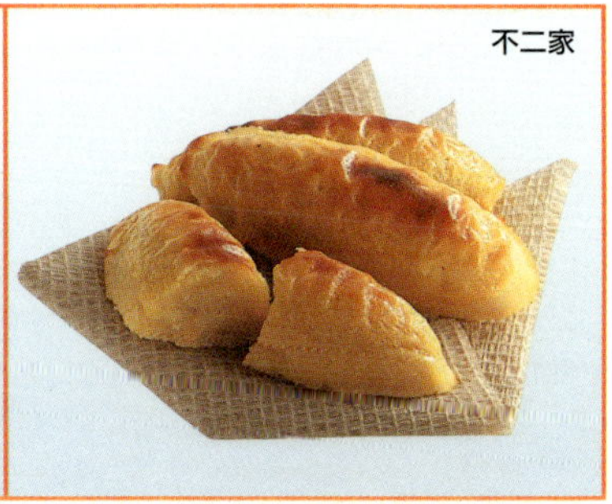

♠=0	♥=0	**2.1**点	**171** kcal
♣=0	◆=2.1		

P=2.6g　F=6.9g　C=26.9g　塩=ー
糖=ー　コ=ー　セ=ー　E=ー

市販食品編　菓子（洋菓子）

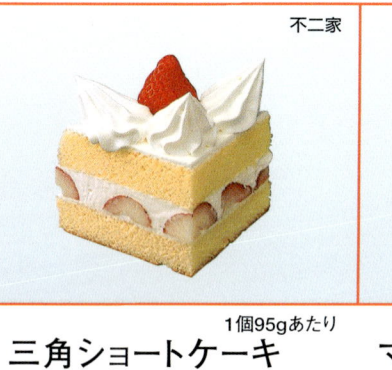 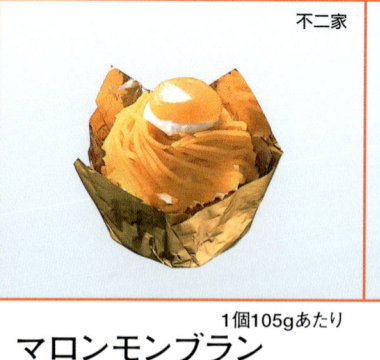 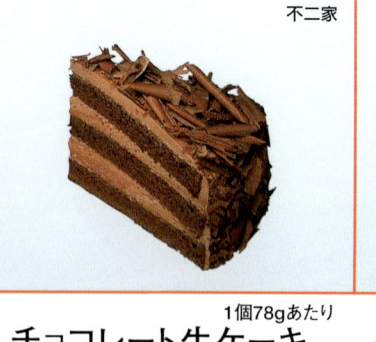 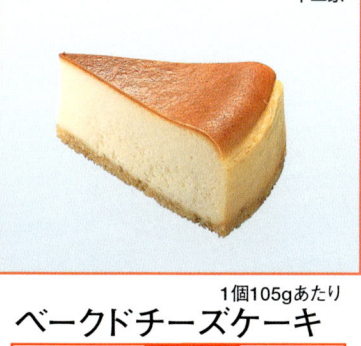

不二家　不二家　不二家　不二家

1個95gあたり
三角ショートケーキ
♠=0　♥=0　♣=0.1　♦=3.0　**3.1点**　**251**kcal
P=3.0g　F=16.6g　C=23.3g　塩=－
糖=－　コ=－　セ=－　E=－

1個105gあたり
マロンモンブラン
♠=0　♥=0　♣=0　♦=4.3　**4.3点**　**345**kcal
P=3.8g　F=17.0g　C=44.2g　塩=－
糖=－　コ=－　セ=－　E=－

1個78gあたり
チョコレート生ケーキ
♠=0　♥=0　♣=0　♦=3.8　**3.8点**　**307**kcal
P=4.1g　F=21.3g　C=26.7g　塩=－
糖=－　コ=－　セ=－　E=－

1個105gあたり
ベークドチーズケーキ
♠=0　♥=0　♣=0　♦=5.1　**5.1点**　**405**kcal
P=7.1g　F=30.1g　C=26.9g　塩=－
糖=－　コ=－　セ=－　E=－

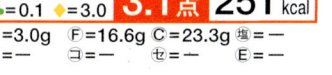 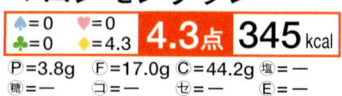 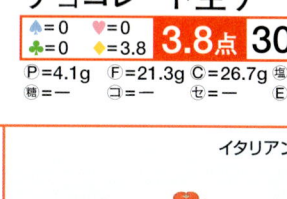 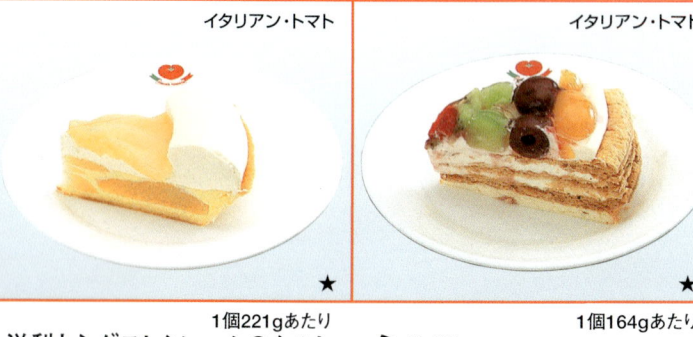

イタリアン・トマト　イタリアン・トマト　イタリアン・トマト　イタリアン・トマト

★　★　★　★

1個152gあたり
苺のタルト
♠=0.5　♥=＋　♣=0.4　♦=3.5　**4.4点**　**352**kcal
P=4.9g　F=22.5g　C=31.0g　塩=0.1g
糖=14.7g　コ=186mg　セ=1.8g　E=1.6mg

1個150gあたり
かぼちゃのプリン
♠=0.9　♥=0　♣=0.3　♦=3.2　**4.4点**　**348**kcal
P=7.2g　F=23.1g　C=26.1g　塩=0.3g
糖=10.2g　コ=190mg　セ=1.1g　E=2.0mg

1個221gあたり
洋梨とシグストクレームのタルト
♠=0.8　♥=0　♣=1.0　♦=4.1　**5.9点**　**471**kcal
P=6.2g　F=28.1g　C=45.7g　塩=0.3g
糖=13.1g　コ=209mg　セ=1.4g　E=1.4mg

1個164gあたり
ミルフィーユ
♠=0.4　♥=0　♣=0.4　♦=5.5　**6.3点**　**506**kcal
P=5.7g　F=32.6g　C=44.2g　塩=0.3g
糖=10.1g　コ=155mg　セ=2.7g　E=1.2mg

市販食品編 菓子（和菓子）

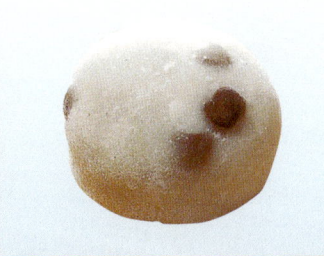

榮太樓總本舗

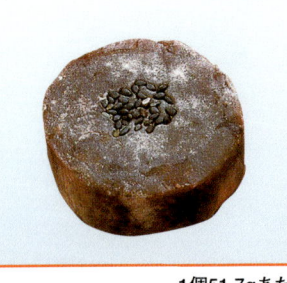

榮太樓總本舗

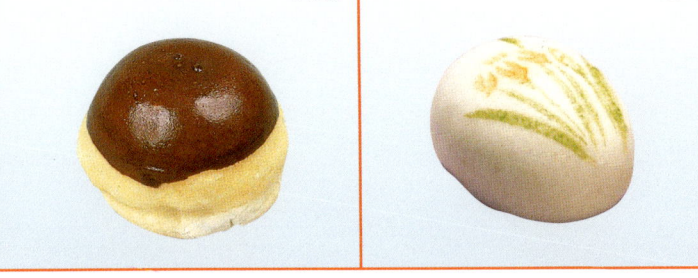

中村屋

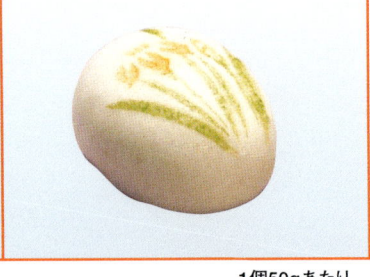
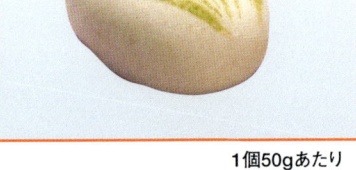

とらや

1個80.7gあたり
黒豆大福
♠=0	♥=0		
♣=0	♦=2.6	**2.6点**	**208** kcal

P=4.1g F=0.7g C=46.4g 塩=0.4g
糖=ー コ=ー セ=ー E=ー

1個51.7gあたり
名代 金鍔
♠=0	♥=0		
♣=0	♦=1.7	**1.7点**	**137** kcal

P=3.4g F=0.4g C=30.0g 塩=0.1g
糖=ー コ=ー セ=ー E=ー

1個56gあたり
粒栗まん
♠=0	♥=0		
♣=0	♦=2.1	**2.1点**	**165** kcal

P=3.2g F=0.8g C=36.0g 塩=0.1g
糖=ー コ=ー セ=ー E=ー

1個50gあたり
薯蕷製 菖蒲饅
♠=0	♥=0		
♣=0	♦=1.8	**1.8点**	**141** kcal

P=2.3g F=0.2g C=32.4g 塩=＋
糖=ー コ=ー セ=ー E=ー

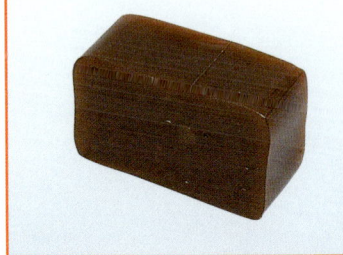

とらや

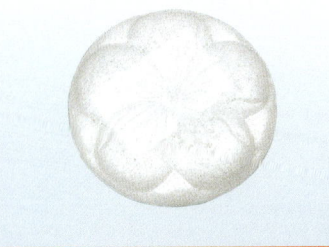

とらや

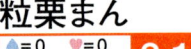

とらや

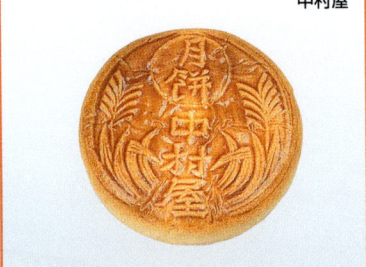
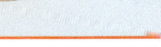

中村屋

1切れ70gあたり
小倉羊羹 夜の梅®
♠=0	♥=0		
♣=0	♦=2.6	**2.6点**	**204** kcal

P=2.7g F=0.2g C=48.0g 塩=＋
糖=ー コ=ー セ=ー E=ー

1個43gあたり
虎屋最中 梅ヶ香®（こし餡）
♠=0	♥=0		
♣=0	♦=1.6	**1.6点**	**129** kcal

P=2.0g F=0.1g C=30.0g 塩=＋
糖=ー コ=ー セ=ー E=ー

1個40gあたり
懐中汁粉 小鼓
♠=0	♥=0		
♣=0	♦=1.9	**1.9点**	**154** kcal

P=2.1g F=0.1g C=36.1g 塩=＋
糖=ー コ=ー セ=ー E=ー

1個57gあたり
餡月餅
♠=0	♥=0		
♣=0	♦=2.8	**2.8点**	**223** kcal

P=3.4g F=7.6g C=35.4g 塩=0g
糖=ー コ=ー セ=ー E=ー

市販食品編　菓子（和菓子）

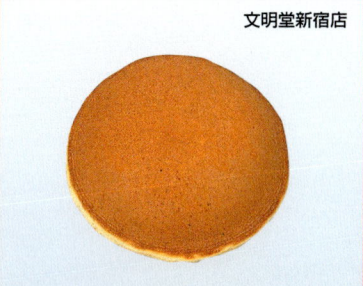
文明堂新宿店

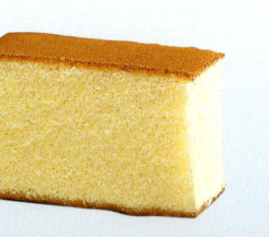
文明堂新宿店

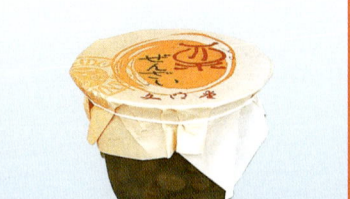
文明堂新宿店

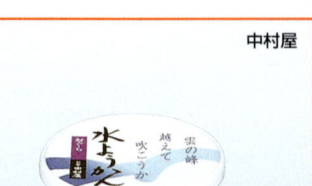
中村屋

1個83gあたり

三笠山

♠=0　♥=0
♣=0　♦=2.9　**2.9点**　**232**kcal

P=4.5g　F=1.2g　C=50.9g　塩=—
糖=—　コ=—　セ=0.2g　E=—

1切れ48gあたり

カステラ

♠=0　♥=0
♣=0　♦=1.8　**1.8点**　**147**kcal

P=3.2g　F=1.6g　C=30.1g　塩=—
糖=—　コ=—　セ=0.1g　E=—

1個120gあたり

栗ぜんざい

♠=0　♥=0
♣=0　♦=5.7　**5.7点**　**456**kcal

P=16.8g　F=1.8g　C=77.8g　塩=—
糖=—　コ=—　セ=—　E=—

1個87gあたり

水ようかん（おぐら）

♠=0　♥=0
♣=0　♦=2.1　**2.1点**　**166**kcal

P=2.8g　F=0.3g　C=38.4g　塩=0.1g
糖=—　コ=—　セ=—　E=—

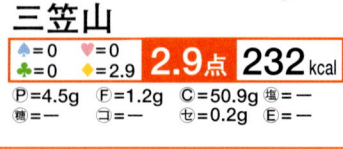
追分だんご本舗

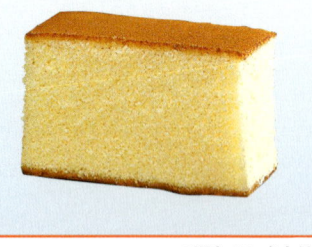
追分だんご本舗

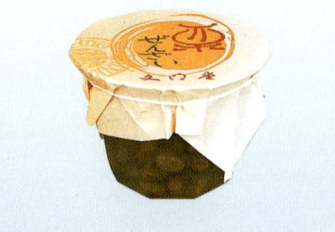
追分だんご本舗

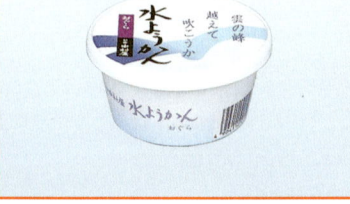
榮太樓總本鋪

1本60gあたり

みたらしだんご

♠=0　♥=0
♣=0　♦=1.3　**1.3点**　**105**kcal

P=1.4g　F=0.2g　C=24.3g　塩=—
糖=—　コ=—　セ=—　E=—

1本60gあたり

赤あんだんご

♠=0　♥=0
♣=0　♦=1.7　**1.7点**　**132**kcal

P=2.5g　F=0.3g　C=29.9g　塩=—
糖=—　コ=—　セ=—　E=—

1本70gあたり

草串だんご

♠=0　♥=0
♣=0　♦=2.2　**2.2点**　**176**kcal

P=2.6g　F=0.4g　C=40.7g　塩=—
糖=—　コ=—　セ=—　E=—

1個219gあたり

あんみつ（黒みつ）

♠=0　♥=0
♣=0　♦=3.9　**3.9点**　**310**kcal

P=2.2g　F=0g　C=75.4g　塩=0g
糖=—　コ=—　セ=—　E=—

市販食品編　菓子（デザート食品）

| | 雪印乳業 | 森永乳業 | 森永乳業 | オハヨー乳業 |

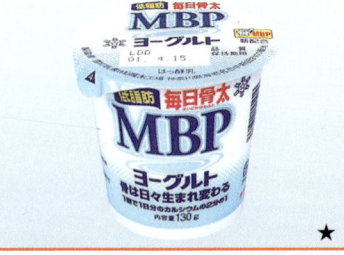 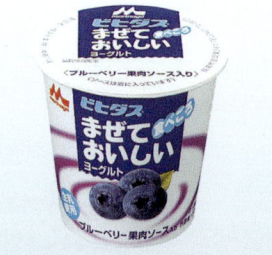 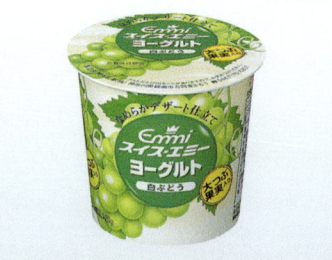

毎日骨太　1個130gあたり
MBPヨーグルト ★
♠=1.3	♥=0		
♣=0	◆=0	**1.3点**	**105**kcal

P=4.9g／F=1.4g／C=<u>18.2g</u>／塩=0.2g
糖=－／コ=－／セ=－／E=－

ビヒダス　1個130gあたり
まぜておいしいヨーグルト ブルーベリー
♠=1.4	♥=0		
♣=＋	◆=＋	**1.4点**	**114**kcal

P=3.9g／F=2.9g／C=18.0g／塩=－
糖=－／コ=－／セ=－／E=－

スイス・エミーヨーグルト 白ぶどう　1個120gあたり
♠=1.4	♥=0		
♣=＋	◆=＋	**1.4点**	**113**kcal

P=4.2g／F=2.8g／C=17.8g／塩=－
糖=－／コ=－／セ=－／E=－

生乳仕立て　1個150gあたり
まろやかヨーグルト いちご
♠=1.7	♥=0		
♣=＋	◆=＋	**1.7点**	**136**kcal

P=5.5g／F=3.8g／C=20.0g／塩=0.2g
糖=－／コ=－／セ=－／E=－

| 明治乳業 | グリコ乳業 | グリコ乳業 | 安曇野食品工房 |

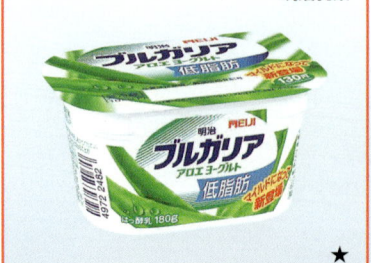 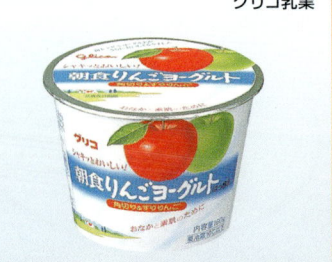 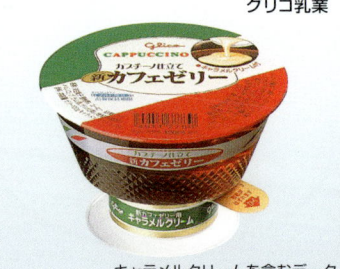 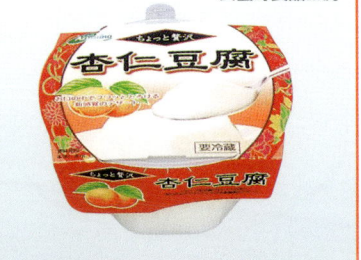 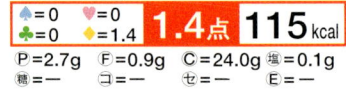

キャラメルクリームを含むデータ

明治ブルガリア　1個180gあたり
アロエヨーグルト低脂肪 ★
♠=1.5	♥=＋		
♣=＋	◆=0.4	**1.9点**	**152**kcal

P=6.5g／F=2.3g／C=26.3g／塩=0.2g
糖=－／コ=－／セ=0g／E=－

朝食りんごヨーグルト　1個160gあたり
朝食りんごヨーグルト
♠=1.7	♥=0		
♣=＋	◆=＋	**1.7点**	**136**kcal

P=6.1g／F=2.4g／C=20.6g／塩=0.2g
糖=－／コ=－／セ=1.0g／E=－

カプチーノ仕立て　1個110gあたり
新カフェゼリー
♠=0	♥=0		
♣=0	◆=1.0	**1.0点**	**82**kcal

P=0.7g／F=2.6g／C=14.3g／塩=＋
糖=－／コ=－／セ=0.6g／E=－

ちょっと贅沢　1個130gあたり
杏仁豆腐
♠=0	♥=0		
♣=0	◆=1.4	**1.4点**	**115**kcal

P=2.7g／F=0.9g／C=24.0g／塩=0.1g
糖=－／コ=－／セ=－／E=－

市販食品編　菓子（デザート食品）

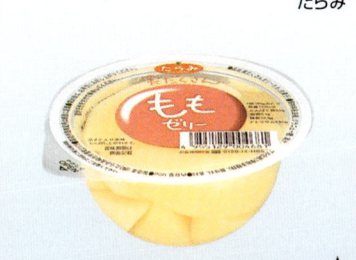
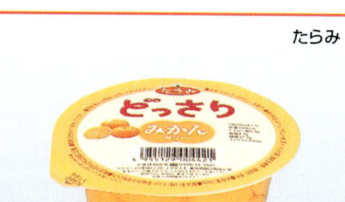
たらみ

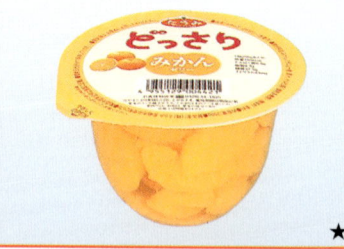
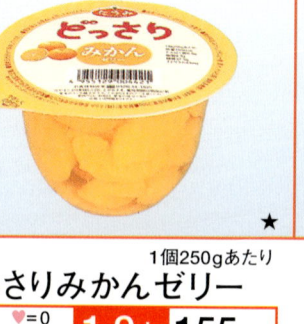
たらみ

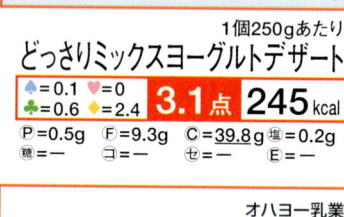
たらみ

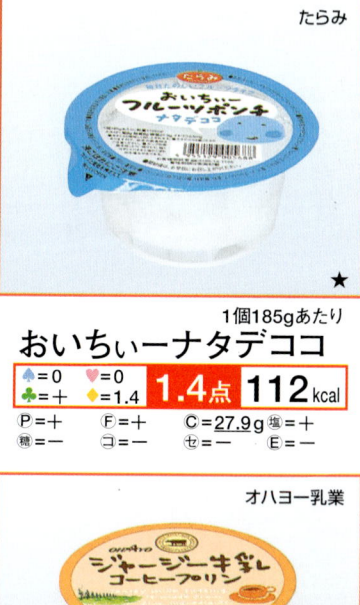
たらみ

実だくさんももゼリー
1個185gあたり

♠=0	♥=0	**1.7点**	**132** kcal
♣=0.9	♦=0.8		

P=0.5g	F=0.1g	C=32.3g	塩=0.1g
糖=—	コ=—	セ=—	E=—

どっさりみかんゼリー
1個250gあたり

♠=0	♥=0	**1.9点**	**155** kcal
♣=1.2	♦=0.7		

P=0.8g	F=0.3g	C=37.5g	塩=0.1g
糖=—	コ=—	セ=—	E=—

どっさりミックスヨーグルトデザート
1個250gあたり

♠=0.1	♥=0	**3.1点**	**245** kcal
♣=0.6	♦=2.4		

P=0.5g	F=9.3g	C=39.8g	塩=0.2g
糖=—	コ=—	セ=—	E=—

おいちぃーナタデココ
1個185gあたり

♠=0	♥=0	**1.4点**	**112** kcal
♣=+	♦=1.4		

P=+	F=+	C=27.9g	塩=+
糖=—	コ=—	セ=—	E=—

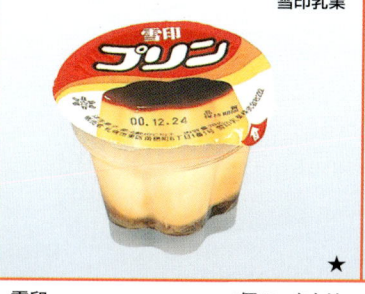
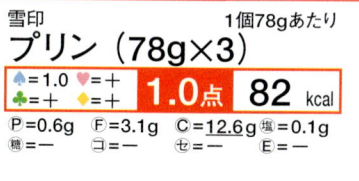
雪印乳業

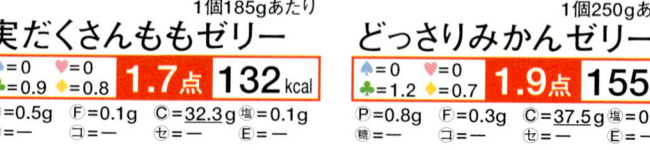
森永乳業

オハヨー乳業

オハヨー乳業

雪印
プリン（78g×3）
1個78gあたり

♠=1.0	♥=+	**1.0点**	**82** kcal
♣=+	♦=+		

P=0.6g	F=3.1g	C=12.6g	塩=0.1g
糖=—	コ=—	セ=—	E=—

焼プリン
1個140gあたり

♠=+	♥=+	**2.5点**	**199** kcal
♣=0	♦=2.5		

P=6.6g	F=7.1g	C=26.5g	塩=—
糖=—	コ=—	セ=—	E=—

焼プリンクリームチーズ
1個150gあたり

♠=+	♥=+	**2.5点**	**198** kcal
♣=+	♦=2.5		

P=7.7g	F=9.2g	C=21.0g	塩=0.4g
糖=—	コ=—	セ=—	E=—

ジャージー牛乳コーヒープリン
1個120gあたり

♠=+	♥=0	**2.1点**	**170** kcal
♣=+	♦=2.1		

P=3.8g	F=9.3g	C=17.8g	塩=0.2g
糖=—	コ=—	セ=—	E=—

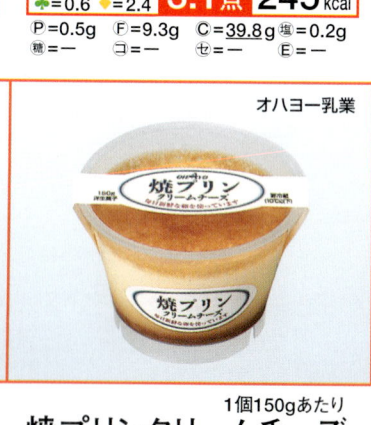
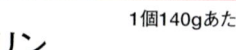

市販食品編　菓子（アイスクリーム類）

雪印乳業
大地の味わい 生乳バニラ
1個200mlあたり
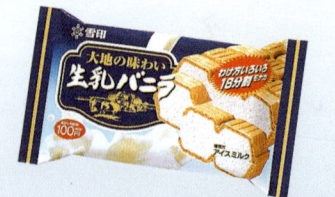

♠=0	♥=0		
♣=0	♦=3.3	**3.3点**	**263** kcal

P=4.8g　F=11.7g　C=34.4g　塩=0.9g
糖=—　コ=—　セ=—　E=—

明治乳業
AYA（彩）特撰さみどり抹茶
1個120mlあたり ★
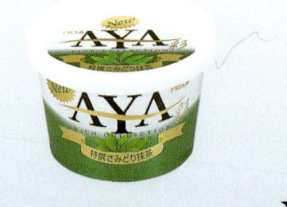

♠=0.4	♥=0		
♣=0	♦=2.8	**3.2点**	**256** kcal

P=5.5g　F=14.7g　C=25.1g　塩=0.2g
糖=—　コ=—　セ=—　E=—

ハーゲンダッツジャパン
ミニカップ
ハーゲンダッツ ストロベリー
1個120mlあたり
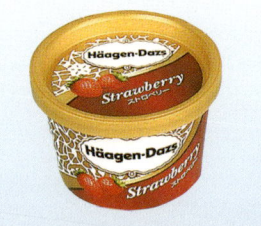

♠=0	♥=0		
♣=0	♦=3.3	**3.3点**	**260** kcal

P=4g　F=17g　C=23g　塩=0.2g
糖=—　コ=—　セ=—　E=—

ハーゲンダッツジャパン
ミニカップ
ハーゲンダッツ クッキー&クリーム
1個120mlあたり
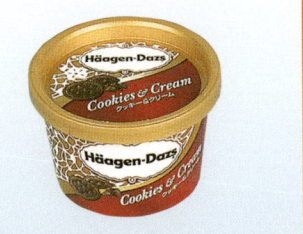

♠=0	♥=0		
♣=0	♦=3.5	**3.5点**	**280** kcal

P=5g　F=18g　C=24g　塩=0.2g
糖=—　コ=—　セ=—　E=—

ロッテ
雪見だいふく
1パック（35.2g×2個）あたり
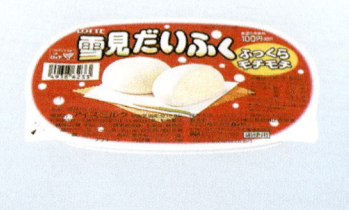

♠=0	♥=0		
♣=0	♦=1.9	**1.9点**	**154** kcal

P=2.0g　F=4.0g　C=28.2g　塩=0.1g
糖=—　コ=—　セ=—　E=—

明治乳業
ミルクチョコレートアイスバー
1本55mlあたり ★
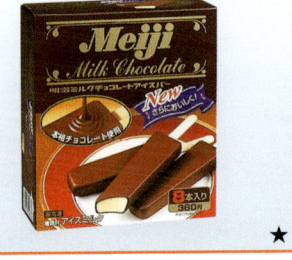

♠=0.3	♥=0		
♣=0	♦=1.4	**1.7点**	**137** kcal

P=1.6g　F=8.6g　C=13.3g　塩=0.1g
糖=—　コ=—　セ=—　E=—

井村屋製菓
BOX あずきバー
1本65mlあたり
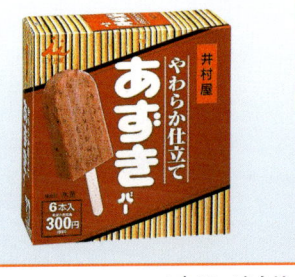

♠=0	♥=0		
♣=0	♦=1.2	**1.2点**	**98** kcal

P=1.8g　F=0.1g　C=21.0g　塩=0.1g
糖=—　コ=0mg　セ=1.5g　E=0.7mg

カネボウフーズ
シャーベットインバニラ
季節のデザート（マスクメロン）
1個80mlあたり
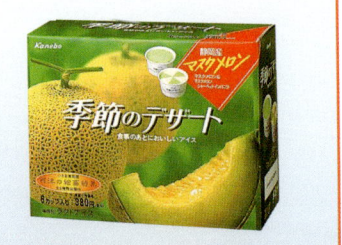

♠=0	♥=0		
♣=0	♦=0.9	**0.9点**	**73** kcal

P=0.9g　F=2.3g　C=12.4g　塩=＋
糖=—　コ=—　セ=—　E=—

Calorie Guide Book

家庭のおかず編

- ♠第1群　卵・牛乳・乳製品料理
- ♥第2群　魚介・肉・肉加工品料理
　　　　　　豆・豆製品料理
- ♣第3群　野菜・芋・きのこ・海藻料理
- ♦第4群　穀物料理

　食生活の基本は、手作りの料理としたいものです。四群別の素材を知り、調理による栄養価の変化に注目してください。各料理についた番号が、巻末のレシピと栄養価一覧の番号に対応していますので、作り方や詳しい栄養成分も簡単に調べることができます。

◎料理作成：竹内冨貴子（管理栄養士・ダイエットクリエイター）

家庭のおかず編 第1群 卵料理（鶏卵） レシピは146ページ

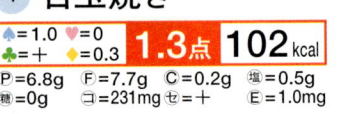

鶏卵

55g（正味）＝**1.0**点

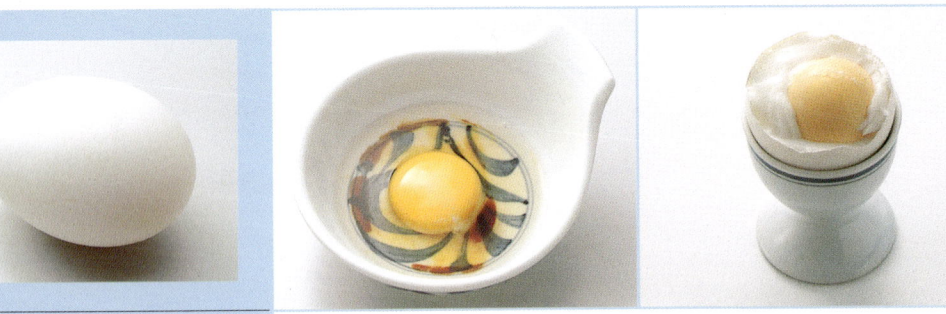

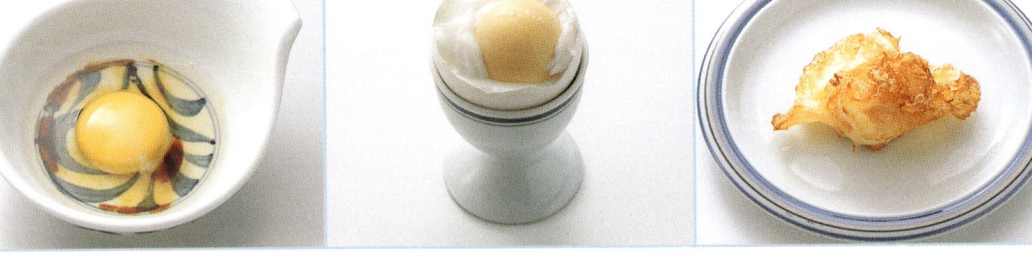

① 生卵

♠=1.0	♥=0		
♣=0	◆=0.1	**1.1点**	**85** kcal

P=7.0g　F=5.7g　C=0.4g　塩=0.6g
糖=0g　コ=231mg　セ=0g　E=0.6mg

② ゆで卵

♠=1.0	♥=0		
♣=0	◆=0	**1.0点**	**83** kcal

P=6.8g　F=5.7g　C=0.2g　塩=0.5g
糖=0g　コ=231mg　セ=0g　E=0.6mg

③ 揚げ卵

♠=1.0	♥=0		
♣=0	◆=1.0	**2.0点**	**159** kcal

P=6.8g　F=13.9g　C=0.2g　塩=0.5g
糖=0g　コ=231mg　セ=0g　E=2.2mg

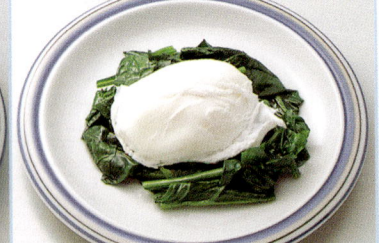

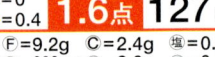

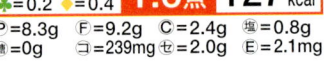

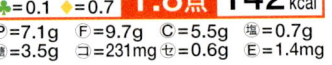

④ 目玉焼き

♠=1.0	♥=0		
♣=+	◆=0.3	**1.3点**	**102** kcal

P=6.8g　F=7.7g　C=0.2g　塩=0.5g
糖=0g　コ=231mg　セ=+　E=1.0mg

⑤ ポーチドエッグ

♠=1.0	♥=0		
♣=0.2	◆=0.4	**1.6点**	**127** kcal

P=8.3g　F=9.2g　C=2.4g　塩=0.8g
糖=0g　コ=239mg　セ=2.0mg　E=2.1mg

⑥ スクランブルエッグ

♠=1.1	♥=0		
♣=0	◆=0.6	**1.7点**	**133** kcal

P=7.1g　F=10.8g　C=0.6g　塩=0.6g
糖=0g　コ=245mg　セ=0g　E=0.7mg

⑦ 厚焼き卵

♠=1.0	♥=0		
♣=0.1	◆=0.7	**1.8点**	**142** kcal

P=7.1g　F=9.7g　C=5.5g　塩=0.7g
糖=3.5g　コ=231mg　セ=0.6g　E=1.4mg

家庭のおかず編　第１群　卵料理（鶏卵・うずらの卵・ピータン）　レシピは147・148ページ

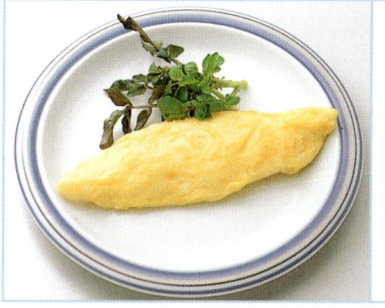

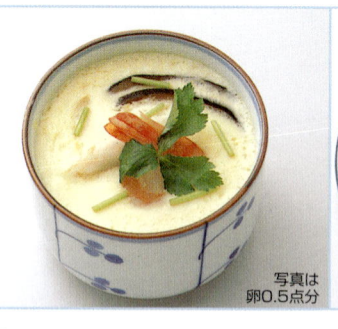

写真は卵0.5点分

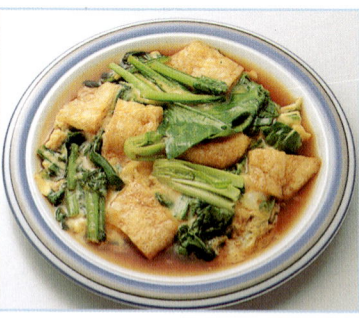

写真は卵1.5点分

8 オムレツ
♠1.1　♥0　♣+　♦0.6　**1.7点**　**133**kcal
P=7.1g　F=10.8g　C=0.6g　塩=0.6g
糖=0g　コ=245mg　セ=0.1g　E=0.7mg

9 茶わん蒸し
♠0.5　♥0.2　♣+　♦0.1　**0.8点**　**61**kcal
P=7.2g　F=3.0g　C=0.8g　塩=1.1g
糖=0g　コ=131mg　セ=0.2g　E=0.4mg

10 卵とじ
♠1.0　♥0.5　♣0.1　♦0.6　**2.2点**　**172**kcal
P=11.1g　F=9.1g　C=9.0g　塩=2.1g
糖=4.0g　コ=231mg　セ=1.6g　E=1.6mg

11 カニたま
♠1.5　♥0.1　♣0.1　♦1.0　**2.7点**　**218**kcal
P=13.6g　F=14.6g　C=5.3g　塩=1.5g
糖=1.5g　コ=357mg　セ=0.7g　E=2.5mg

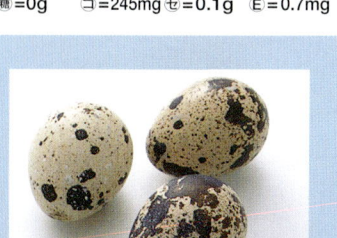

うずらの卵
23g（正味）**=0.5点**　（1点=正味45g）

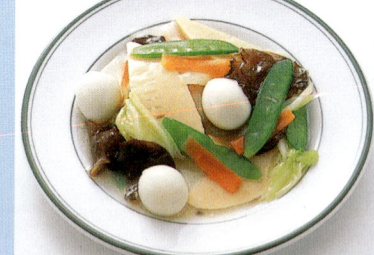

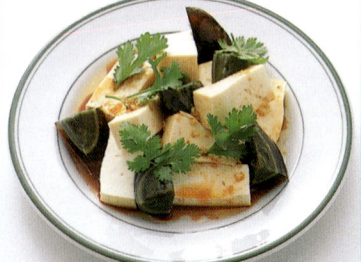

12 五目いため
♠0.5　♥0　♣0.3　♦0.9　**1.7点**　**138**kcal
P=5.1g　F=9.2g　C=8.5g　塩=0.9g
糖=0g　コ=108mg　セ=3.3g　E=2.0mg

ピータン
35g=1.0点

13 ピータン豆腐
♠1.0　♥0.9　♣+　♦0.3　**2.2点**　**176**kcal
P=11.9g　F=12.0g　C=3.6g　塩=1.6g
糖=0.8g　コ=238mg　セ=0.6g　E=1.4mg

家庭のおかず編　第1群　牛乳・乳製品料理（普通牛乳・プロセスチーズ）　レシピは148ページ

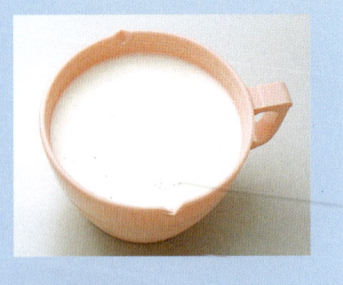

普通牛乳

180g＝1.5点（1点＝120g）

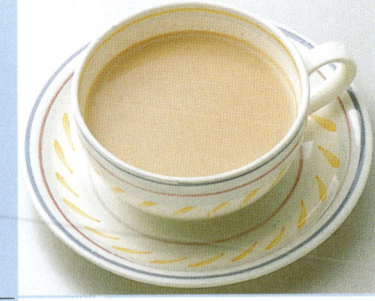

14　カフェオレ

| ♠＝1.5 | ♥＝0 | **1.6点** | **126**kcal |
| ♣＝0 | ♦＝0.1 | | |

Ｐ＝6.2g　Ｆ＝6.8g　Ｃ＝9.6g　塩＝0.2g
糖＝0g　コ＝22mg　セ＝0g　Ｅ＝0.2mg

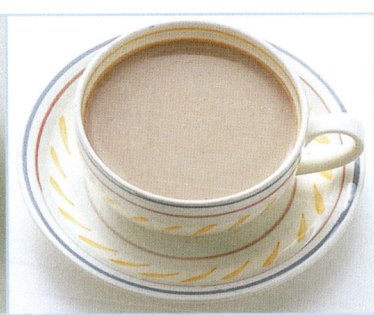

15　ホットココア

| ♠＝1.5 | ♥＝0 | **2.1点** | **171**kcal |
| ♣＝0 | ♦＝0.6 | | |

Ｐ＝7.1g　Ｆ＝8.1g　Ｃ＝20.1g　塩＝0.2g
糖＝9.0g　コ＝22mg　セ＝1.4g　Ｅ＝0.2mg

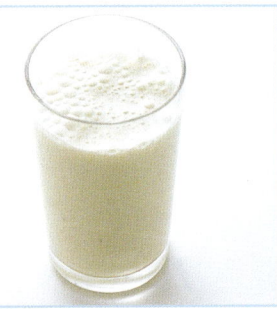

16　バナナミルク

| ♠＝1.5 | ♥＝0 | **2.3点** | **181**kcal |
| ♣＝0.5 | ♦＝0.3 | | |

Ｐ＝6.5g　Ｆ＝6.9g　Ｃ＝24.4g　塩＝0.2g
糖＝4.5g　コ＝22mg　セ＝0.6g　Ｅ＝0.4mg

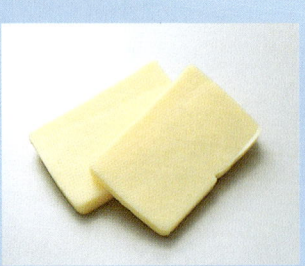

プロセスチーズ

24g＝1.0点

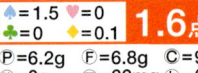

17　チーズトースト

| ♠＝1.0 | ♥＝0 | **3.0点** | **240**kcal |
| ♣＝＋ | ♦＝2.0 | | |

Ｐ＝11.0g　Ｆ＝8.9g　Ｃ＝28.4g　塩＝1.5g
糖＝0g　コ＝19mg　セ＝1.4g　Ｅ＝0.6mg

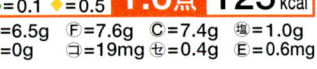

18　カナッペ

| ♠＝1.0 | ♥＝0 | **1.6点** | **125**kcal |
| ♣＝0.1 | ♦＝0.5 | | |

Ｐ＝6.5g　Ｆ＝7.6g　Ｃ＝7.4g　塩＝1.0g
糖＝0g　コ＝19mg　セ＝0.4g　Ｅ＝0.6mg

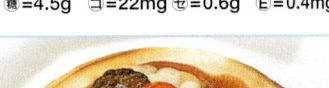

19　ピザ

| ♠＝1.0 | ♥＝1.2 | **4.5点** | **362**kcal |
| ♣＝0.1 | ♦＝2.2 | | |

Ｐ＝16.1g　Ｆ＝16.4g　Ｃ＝37.1g　塩＝3.3g
糖＝0g　コ＝38mg　セ＝2.3g　Ｅ＝1.8mg

家庭のおかず編　第1群　乳製品料理（カテージチーズ・ヨーグルト）　レシピは149ページ

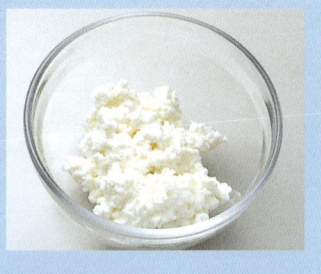

カテージチーズ

38g=0.5点 （1点=75g）

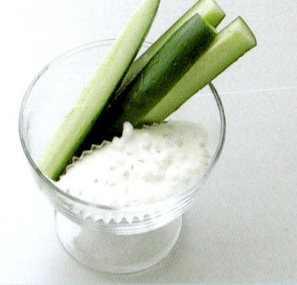

20 ディップ

♠=0.5	♥=0		
♣=0.1	♦=0.5	**1.1点**	**90** kcal

P=6.0g　F=6.1g　C=2.8g　塩=1.0g
糖=0g　コ=17mg　セ=0.8g　E=1.0mg

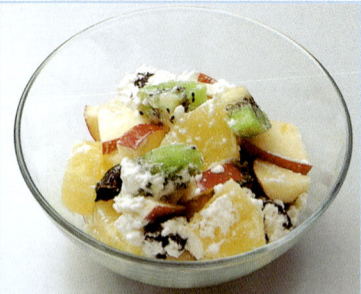

21 フルーツサラダ

♠=0.5	♥=0		
♣=1.1	♦=0	**1.6点**	**127** kcal

P=6.0g　F=1.9g　C=23.7g　塩=0.4g
糖=0g　コ=8mg　セ=2.9g　E=0.8mg

22 チーズドレッシングのサラダ

♠=0.5	♥=0		
♣=0.1	♦=1.0	**1.6点**	**125** kcal

P=5.6g　F=9.8g　C=2.9g　塩=0.9g
糖=0g　コ=8mg　セ=0.7g　E=1.8mg

ヨーグルト（全脂無糖）

130g=1.0点

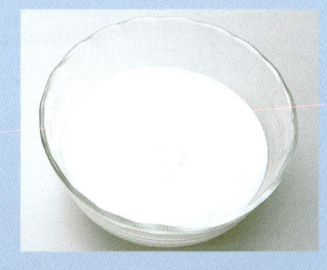

23 ジャムヨーグルト

♠=1.0	♥=0		
♣=＋	♦=0.3	**1.3点**	**100** kcal

P=4.8g　F=3.9g　C=11.0g　塩=0.1g
糖=5.3g　コ=16mg　セ=0.5g　E=0.4mg

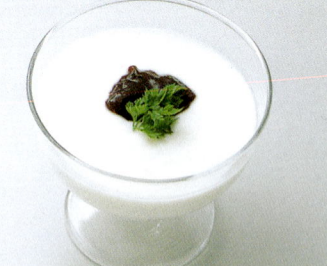

24 フルーツサラダ

♠=1.0	♥=0		
♣=0.9	♦=0.2	**2.1点**	**164** kcal

P=5.9g　F=4.1g　C=27.0g　塩=0.1g
糖=3.0g　コ=16mg　セ=2.7g　E=1.0mg

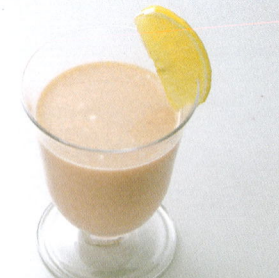

25 ヨーグルトドリンクトマト風味

♠=1.0	♥=0		
♣=0.3	♦=0	**1.3点**	**100** kcal

P=5.4g　F=4.0g　C=11.2g　塩=0.7g
糖=0g　コ=16mg　セ=0.7g　E=0.8mg

家庭のおかず編　第2群　魚料理（アジ・イワシ）　レシピは150ページ

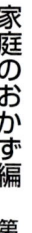

アジ

65g（正味）＝1.0点

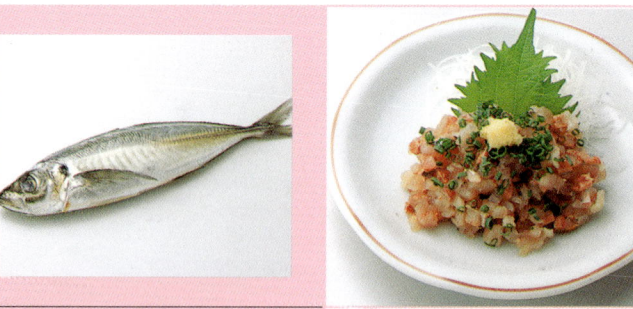

26 たたき

| ♠＝0 | ♥＝1.0 | **1.1点** | **89** kcal |
| ♣＝0.1 | ♦＝＋ | | |

P＝14.2g　F＝2.3g　C＝2.0g　塩＝1.1g
糖＝0g　コ＝50mg　セ＝0.5g　E＝0.3mg

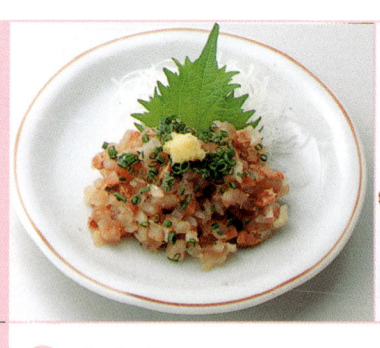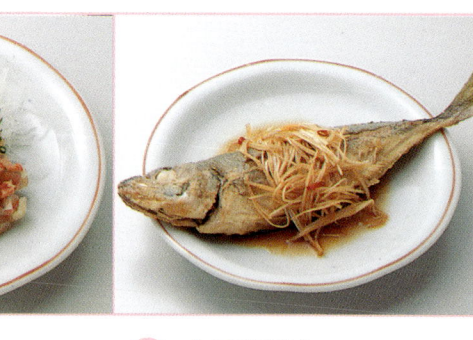

27 南蛮漬け

| ♠＝0 | ♥＝1.0 | **2.1点** | **168** kcal |
| ♣＝0.1 | ♦＝1.0 | | |

P＝14.7g　F＝5.7g　C＝11.7g　塩＝1.5g
糖＝4.5g　コ＝51mg　セ＝0.8g　E＝0.9mg

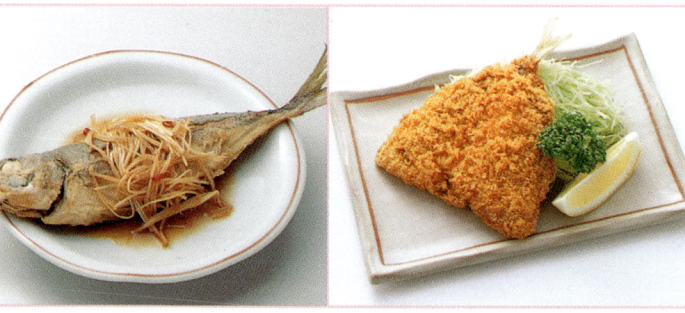

28 フライ

| ♠＝0.3 | ♥＝1.0 | **3.4点** | **272** kcal |
| ♣＝0.1 | ♦＝2.0 | | |

P＝17.0g　F＝17.6g　C＝9.9g　塩＝0.7g
糖＝0g　コ＝108mg　セ＝1.1g　E＝3.0mg

イワシ

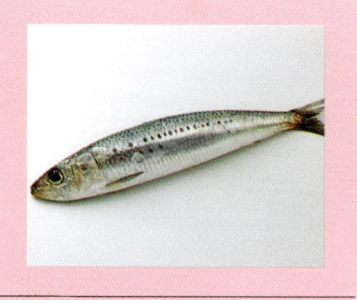

53g（正味）＝1.5点　（1点＝正味35g）

29 刺し身

| ♠＝0 | ♥＝1.5 | **1.6点** | **124** kcal |
| ♣＝0.1 | ♦＝＋ | | |

P＝11.1g　F＝7.4g　C＝2.0g　塩＝1.0g
糖＝0g　コ＝34mg　セ＝0.4g　E＝0.4mg

30 梅煮

| ♠＝0 | ♥＝1.5 | **1.8点** | **140** kcal |
| ♣＝0.1 | ♦＝0.2 | | |

P＝11.3g　F＝7.4g　C＝5.0g　塩＝2.3g
糖＝2.0g　コ＝35mg　セ＝0.5g　E＝0.4mg

31 つみれ

| ♠＝0.2 | ♥＝1.5 | **2.7点** | **216** kcal |
| ♣＝0.2 | ♦＝0.8 | | |

P＝12.9g　F＝14.8g　C＝5.2g　塩＝1.0g
糖＝0g　コ＝77mg　セ＝1.3g　E＝1.7mg

家庭のおかず編　第2群　魚料理（サケ・サバ）　レシピは151・152ページ

サケ（シロサケ）
90g=1.5点　（1点=60g）

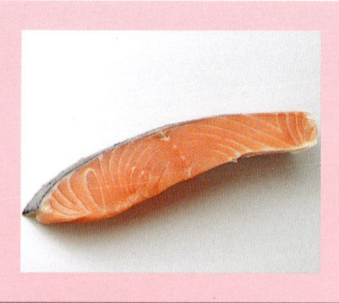

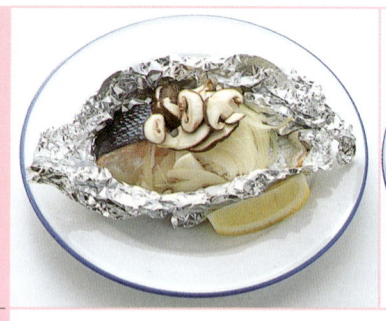 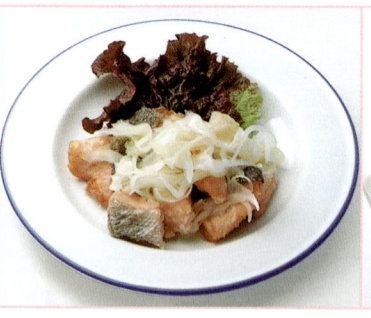 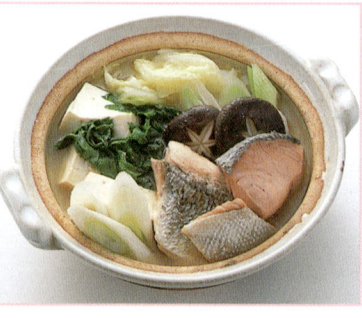

32　ホイル焼き
♠=0　♥=1.5　♣=0.1　♦=0.1　**1.7点**　**139**kcal
P=20.6g　F=4.8g　C=2.8g　塩=0.9g
糖=0g　コ=53mg　セ=0.7g　E=1.3mg

33　マリネ
♠=0　♥=1.5　♣=0.2　♦=1.5　**3.2点**　**252**kcal
P=21.0g　F=14.3g　C=7.7g　塩=1.5g
糖=0g　コ=54mg　セ=1.0g　E=3.3mg
★データは素材に吸収された調味料分のみ計算

34　石狩なべ
♠=0　♥=2.2　♣=0.4　♦=1.0　**3.6点**　**291**kcal
P=32.6g　F=8.6g　C=21.7g　塩=3.8g
糖=0g　コ=53mg　セ=5.6g　E=2.6mg

サバ
80g=2.0点　（1点=40g）

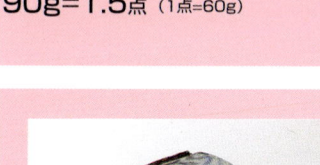

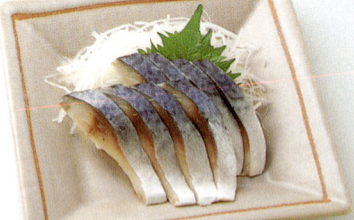 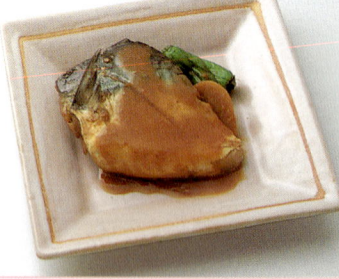

35　しめサバ
♠=0　♥=2.0　♣=0.1　♦=0.1　**2.2点**　**174**kcal
P=17.1g　F=9.7g　C=2.6g　塩=1.5g
糖=0.8g　コ=51mg　セ=0.3g　E=0.8mg
★データは素材に吸収された調味料分のみ計算

36　みそ煮
♠=0　♥=2.0　♣=＋　♦=0.5　**2.5点**　**200**kcal
P=17.6g　F=9.9g　C=6.8g　塩=1.4g
糖=4.5g　コ=51mg　セ=0.4g　E=0.8mg

37　甘酢あんかけ
♠=0　♥=2.0　♣=0.1　♦=1.0　**3.1点**　**246**kcal
P=17.1g　F=13.7g　C=9.6g　塩=1.4g
糖=1.5g　コ=52mg　セ=0.6g　E=1.5mg

家庭のおかず編　第2群　魚介料理（エビ・イカ）　レシピは152・153ページ

エビ
100g（正味）=1.0点

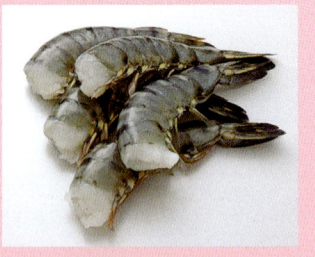

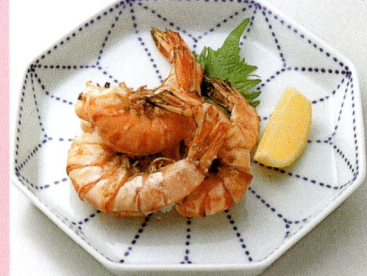

38 塩焼き
♠=0 ♥=1.0 ♣=＋ ♦=0.1　**1.1点　88kcal**
P=18.5g F=0.3g C=1.0g 塩=1.4g
糖=0g コ=150mg セ=0.1g E=1.4mg

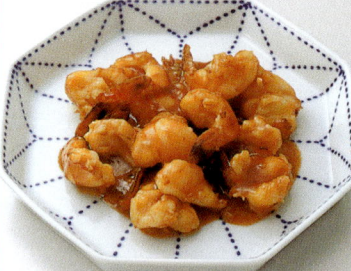
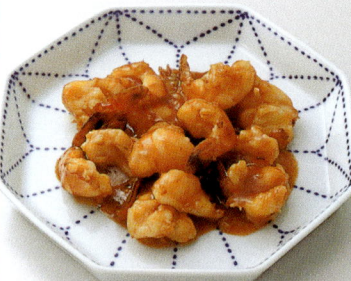

39 チリソースいため
♠=0 ♥=1.0 ♣=0.1 ♦=1.3　**2.4点　192kcal**
P=19.3g F=6.4g C=9.7g 塩=2.2g
糖=3.0g コ=150mg セ=0.6g E=2.8mg

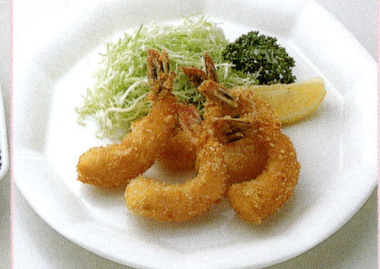

40 フライ
♠=0.3 ♥=1.0 ♣=0.1 ♦=2.3　**3.7点　299kcal**
P=22.1g F=17.7g C=10.9g 塩=1.3g
糖=0g コ=208mg セ=1.0g E=4.6mg

イカ
90g=1.0点

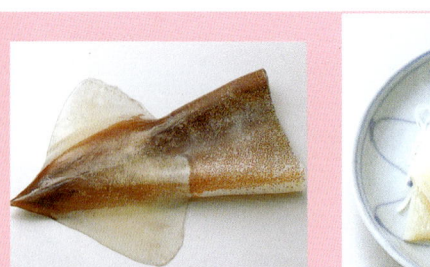

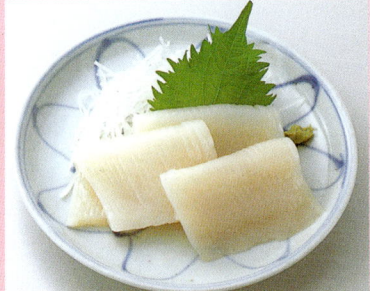

41 刺し身
♠=0 ♥=1.0 ♣=0.1 ♦=＋　**1.1点　89kcal**
P=17.0g F=1.1g C=2.0g 塩=1.6g
糖=0g コ=243mg セ=0.4g E=2.0mg

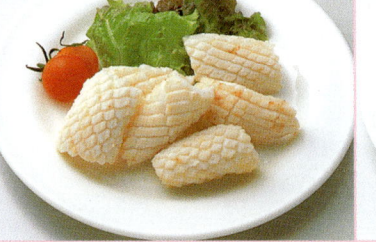
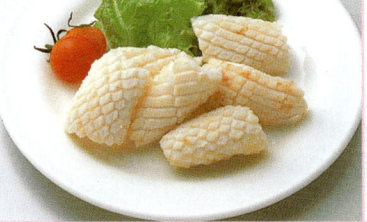

42 バター焼き
♠=0 ♥=1.0 ♣=0.1 ♦=0.6　**1.7点　134kcal**
P=16.6g F=6.0g C=1.5g 塩=1.5g
糖=0g コ=256mg セ=0.3g E=2.2mg

43 リング揚げ
♠=0 ♥=1.0 ♣=＋ ♦=2.3　**3.3点　264kcal**
P=17.7g F=14.6g C=13.9g 塩=1.3g
糖=0g コ=243mg セ=0.4g E=4.5mg

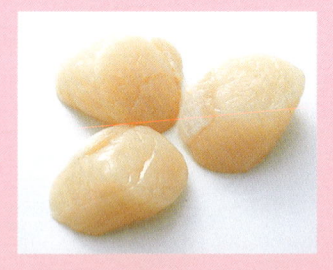

アサリ

80g（正味）=0.3点 （1点=正味270g）

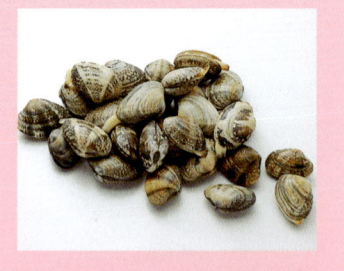

写真は
アサリ0.1点分

44 みそ汁

♠=0	♥=0.1	**0.4点**	**30** kcal
♣=0	♦=0.3		

P=3.2g F=0.7g C=2.6g 塩=2.2g
糖=0g コ=11mg セ=0.5g E=0.2mg

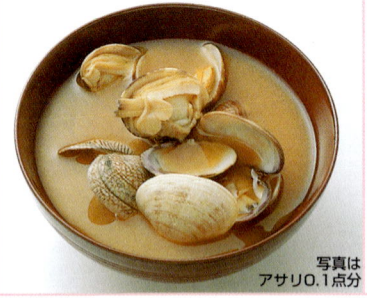

45 酒蒸し

♠=0	♥=0.3	**0.5点**	**42** kcal
♣=＋	♦=0.2		

P=5.1g F=0.3g C=1.3g 塩=2.1g
糖=0g コ=32mg セ=0.2g E=0.4mg

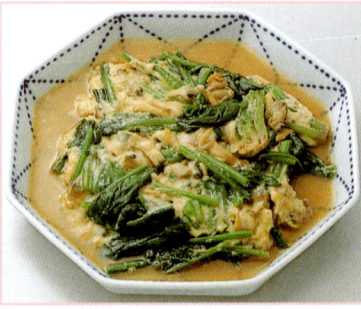

46 卵とじ

♠=1.0	♥=0.3	**1.9点**	**154** kcal
♣=0.1	♦=0.5		

P=13.5g F=6.1g C=8.5g 塩=3.3g
糖=4.0g コ=263mg セ=1.5g E=1.6mg

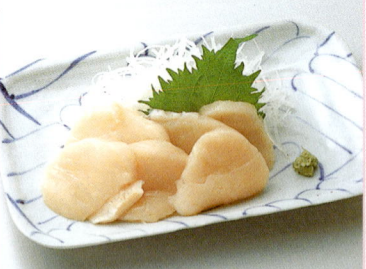

ホタテ（貝柱）

80g=1.0点

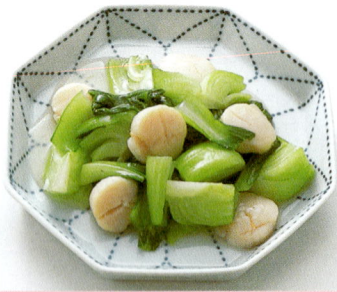

47 刺し身

♠=0	♥=1.0	**1.1点**	**88** kcal
♣=0.1	♦=＋		

P=15.0g F=0.1g C=5.8g 塩=1.1g
糖=0g コ=26mg セ=0.4g E=0.9mg

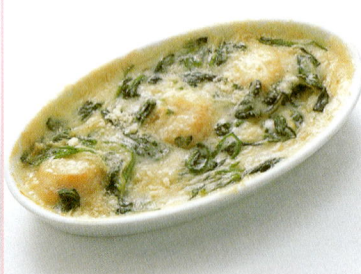

48 青梗菜とのいため物

♠=0	♥=1.0	**1.9点**	**150** kcal
♣=0.1	♦=0.8		

P=15.1g F=6.2g C=6.7g 塩=1.6g
糖=0g コ=27mg セ=1.3g E=2.7mg

49 グラタン

♠=1.7	♥=1.0	**5.2点**	**416** kcal
♣=0.3	♦=2.2		

P=21.1g F=25.1g C=24.8g 塩=2.5g
糖=0g コ=83mg セ=2.8g E=3.6mg

家庭のおかず編　第2群　魚介料理（アサリ・ホタテ）　レシピは153・154ページ

家庭のおかず編　第2群　肉料理（牛もも肉・牛肩肉）　レシピは154・155ページ

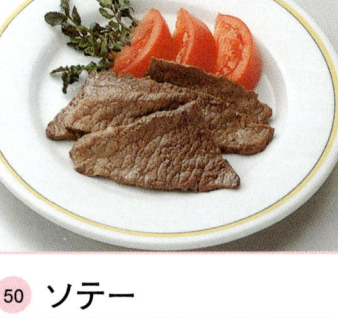

牛もも肉

80g＝2.0点（1点＝40g）

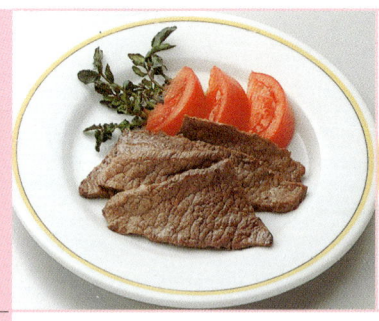

50　ソテー

♠＝0　♥＝2.0
♣＝0.1　♦＝0.5　**2.6点**　**210kcal**

Ｐ＝15.9g　Ｆ＝14.7g　Ｃ＝1.9g　塩＝1.0g
糖＝0g　コ＝55mg　セ＝0.4g　Ｅ＝1.6mg

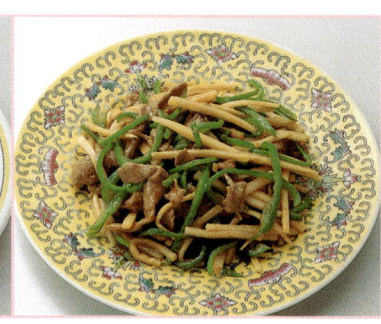

51　チンジャオロースー

♠＝0　♥＝2.0
♣＝0.3　♦＝1.3　**3.6点**　**289kcal**

Ｐ＝19.0g　Ｆ＝17.3g　Ｃ＝11.7g　塩＝2.2g
糖＝1.5g　コ＝55mg　セ＝2.6g　Ｅ＝2.5mg

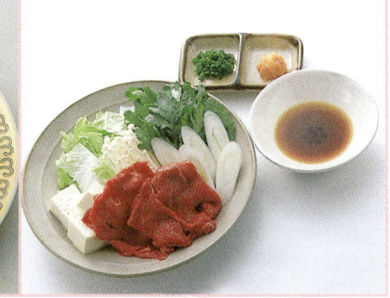

52　しゃぶしゃぶ

♠＝0　♥＝2.5
♣＝0.6　♦＝0.2　**3.3点**　**265kcal**

Ｐ＝23.1g　Ｆ＝13.2g　Ｃ＝13.3g　塩＝2.8g
糖＝0g　コ＝56mg　セ＝4.3g　Ｅ＝1.5mg

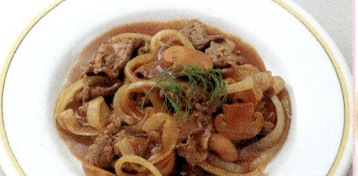

牛肩肉

75g＝2.5点（1点＝30g）

53　ビーフストロガノフ

♠＝0　♥＝2.5
♣＝0.4　♦＝1.6　**4.5点**　**358kcal**

Ｐ＝15.2g　Ｆ＝24.4g　Ｃ＝15.5g　塩＝2.1g
糖＝0g　コ＝59mg　セ＝2.5g　Ｅ＝1.7mg

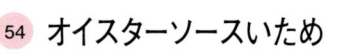

54　オイスターソースいため

♠＝0　♥＝2.5
♣＝0.1　♦＝1.0　**3.6点**　**288kcal**

Ｐ＝14.7g　Ｆ＝20.8g　Ｃ＝7.9g　塩＝2.5g
糖＝1.5g　コ＝48mg　セ＝1.3g　Ｅ＝2.2mg

55　すき焼き

♠＝0　♥＝3.3
♣＝0.2　♦＝1.4　**4.9点**　**388kcal**

Ｐ＝22.0g　Ｆ＝20.1g　Ｃ＝24.7g　塩＝4.1g
糖＝13.5g　コ＝49mg　セ＝4.0g　Ｅ＝1.7mg

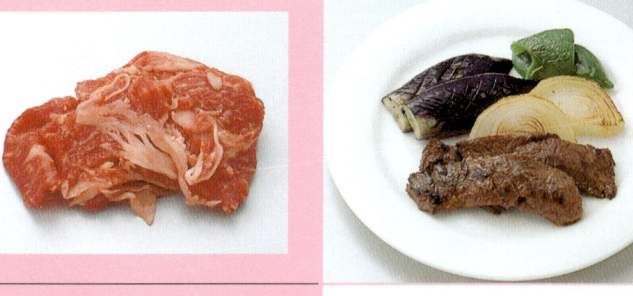

牛バラ肉

90g＝5.0点（1点＝18g）

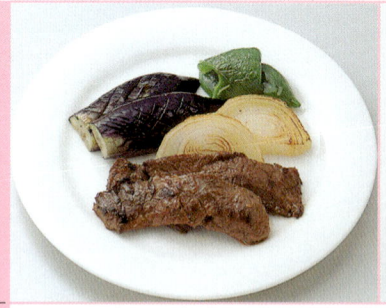

56 焼き肉

♠=0	♥=5.0	**7.4点**	**594**kcal
♣=0.5	◆=1.9		

Ⓟ14.1g　Ⓕ50.5g　Ⓒ15.3g　塩=3.3g
糖=3.2g　コ=74mg　セ=2.9g　Ⓔ=3.1mg

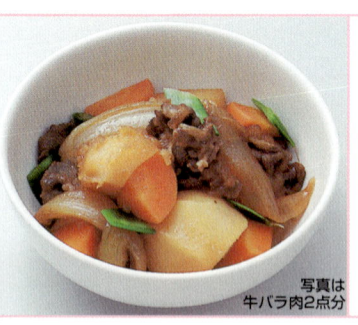

写真は
牛バラ肉2点分

57 肉じゃが

♠=0	♥=2.0	**4.7点**	**374**kcal
♣=1.7	◆=1.0		

Ⓟ8.3g　Ⓕ19.1g　Ⓒ41.8g　塩=2.4g
糖=9.0g　コ=28mg　セ=3.2g　Ⓔ=1.1mg

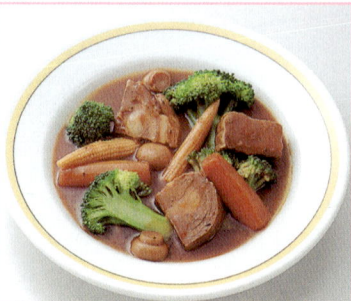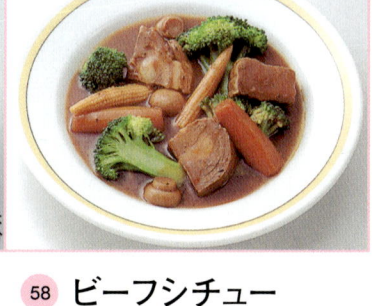

58 ビーフシチュー

♠=0	♥=5.0	**7.1点**	**568**kcal
♣=0.6	◆=1.5		

Ⓟ16.2g　Ⓕ45.8g　Ⓒ15.4g　塩=2.2g
糖=0g　コ=75mg　セ=5.4g　Ⓔ=3.0mg

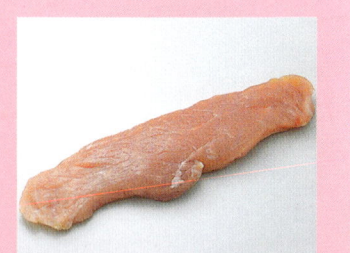

豚もも肉

90g＝2.0点（1点＝45g）

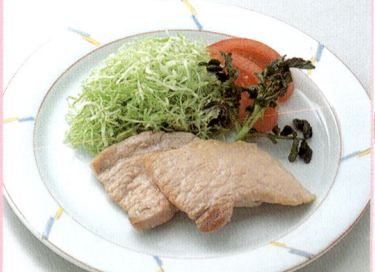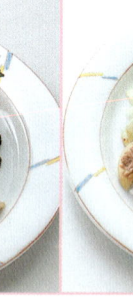

59 ソテー

♠=0	♥=2.0	**3.0点**	**237**kcal
♣=0.2	◆=0.8		

Ⓟ19.3g　Ⓕ15.3g　Ⓒ4.2g　塩=0.8g
糖=0g　コ=60mg　セ=1.1g　Ⓔ=1.9mg

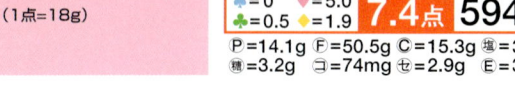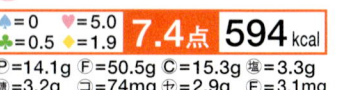

60 野菜とのいため物

♠=0	♥=2.0	**3.3点**	**261**kcal
♣=0.5	◆=0.8		

Ⓟ19.8g　Ⓕ15.4g　Ⓒ8.8g　塩=1.5g
糖=0g　コ=61mg　セ=2.4g　Ⓔ=1.7mg

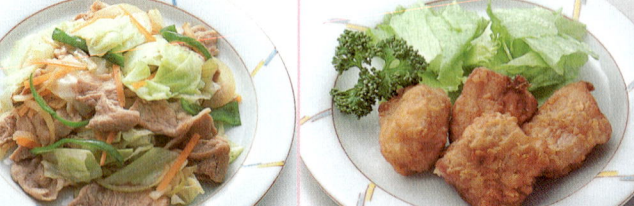

61 立田揚げ

♠=0	♥=2.0	**2.9点**	**234**kcal
♣=＋	◆=0.9		

Ⓟ19.3g　Ⓕ13.7g　Ⓒ5.6g　塩=1.4g
糖=0g　コ=60mg　セ=0.3g　Ⓔ=1.2mg

家庭のおかず編　第2群　肉料理（牛バラ肉・豚もも肉）　レシピは155・156ページ

113

家庭のおかず編　第2群　肉料理（豚ロース肉・豚バラ肉）　レシピは156・157ページ

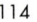

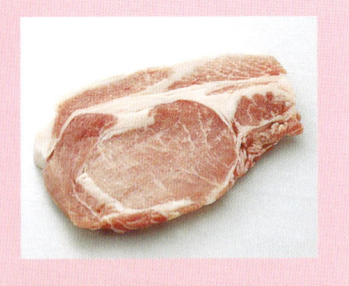

豚ロース肉
90g=3.0点 （1点=30g）

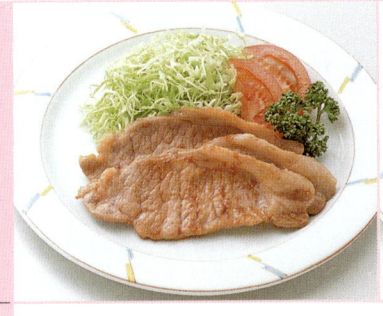

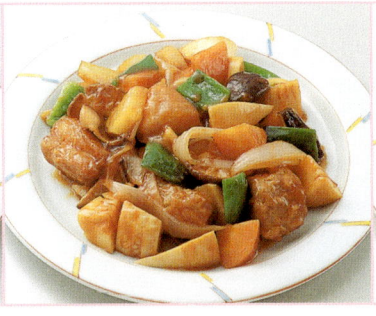

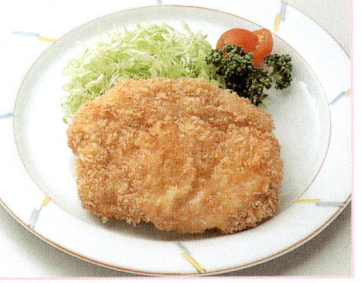

62 しょうが焼き
♠=0 ♥=3.0 ♣=0.2 ♦=0.9　**4.1点**　**330**kcal
P:19.1g F:23.4g C:7.9g 塩:1.8g
糖:2.3g コ:55mg セ:1.1g E:1.9mg

63 酢豚
♠=0 ♥=3.0 ♣=0.5 ♦=2.3　**5.8点**　**467**kcal
P:21.3g F:28.1g C:30.1g 塩:3.1g
糖:4.5g コ:56mg セ:4.4g E:3.5mg

64 とんカツ
♠=0.3 ♥=3.0 ♣=0.1 ♦=2.6　**6.0点**　**481**kcal
P:21.4g F:36.8g C:12.4g 塩:1.1g
糖:0g コ:113mg セ:1.2g E:3.9mg

豚バラ肉
20g=1.0点 （1点=21g）

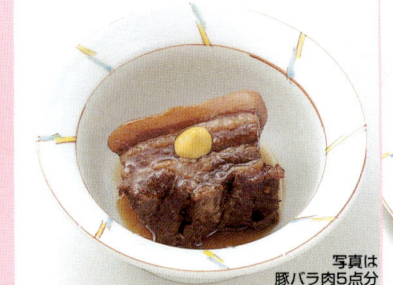

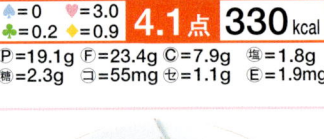

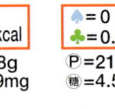

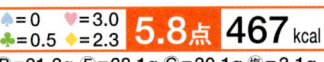

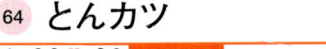

写真は豚バラ肉5点分

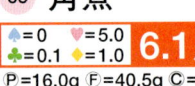
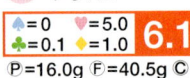
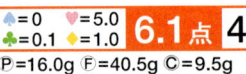
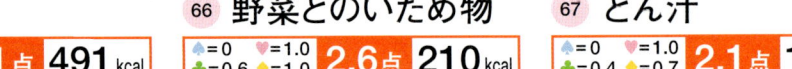

65 角煮
♠=0 ♥=5.0 ♣=0.1 ♦=1.0　**6.1点**　**491**kcal
P:16.0g F:40.5g C:9.5g 塩:1.9g
糖:6.0g コ:74mg セ:0.5g E:1.4mg

66 野菜とのいため物
♠=0 ♥=1.0 ♣=0.6 ♦=1.0　**2.6点**　**210**kcal
P:5.3g F:15.2g C:13.0g 塩:1.9g
糖:0.5g コ:15mg セ:3.3g E:2.0mg

67 とん汁
♠=0 ♥=1.0 ♣=0.4 ♦=0.7　**2.1点**　**167**kcal
P:6.1g F:10.6g C:11.5g 塩:2.2g
糖:0g コ:14mg セ:3.1g E:1.0mg

家庭のおかず編　第2群　肉料理（鶏もも肉・鶏胸肉）　レシピは157・158ページ

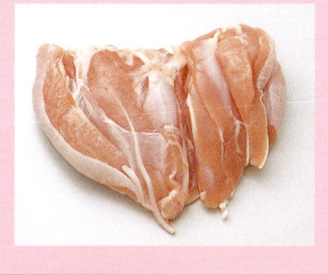

鶏もも肉（皮なし）
70g＝1.0点

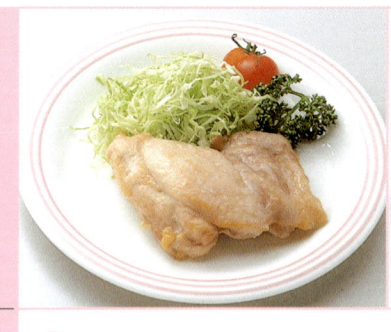

68　ソテー

| ♠=0 | ♥=1.0 | **1.8点** | **147kcal** |
| ♣=0.1 | ♦=0.7 | | |

P=13.7g　F=8.8g　C=2.4g　塩=0.8g
糖=0g　コ=65mg　セ=0.7g　E=1.4mg

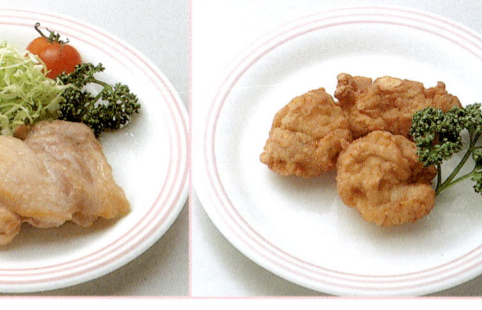

69　フライドチキン

| ♠=0 | ♥=1.0 | **1.8点** | **147kcal** |
| ♣=+ | ♦=0.8 | | |

P=13.9g　F=6.4g　C=6.9g　塩=1.1g
糖=0g　コ=64mg　セ=0.3g　E=0.8mg

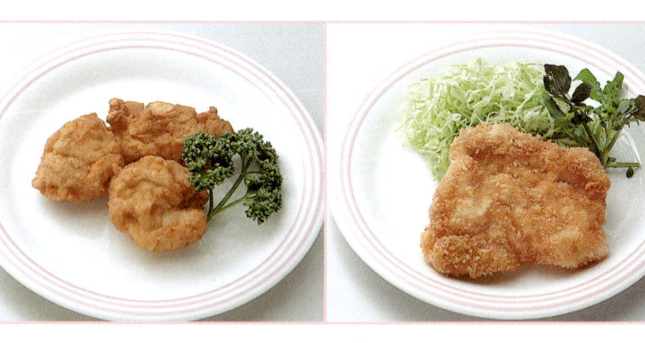

70　チキンカツ

| ♠=0.3 | ♥=1.0 | **3.7点** | **297kcal** |
| ♣=0.1 | ♦=2.3 | | |

P=16.8g　F=20.1g　C=10.2g　塩=0.8g
糖=0g　コ=122mg　セ=1.0g　E=3.3mg

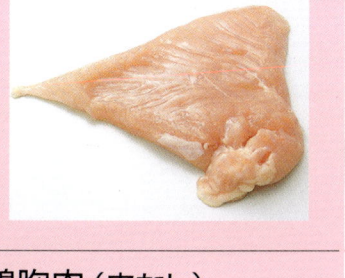

鶏胸肉（皮なし）
75g＝1.0点

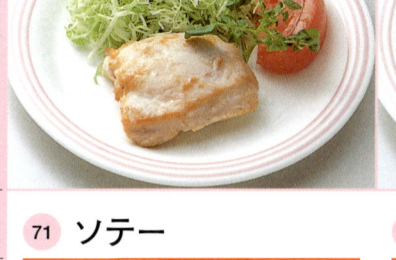

71　ソテー

| ♠=0 | ♥=1.0 | **1.9点** | **153kcal** |
| ♣=0.2 | ♦=0.7 | | |

P=17.5g　F=7.2g　C=4.0g　塩=0.8g
糖=0g　コ=53mg　セ=1.1g　E=1.8mg

72　照り焼き

| ♠=0 | ♥=1.0 | **2.1点** | **165kcal** |
| ♣=+ | ♦=1.1 | | |

P=17.5g　F=7.1g　C=4.9g　塩=1.4g
糖=3.0g　コ=53mg　セ=0.1g　E=1.3mg

73　立田揚げ

| ♠=0 | ♥=1.0 | **1.9点** | **150kcal** |
| ♣=0.1 | ♦=0.8 | | |

P=18.1g　F=5.0g　C=5.9g　塩=1.4g
糖=0g　コ=53mg　セ=0.6g　E=1.2mg

家庭のおかず編 第2群 肉料理（鶏ささ身・豚レバー） レシピは158・159ページ

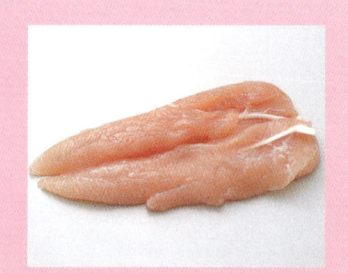

鶏ささ身

75g＝1.0点

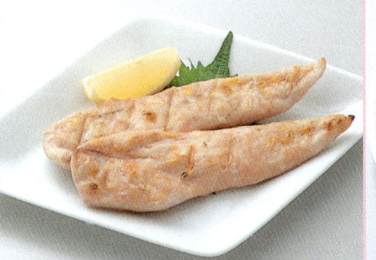

74 刺し身

♠＝0	♥＝1.0	**1.2点**	**95** kcal
♣＝0.1	◆＝0.1		

Ｐ＝18.2g　Ｆ＝0.7g　Ｃ＝3.1g　塩＝1.1g
糖＝0g　コ＝50mg　セ＝0.8g　Ｅ＝0.2mg

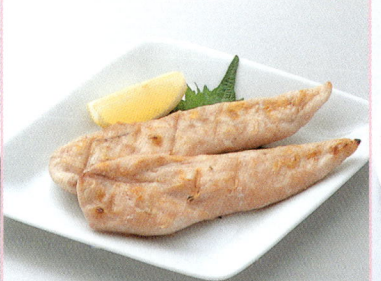

75 塩焼き

♠＝0	♥＝1.0	**1.0点**	**83** kcal
♣＝＋	◆＝＋		

Ｐ＝17.3g　Ｆ＝0.6g　Ｃ＝0.6g　塩＝0.8g
糖＝0g　コ＝50mg　セ＝0.1g　Ｅ＝0.2mg

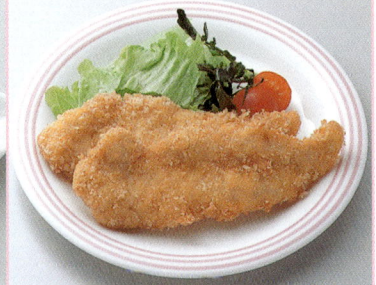

76 フライ

♠＝0.3	♥＝1.0	**3.7点**	**292** kcal
♣＝0.1	◆＝2.3		

Ｐ＝20.7g　Ｆ＝18.0g　Ｃ＝9.7g　塩＝0.7g
糖＝0g　コ＝108mg　セ＝0.7g　Ｅ＝3.4mg

豚レバー

65g＝1.0点

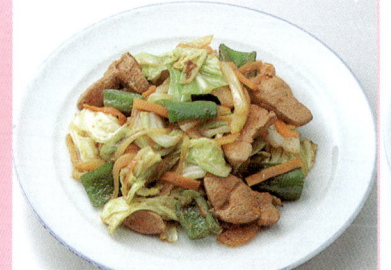

77 みそいため

♠＝0	♥＝1.0	**3.1点**	**250** kcal
♣＝0.5	◆＝1.6		

Ｐ＝16.0g　Ｆ＝12.9g　Ｃ＝14.6g　塩＝1.9g
糖＝1.5g　コ＝163mg　セ＝3.0g　Ｅ＝2.6mg

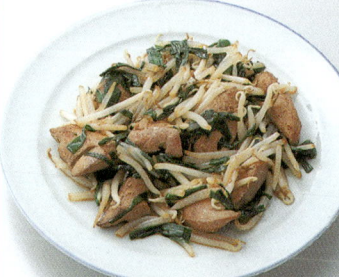

78 レバにらいため

♠＝0	♥＝1.0	**2.8点**	**220** kcal
♣＝0.3	◆＝1.5		

Ｐ＝16.2g　Ｆ＝12.3g　Ｃ＝9.2g　塩＝1.8g
糖＝3.0g　コ＝163mg　セ＝1.7g　Ｅ＝2.8mg

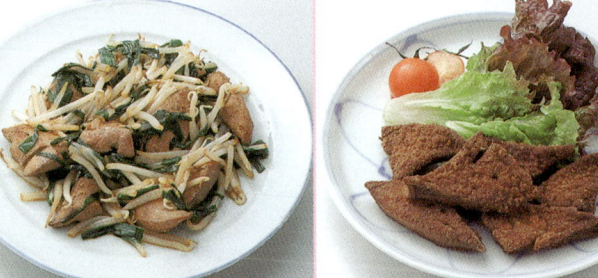

79 香り揚げ

♠＝0	♥＝1.0	**2.0点**	**160** kcal
♣＝0.1	◆＝0.9		

Ｐ＝14.4g　Ｆ＝5.6g　Ｃ＝11.4g　塩＝1.4g
糖＝2.0g　コ＝163mg　セ＝0.5g　Ｅ＝1.1mg

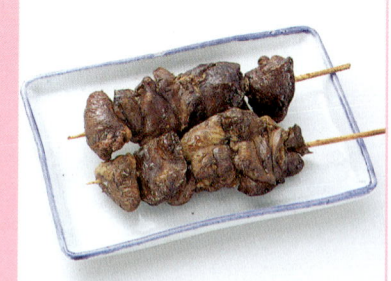

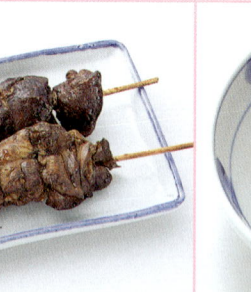

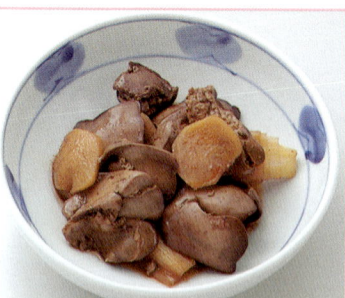

鶏レバー

70g=1.0点

80 焼きとり

♠=0	♥=1.0	**1.0点**	**78** kcal
♣=0	◆=0		

Ⓟ=13.2g Ⓕ=2.2g Ⓒ=0.4g 塩=0.8g
糖=0g コ=259mg セ=0g Ｅ=0.3mg

81 甘辛煮

♠=0	♥=1.0	**1.3点**	**107** kcal
♣=＋	◆=0.3		

Ⓟ=14.0g Ⓕ=2.2g Ⓒ=7.2g 塩=1.4g
糖=4.5g コ=259mg セ=0.4g Ｅ=0.3mg

82 ガーリックソテー

♠=0	♥=1.0	**1.8点**	**142** kcal
♣=0.1	◆=0.7		

Ⓟ=13.8g Ⓕ=8.2g Ⓒ=2.1g 塩=1.1g
糖=0g コ=259mg セ=0.4g Ｅ=1.5mg

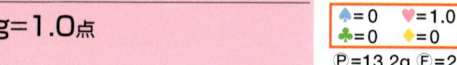

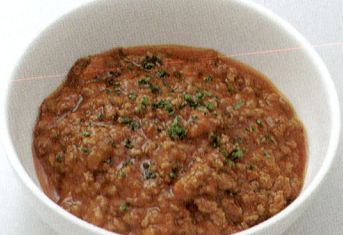

牛ひき肉

70g=2.0点 （1点=35g）

83 ミートボール

♠=0.3	♥=2.0	**3.3点**	**267** kcal
♣=0.1	◆=0.9		

Ⓟ=16.6g Ⓕ=16.4g Ⓒ=10.7g 塩=1.5g
糖=1.5g コ=105mg セ=0.8g Ｅ=1.5mg

84 ミートソース

♠=0	♥=2.0	**3.7点**	**297** kcal
♣=0.5	◆=1.2		

Ⓟ=15.1g Ⓕ=17.0g Ⓒ=11.9g 塩=2.4g
糖=0g コ=47mg セ=2.7g Ｅ=3.2mg

85 ハンバーグ

♠=0.3	♥=2.0	**4.1点**	**331** kcal
♣=0.4	◆=1.4		

Ⓟ=18.6g Ⓕ=20.2g Ⓒ=17.5g 塩=2.4g
糖=1.0g コ=109mg セ=3.3g Ｅ=3.1mg

家庭のおかず編　第2群　肉料理（鶏レバー・牛ひき肉）　レシピは159・160ページ

❤

家庭のおかず編

第2群 肉料理（豚ひき肉・鶏ひき肉）

レシピは160・161ページ

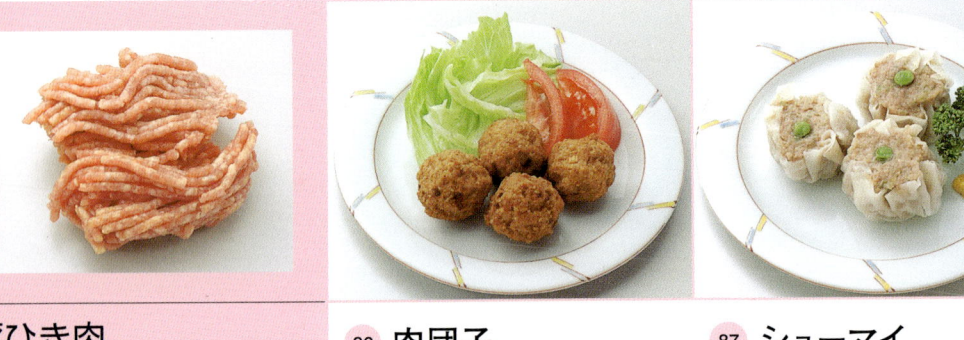

豚ひき肉

70g＝2.0点（1点＝35g）

86 肉団子

| ♠=0.3 | ♥=2.0 | **3.1点** | **246** kcal |
| ♣=0.2 | ♦=0.6 | | |

Ⓟ=15.6g Ⓕ=17.1g Ⓒ=5.7g 塩=1.2g
糖=0g ⊐=111mg セ=1.1g Ⓔ=1.9mg

87 シューマイ

| ♠=0 | ♥=2.0 | **3.2点** | **258** kcal |
| ♣=0.3 | ♦=0.9 | | |

Ⓟ=15.0g Ⓕ=13.6g Ⓒ=16.9g 塩=1.9g
糖=0.8g ⊐=54mg セ=1.1g Ⓔ=0.5mg

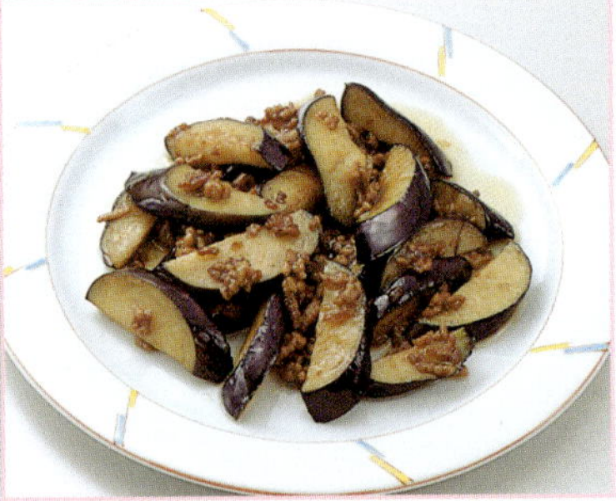

88 なすとのいため物

| ♠=0 | ♥=2.0 | **3.6点** | **290** kcal |
| ♣=0.5 | ♦=1.1 | | |

Ⓟ=16.4g Ⓕ=19.1g Ⓒ=12.3g 塩=2.2g
糖=1.5g ⊐=55mg セ=3.7g Ⓔ=2.3mg

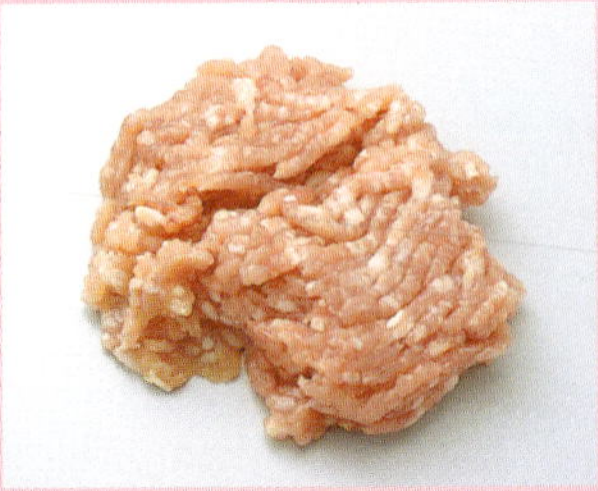

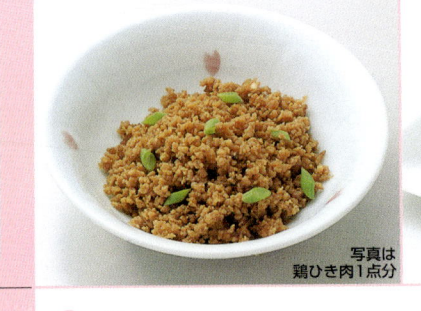

写真は
鶏ひき肉1点分

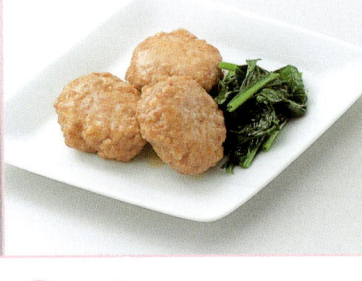

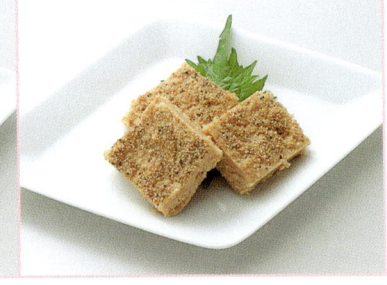

鶏ひき肉

75g＝1.5点（1点＝50g）

89 そぼろ

| ♠=0 | ♥=1.0 | **1.2点** | **99** kcal |
| ♣=＋ | ♦=0.2 | | |

Ⓟ=10.9g Ⓕ=4.2g Ⓒ=3.8g 塩=0.7g
糖=3.0g ⊐=38mg セ=0.2g Ⓔ=0.1mg

90 つくね

| ♠=0.3 | ♥=1.5 | **2.3点** | **187** kcal |
| ♣=0.1 | ♦=0.4 | | |

Ⓟ=18.6g Ⓕ=7.7g Ⓒ=7.4g 塩=1.7g
糖=3.0g ⊐=114mg セ=0.9g Ⓔ=0.6mg

91 松風焼き

| ♠=0.3 | ♥=1.5 | **2.5点** | **202** kcal |
| ♣=＋ | ♦=0.7 | | |

Ⓟ=18.8g Ⓕ=9.1g Ⓒ=8.0g 塩=1.7g
糖=3.0g ⊐=114mg セ=0.6g Ⓔ=0.6mg

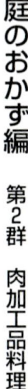

家庭のおかず編　第2群　肉加工品料理（ロースハム・ウインナソーセージ）　レシピは161・162ページ

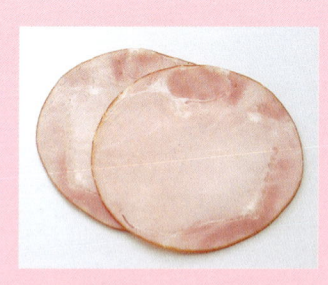

ロースハム

40g＝1.0点

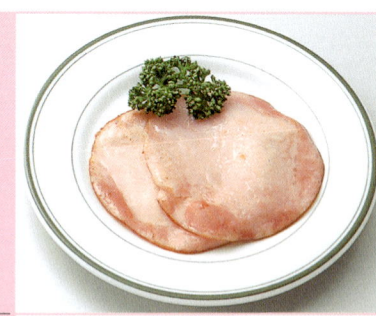

92　ソテー

♠＝0	♥＝1.0	**1.5点**	**116** kcal
♣＝＋	◆＝0.5		

Ⓟ＝6.6g　Ⓕ＝9.6g　Ⓒ＝0.6g　塩＝1.0g
糖＝0g　コ＝16mg　セ＝＋　Ⓔ＝0.9mg

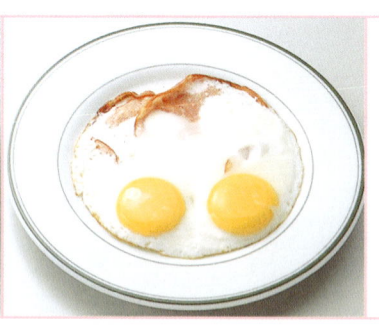

93　ハムエッグ

♠＝2.0	♥＝1.0	**3.8点**	**300** kcal
♣＝0	◆＝0.8		

Ⓟ＝20.1g　Ⓕ＝22.9g　Ⓒ＝0.9g　塩＝1.9g
糖＝0g　コ＝478mg　セ＝0g　Ⓔ＝2.5mg

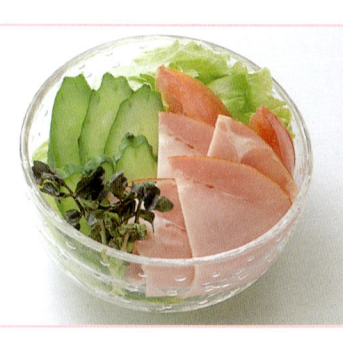

94　サラダ

♠＝0	♥＝1.0	**1.9点**	**150** kcal
♣＝0.2	◆＝0.7		

Ⓟ＝7.4g　Ⓕ＝11.7g　Ⓒ＝4.0g　塩＝1.5g
糖＝0g　コ＝16mg　セ＝1.0g　Ⓔ＝1.8mg

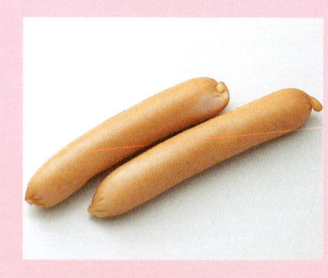

ウインナソーセージ

38g＝1.5点（1点＝25g）

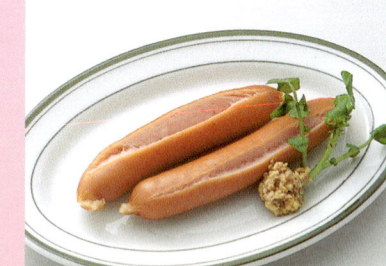

95　ゆで

♠＝0	♥＝1.5	**1.6点**	**129** kcal
♣＝＋	◆＝0.1		

Ⓟ＝5.3g　Ⓕ＝11.3g　Ⓒ＝1.6g　塩＝0.8g
糖＝0g　コ＝22mg　セ＝0.1g　Ⓔ＝0.2mg

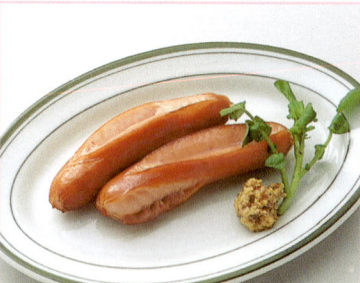

96　ソテー

♠＝0	♥＝1.5	**2.1点**	**166** kcal
♣＝＋	◆＝0.6		

Ⓟ＝5.3g　Ⓕ＝15.3g　Ⓒ＝1.6g　塩＝0.8g
糖＝0g　コ＝22mg　セ＝0.1g　Ⓔ＝1.0mg

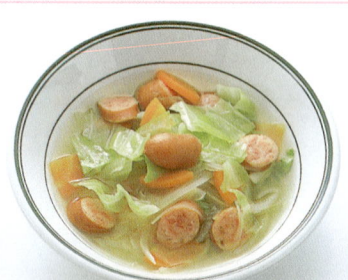

97　スープ煮

♠＝0	♥＝1.5	**1.9点**	**154** kcal
♣＝0.4	◆＝＋		

Ⓟ＝6.1g　Ⓕ＝11.0g　Ⓒ＝8.6g　塩＝1.9g
糖＝0g　コ＝22mg　セ＝1.9g　Ⓔ＝0.3mg

豆類の食品成分表

納豆　40g = 1.0点

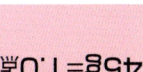

101 納豆（しょうゆ）
92 kcal　1.2点
P=7.3g　F=4.3g　C=6.5g　E=2.8g　E=0.5mg
■=0　◆=0.2　◇=0.1　＝＋　鍋=0　塩=1.0g

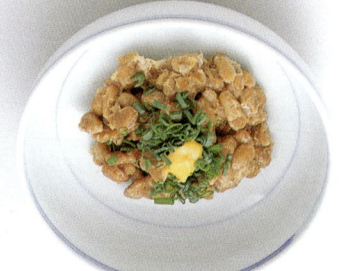

102 にら納豆
88 kcal　1.1点
P=7.4g　F=4.9g　C=6.2g　E=3.2g　E=1.0mg
■=0　◆=0.2　◇=0.1　＝＋　鍋=0　塩=0.9g

103 マグロ納豆
140 kcal　1.8点
P=18.0g　F=5.9g　C=4.9g　E=2.4g　E=1.1mg
■=0　◆=0.2　◇=1.6　＝＋　鍋=20mg　塩=1.3g

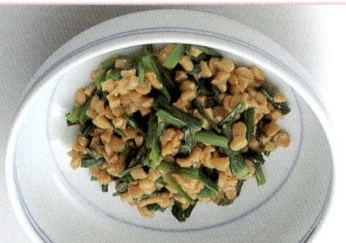

ゆで大豆　45g = 1.0点

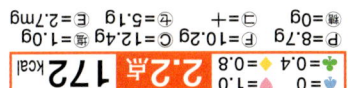

98 五目豆
152 kcal　1.9点
P=14.4g　F=4.1g　C=21.4g　E=5.9g　E=1.1mg
■=0　◆=0.5　◇=1.0　＝＋　鍋=0　塩=1.4g

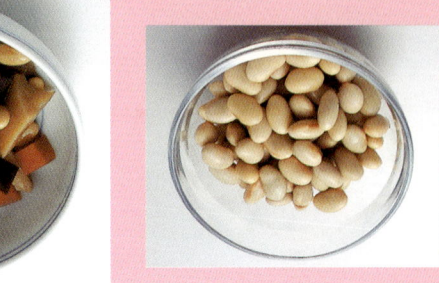

99 ポークビーンズ
211 kcal　2.6点
P=14.8g　F=8.9g　C=19.3g　E=6.3g　E=3.5mg
■=0　◆=0.6　◇=1.4　＝＋　鍋=16mg　塩=1.8g

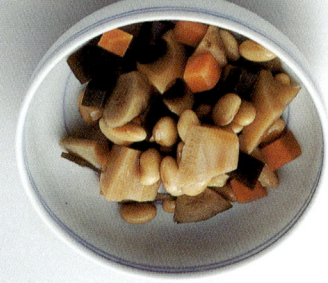

100 サラダ
172 kcal　2.2点
P=8.7g　F=10.2g　C=12.4g　E=5.1g　E=2.7mg
■=0　◆=0.4　◇=0.8　＝＋　鍋=0　塩=1.0g

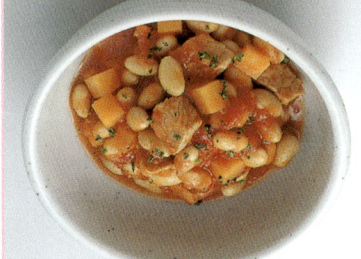

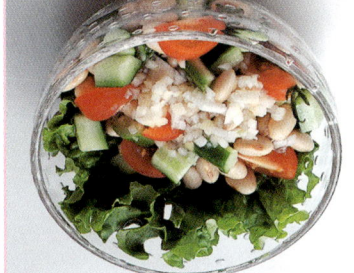

豆腐・豆腐加工品・種実（ナッツ）類 等

絹ごし豆腐
90g = 1.0点

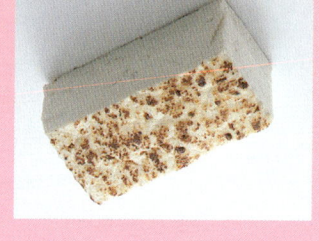

もめん豆腐
110g = 1.0点

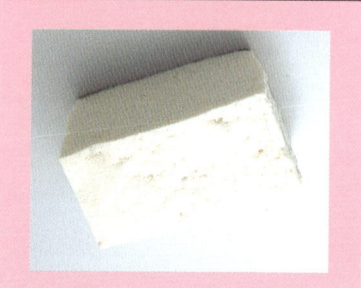

---

107 白菜との煮浸し 116 kcal 1.5点
P=7.5g F=5.2g C=1.7g 塩=1.0g 鉄=0.4 ♥=0.1 ◆=0 ✚=1.0 食=0.8 ★=0.6g ◇=1.1g ◎=0mg ✦=0.6mg

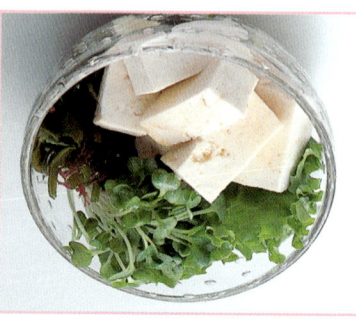

108 いり豆腐 188 kcal 2.4点
P=11.7g F=12.1g C=6.6g 塩=1.8g 鉄=1.5 ♥=0.5 ◆=0 ✚=1.0 食=0.8 ★=1.8g ◇=1.8g ◎=116mg ✦=1.7mg

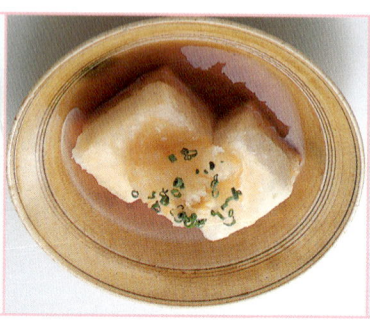

109 すき焼き風煮物 290 kcal 3.6点
P=17.1g F=19.0g C=10.8g 塩=1.9g 鉄=2.6 ♥=0 ◆=0.1 ✚=0.9 食=5.0g ★=2.3g ◇=32mg ✦=1.9mg

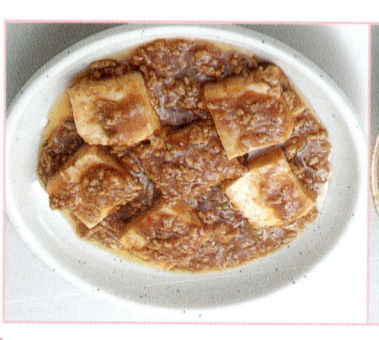

---

104 豆腐サラダ 111 kcal 1.4点
P=8.5g F=6.7g C=4.0g 塩=1.2g 鉄=1.4 ♥=0 ◆=0.1 ✚=1.0 食=0.3 ★=1.2g ◇=1.2g ◎=0mg ✦=1.2mg

105 揚げ出し豆腐 185 kcal 2.3点
P=8.4g F=10.2g C=13.1g 塩=1.8g 鉄=1.3 ♥=0 ◆=0.1 ✚=1.0 食=1.2 ★=3.0g ◇=1.0g ⊕=1.0g ✦=1.8mg

106 麻婆豆腐 255 kcal 3.2点
P=15.9g F=16.9g C=8.2g 塩=1.9g 鉄=2.2 ♥=0 ◆=0.1 ✚=0.9 食=1.2 ★=3.0g ◇=2.0g ⊕=31mg ✦=2.1mg

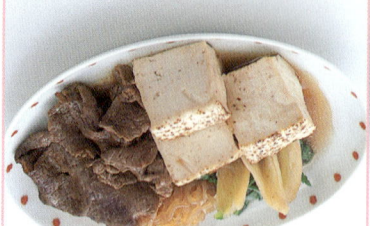
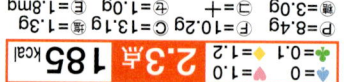
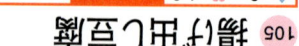
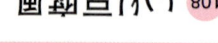
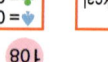
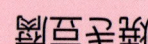
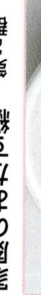

豆腐・大豆製品 第２群 油揚げ・厚揚げ

厚揚げ

55g=1.0点

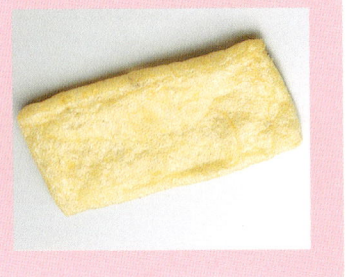

110 網焼き
94 kcal 1.2点
P=6.6g ⬥=0.1 ➕=0 ✚=0
F=6.3g ◆=1.0 ◇=0.9 ☐=0.8mg
C=2.7g ✦=0.3 ▽=0g E=0.8mg

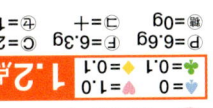

111 煮物
144 kcal 1.8点
P=7.3g ⬥=0.1 ➕=0 ✚=0
F=6.3g ◆=1.0 ◇=1.4g ☐=1.1mg
C=11.7g ✦=0.7 ▽=1.3g E=1.1mg

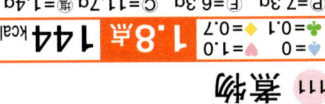

112 中国風いため物
210 kcal 2.6点
P=9.1g ⬥=0.4 ➕=0 ✚=0
F=13.4g ◆=1.0 ◇=1.5g ☐=2.0g
C=13.1g ✦=1.2 ▽=3.8g E=2.3mg

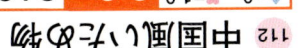

油揚げ

20g=1.0点（1枚=21g）

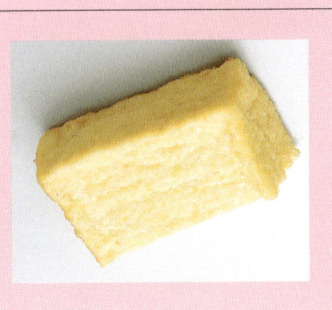

113 網焼き
80 kcal 1.0点
P=3.9g ⬥=0.1 ➕=0 ✚=0
F=6.6g ◆=1.0 ◇=0.9g ☐=0g
C=0.3g ✦=0.3 ▽=0.3g E=0.6mg

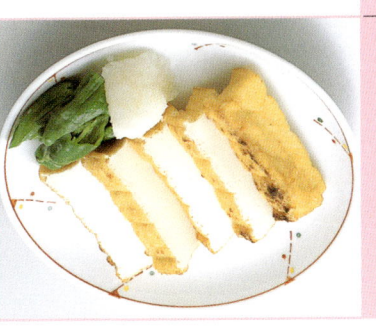

114 小松菜との煮浸し
111 kcal 1.4点
P=5.6g ⬥=0 ➕=0 ✚=0
F=6.8g ◆=1.0 ◇=1.1g ☐=2.3g
C=6.3g ✦=0.3 ▽=1.7g E=1.2mg

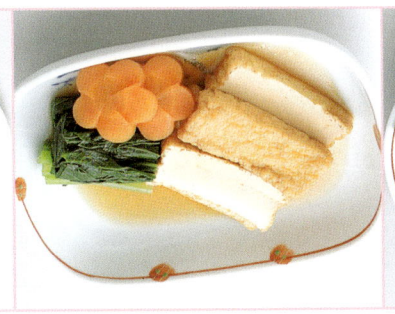

115 稲荷
285 kcal 3.6点
P=19.0g ⬥=2.0 ➕=0.1 ✚=0
F=18.1g ◆=1.0 ◇=6.6g ☐=462mg
C=30g ✦=0.5 ▽=1.3g E=2.6mg

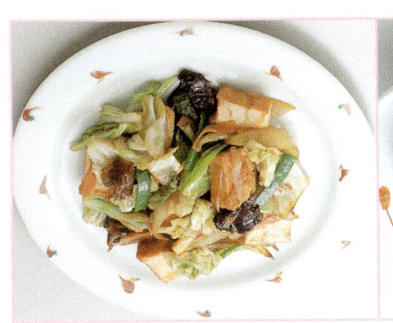

家庭のおかず編　第2群　豆製品料理（がんもどき・凍り豆腐）　レシピは165・166ページ

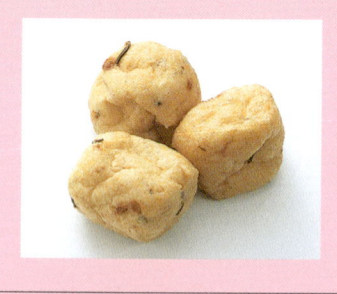

がんもどき

70g=2.0点 （1点=35g）

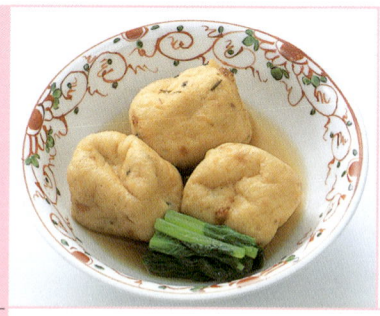

116 含め煮

| ♠=0 | ♥=2.0 | **2.5点** | **200**kcal |
| ♣=0.1 | ♦=0.4 | | |

P=12.5g　F=12.6g　C=8.3g　塩=1.8g
糖=4.5g　コ=＋　セ=1.9g　E=2.1mg

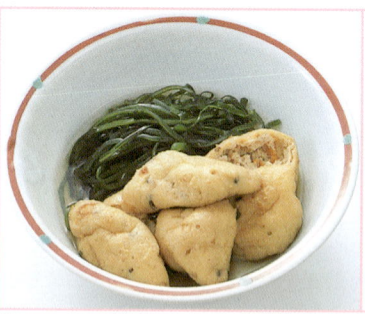

117 すきこんぶとの煮物

| ♠=0 | ♥=2.0 | **2.4点** | **195**kcal |
| ♣=0.1 | ♦=0.3 | | |

P=11.9g　F=12.5g　C=8.9g　塩=2.0g
糖=4.5g　コ=＋　セ=1.9g　E=1.7mg

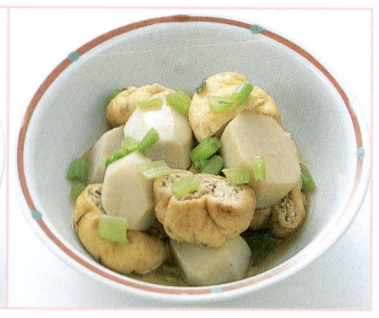

118 里芋との煮物

| ♠=0 | ♥=2.0 | **3.6点** | **289**kcal |
| ♣=1.1 | ♦=0.5 | | |

P=14.0g　F=12.6g　C=28.6g　塩=1.6g
糖=6.0g　コ=＋　セ=4.8g　E=3.0mg

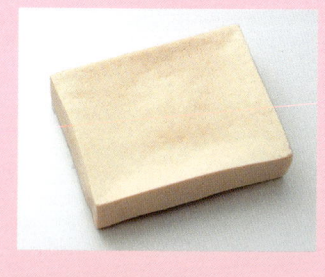

凍り豆腐

15g=1.0点

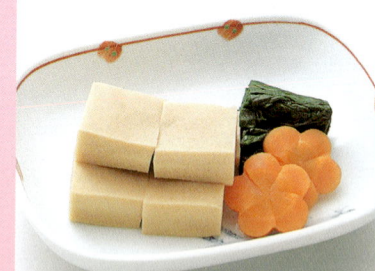

119 含め煮

| ♠=0 | ♥=1.0 | **1.5点** | **118**kcal |
| ♣=0.2 | ♦=0.3 | | |

P=8.5g　F=5.1g　C=10.0g　塩=1.8g
糖=6.0g　コ=0mg　セ=1.5g　E=1.1mg

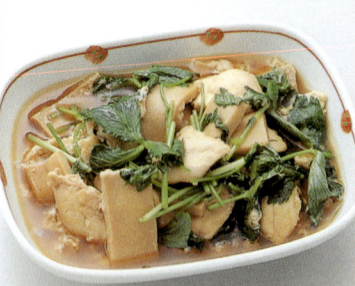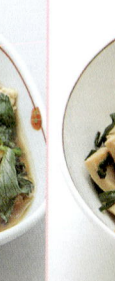

120 卵とじ

| ♠=1.0 | ♥=1.4 | **2.8点** | **224**kcal |
| ♣=＋ | ♦=0.4 | | |

P=22.5g　F=10.9g　C=7.6g　塩=2.2g
糖=4.5g　コ=251mg　セ=0.7g　E=1.5mg

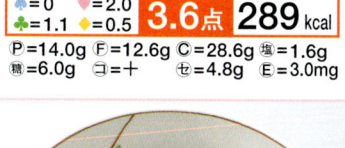

121 にらとのいため物

| ♠=0 | ♥=1.4 | **3.1点** | **245**kcal |
| ♣=0.1 | ♦=1.6 | | |

P=13.0g　F=13.1g　C=11.9g　塩=1.5g
糖=6.0g　コ=14mg　セ=1.4g　E=2.9mg

家庭のおかず編　第3群　野菜料理（ほうれん草・にんじん）　レシピは167ページ

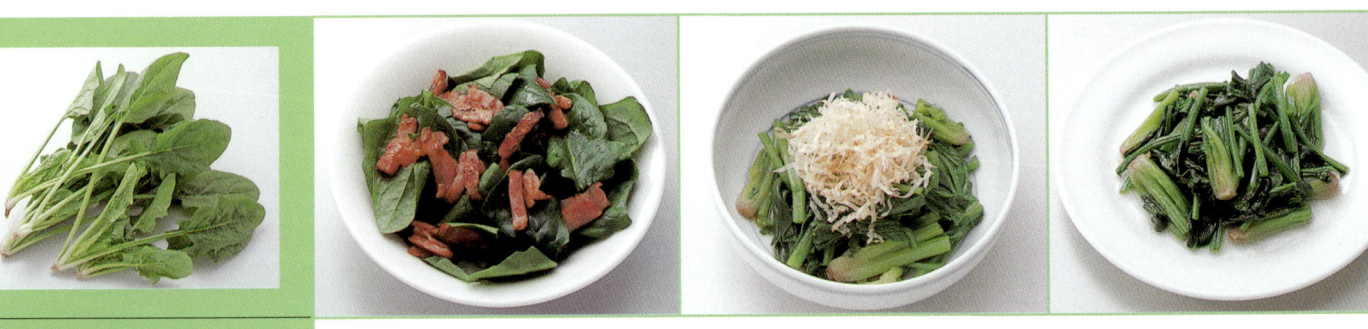

ほうれん草

80g＝0.2点（1点＝400g）

122 サラダ

♠=0	♥=1.0	**1.7点**	**135** kcal
♣=0.2	♦=0.5		

Ｐ=4.4g　Ｆ=12.1g　Ｃ=2.7g　塩=0.6g
糖=0g　コ=10mg　セ=2.2g　Ｅ=2.6mg

123 お浸し

♠=0	♥=0.1	**0.3点**	**23** kcal
♣=0.2	♦=＋		

Ｐ=2.8g　Ｆ=0.4g　Ｃ=2.9g　塩=0.6g
糖=0g　コ=2mg　セ=2.2g　Ｅ=1.7mg

124 バターソテー

♠=0	♥=0	**0.6点**	**46** kcal
♣=0.2	♦=0.4		

Ｐ=1.8g　Ｆ=3.6g　Ｃ=2.6g　塩=0.4g
糖=0g　コ=8mg　セ=2.2g　Ｅ=1.7mg

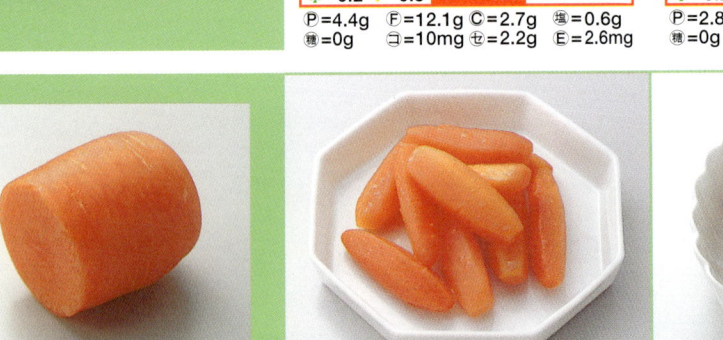

にんじん

70g＝0.3点（1点＝220g）

125 グラッセ

♠=0	♥=0	**0.7点**	**52** kcal
♣=0.3	♦=0.4		

Ｐ=0.4g　Ｆ=1.7g　Ｃ=9.3g　塩=0.3g
糖=3.0g　コ=4mg　セ=1.8g　Ｅ=0.4mg

126 きんぴら

♠=0	♥=0	**1.2点**	**92** kcal
♣=0.4	♦=0.8		

Ｐ=1.8g　Ｆ=4.1g　Ｃ=12.4g　塩=1.2g
糖=3.0g　コ=＋　セ=2.7g　Ｅ=1.1mg

127 かき揚げ

♠=0.3	♥=0	**3.8点**	**301** kcal
♣=0.3	♦=3.2		

Ｐ=4.3g　Ｆ=18.7g　Ｃ=26.8g　塩=0.1g
糖=0g　コ=58mg　セ=2.4g　Ｅ=3.8mg

家庭のおかず編　第3群　野菜料理（春菊・さやいんげん）　レシピは167・168ページ

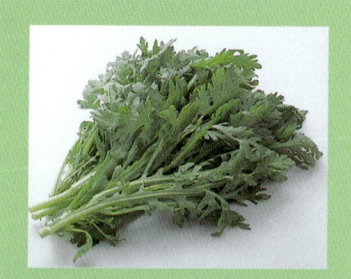

春菊

75g=0.2点（1点=360g）

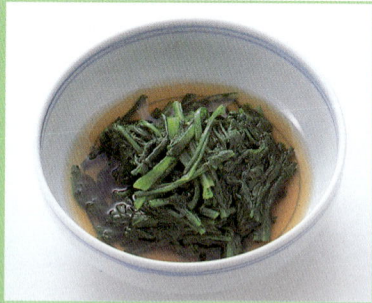

128　お浸し

| ♠=0 | ♥=0 | 0.3点 | 20 kcal |
| ♣=0.2 | ◆=0.1 | | |

P=2.1g　F=0.2g　C=3.4g　塩=0.7g
糖=0g　コ=0mg　セ=2.4g　E=1.3mg

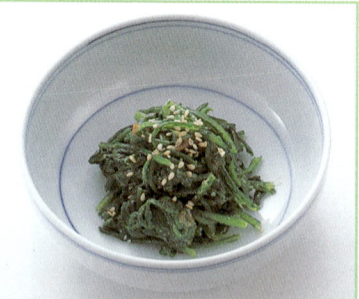

129　ごまあえ

| ♠=0 | ♥=0 | 0.8点 | 61 kcal |
| ♣=0.2 | ◆=0.6 | | |

P=3.3g　F=3.5g　C=5.9g　塩=0.7g
糖=1.5g　コ=0mg　セ=3.2g　E=1.4mg

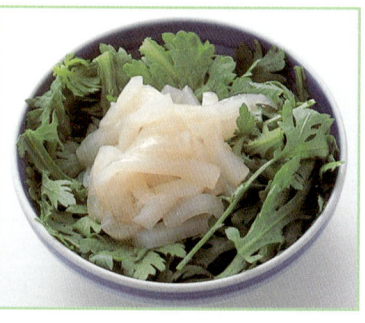

130　イカとのサラダ

| ♠=0 | ♥=0.6 | 1.5点 | 120 kcal |
| ♣=0.2 | ◆=0.7 | | |

P=11.0g　F=6.8g　C=3.6g　塩=1.1g
糖=0g　コ=135mg　セ=2.4g　E=3.5mg

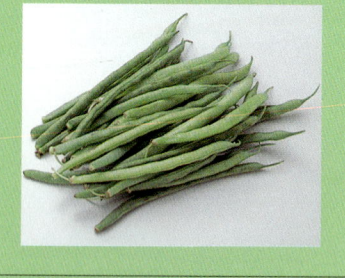

さやいんげん

70g=0.2点（1点=350g）

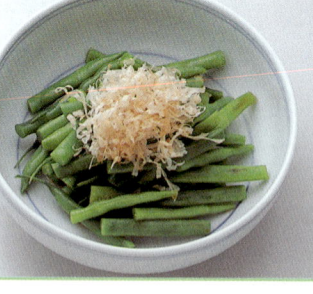

131　お浸し

| ♠=0 | ♥=0.1 | 0.3点 | 23 kcal |
| ♣=0.2 | ◆=＋ | | |

P=2.3g　F=0.1g　C=4.0g　塩=0.6g
糖=0g　コ=2mg　セ=1.7g　E=0.2mg

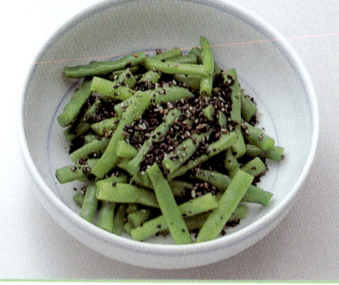

132　ごまあえ

| ♠=0 | ♥=0 | 0.7点 | 56 kcal |
| ♣=0.2 | ◆=0.5 | | |

P=2.6g　F=2.5g　C=7.4g　塩=0.7g
糖=2.5g　コ=＋　セ=2.2g　E=0.3mg

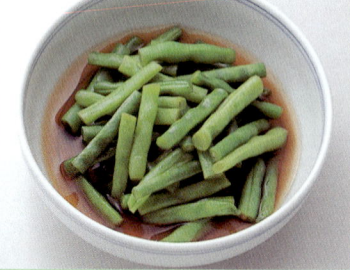

133　煮物

| ♠=0 | ♥=0 | 0.5点 | 36 kcal |
| ♣=0.2 | ◆=0.3 | | |

P=1.9g　F=0.1g　C=6.9g　塩=0.9g
糖=2.0g　コ=＋　セ=1.7g　E=0.1mg

♣

家庭のおかず編　第3群　野菜料理（かぼちゃ・にら）　レシピは168・169ページ

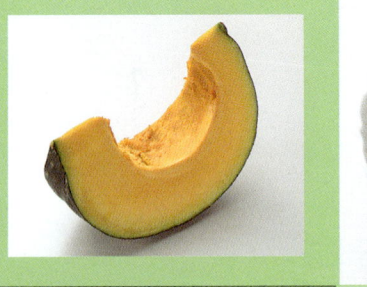

かぼちゃ（西洋）
90g＝1.0点

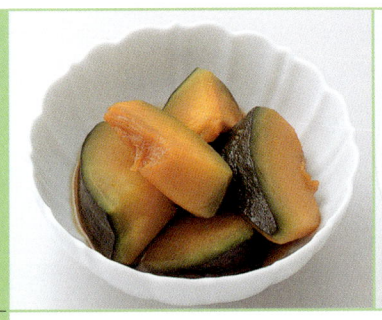

134 煮物
| ♠=0 | ♥=0 | **1.6点** | **126**kcal |
| ♣=1.0 | ◆=0.6 | | |

P=2.4g　F=0.3g　C=27.7g　塩=0.9g
糖=7.5g　コ=0mg　セ=3.2g　E=4.6mg

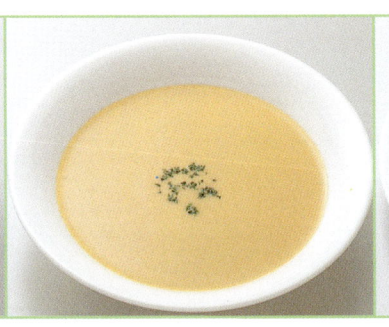

135 ポタージュ
| ♠=2.1 | ♥=0 | **3.7点** | **294**kcal |
| ♣=1.2 | ◆=0.4 | | |

P=6.0g　F=17.7g　C=27.5g　塩=0.9g
糖=0g　コ=48mg　セ=3.7g　E=5.0mg

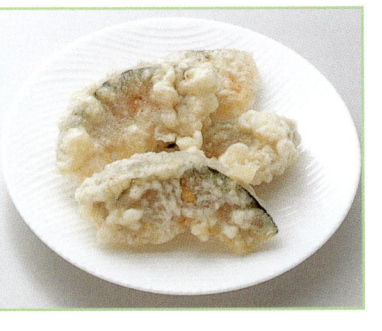

136 天ぷら
| ♠=0.3 | ♥=0 | **4.7点** | **372**kcal |
| ♣=1.0 | ◆=3.4 | | |

P=6.4g　F=17.4g　C=44.0g　塩=1.4g
糖=3.0g　コ=58mg　セ=3.8g　E=7.7mg

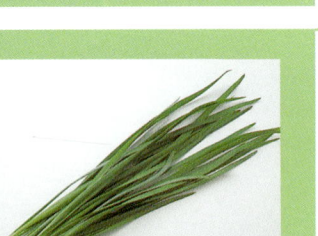

にら
40g＝0.1点　（1点＝380g）

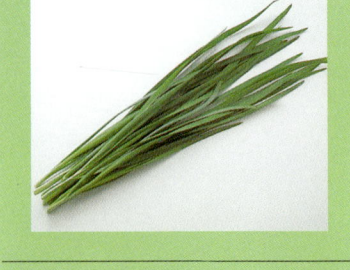

137 お浸し
| ♠=0 | ♥=0.1 | **0.2点** | **12** kcal |
| ♣=0.1 | ◆=＋ | | |

P=1.3g　F=0.1g　C=1.9g　塩=0.4g
糖=0g　コ=1mg　セ=1.1g　E=1.0mg

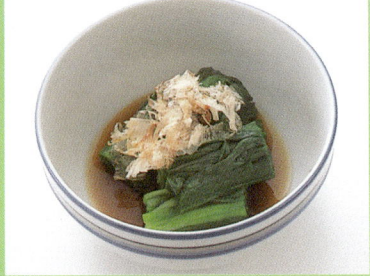

138 にんにくいため
| ♠=0 | ♥=0 | **0.7点** | **56** kcal |
| ♣=0.2 | ◆=0.5 | | |

P=1.8g　F=4.2g　C=3.6g　塩=0.7g
糖=0g　コ=＋　セ=1.9g　E=1.9mg

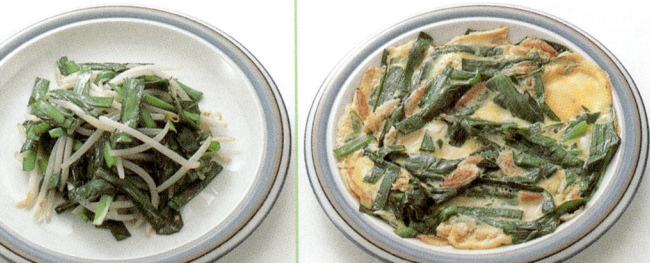

139 卵とじ
| ♠=1.0 | ♥=0.1 | **1.5点** | **119**kcal |
| ♣=0.1 | ◆=0.3 | | |

P=9.9g　F=5.9g　C=5.4g　塩=1.4g
糖=3.0g　コ=252mg　セ=1.1g　E=1.9mg

126

家庭のおかず編　第3群　野菜料理（ブロッコリー・青梗菜）　レシピは169・170ページ

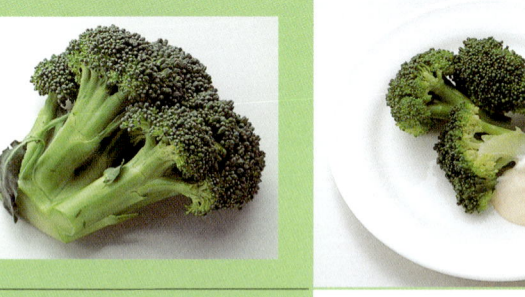

ブロッコリー

75g=0.3点（1点=240g）

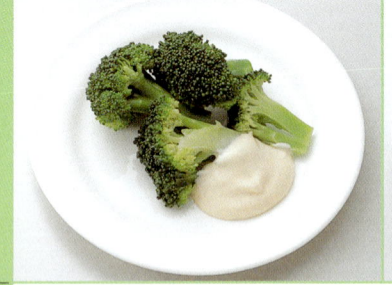 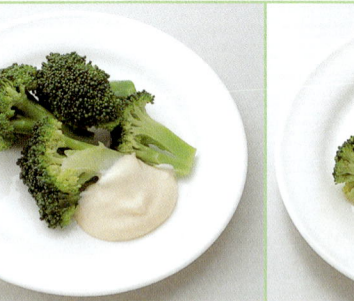 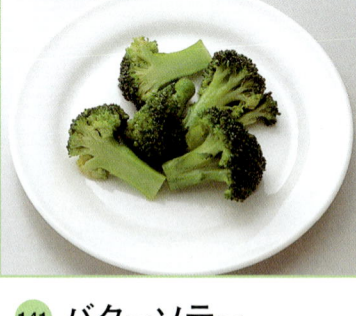 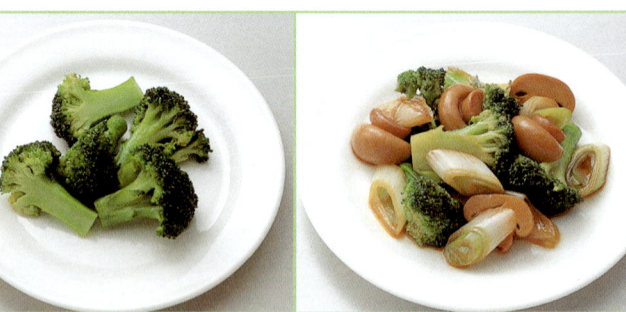

140 塩ゆで（マヨネーズ）

♠=0	♥=0	**1.3点**	**105** kcal
♣=0.3	♦=1.0		

P=3.6g　F=9.1g　C=4.1g　塩=0.4g
糖=0g　コ=18mg　セ=3.3g　E=3.5mg

141 バターソテー

♠=0	♥=0	**0.9点**	**70** kcal
♣=0.3	♦=0.6		

P=3.3g　F=5.2g　C=4.0g　塩=0.5g
糖=0g　コ=13mg　セ=3.3g　E=2.0mg

142 いため物

♠=0	♥=0	**1.2点**	**92** kcal
♣=0.5	♦=0.7		

P=5.1g　F=4.5g　C=10.3g　塩=1.9g
糖=1.5g　コ=1mg　セ=4.9g　E=2.7mg

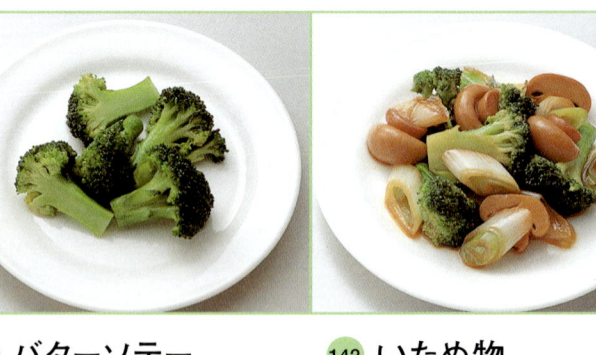

青梗菜

90g=0.1点（1点=890g）

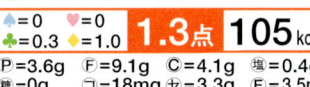 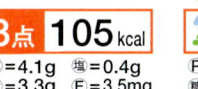 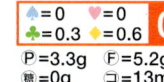 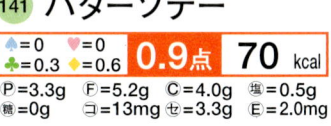

143 お浸し

♠=0	♥=0	**0.1点**	**11** kcal
♣=0.1	♦=+		

P=0.9g　F=0.1g　C=2.2g　塩=0.7g
糖=0g　コ=0mg　セ=1.1g　E=0.6mg

144 ソテー

♠=0	♥=0	**0.8点**	**64** kcal
♣=0.1	♦=0.7		

P=0.6g　F=6.1g　C=1.9g　塩=0.9g
糖=0g　コ=+　セ=1.1g　E=1.8mg

145 ミルク煮

♠=0.6	♥=0.5	**1.8点**	**143** kcal
♣=0.1	♦=0.6		

P=6.2g　F=9.5g　C=8.5g　塩=1.2g
糖=1.5g　コ=16mg　セ=1.1g　E=1.5mg

♣

家庭のおかず編　第3群　野菜料理（グリーンアスパラガス・トマト）　レシピは170・171ページ

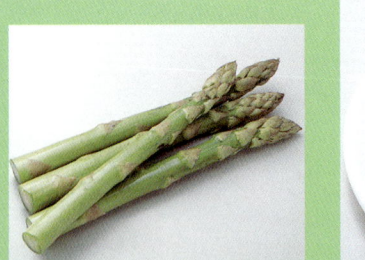

グリーンアスパラガス

75g=0.2点 （1点=360g）

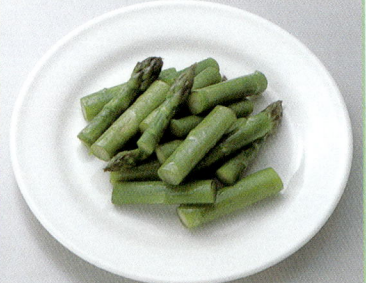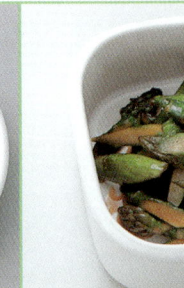

146 塩ゆで（マヨネーズ）

♠=0	♥=0	**1.2点**	**97** kcal
♣=0.2	◆=1.0		

Ⓟ=2.3g Ⓕ=8.8g Ⓒ=0.2g 塩=0.3g
糖=0g ⊐=18mg セ=1.4g Ⓔ=2.7mg

147 ソテー

♠=0	♥=0	**0.7点**	**54** kcal
♣=0.2	◆=0.5		

Ⓟ=2.0g Ⓕ=4.2g Ⓒ=0.1g 塩=0.5g
糖=0g ⊐=＋ セ=1.4g Ⓔ=1.9mg

148 きんぴら風

♠=0	♥=0	**1.0点**	**82** kcal
♣=0.2	◆=0.8		

Ⓟ=2.7g Ⓕ=4.2g Ⓒ=5.0g 塩=1.3g
糖=3.0g ⊐=＋ セ=1.4g Ⓔ=1.9mg

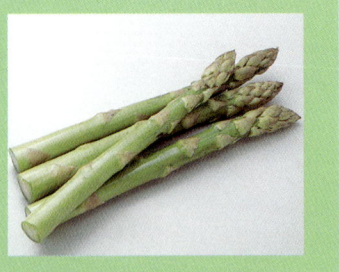

トマト

125g=0.3点 （1点=420g）

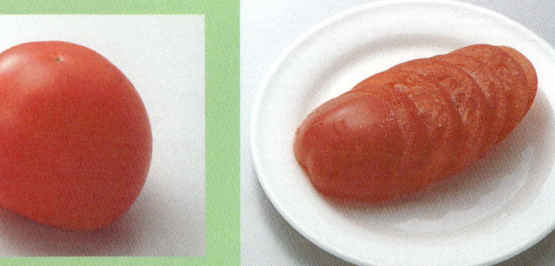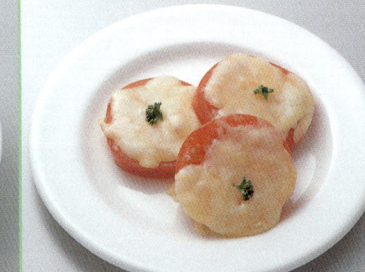

149 トマト（塩）

♠=0	♥=0	**0.3点**	**24** kcal
♣=0.3	◆=＋		

Ⓟ=0.9g Ⓕ=0.1g Ⓒ=5.9g 塩=0.3g
糖=0g ⊐=0mg セ=1.3g Ⓔ=1.1mg

150 マリネ

♠=0	♥=0	**1.1点**	**91** kcal
♣=0.4	◆=0.7		

Ⓟ=1.1g Ⓕ=6.2g Ⓒ=8.0g 塩=0.5g
糖=0g ⊐=＋ セ=1.6g Ⓔ=2.3mg

151 チーズ焼き

♠=0.6	♥=0	**1.0点**	**79** kcal
♣=0.3	◆=0.1		

Ⓟ=4.3g Ⓕ=4.5g Ⓒ=6.1g 塩=0.4g
糖=0g ⊐=12mg セ=1.3g Ⓔ=1.4mg

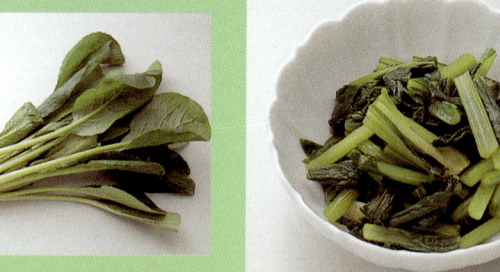

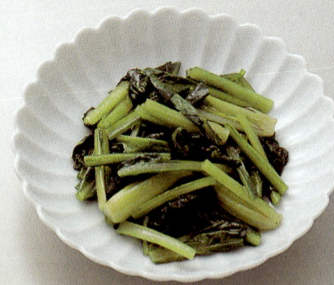

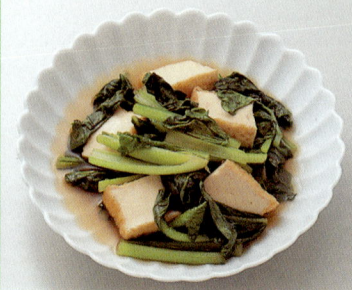

小松菜

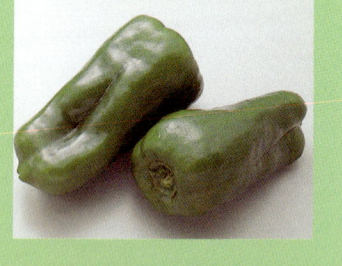

100g=0.2点 （1点=570g）

152 からしあえ

| ♠=0 | ♥=0 | **0.3点** | **25** kcal |
| ♣=0.2 | ♦=0.1 | | |

P=2.1g　F=0.5g　C=3.8g　塩=1.0g
糖=0g　コ=0mg　セ=1.9g　E=0.9mg

153 ソテー

| ♠=0 | ♥=0 | **0.9点** | **70** kcal |
| ♣=0.2 | ♦=0.7 | | |

P=1.5g　F=6.2g　C=2.5g　塩=1.0g
糖=0g　コ=＋　セ=1.9g　E=2.0mg

154 厚揚げとの煮浸し

| ♠=0 | ♥=0.9 | **1.5点** | **118** kcal |
| ♣=0.2 | ♦=0.4 | | |

P=7.7g　F=5.9g　C=7.8g　塩=1.4g
糖=3.0g　コ=＋　セ=2.3g　E=1.6mg

ピーマン

70g=0.2点 （1点=360g）

155 焼き物

| ♠=0 | ♥=0.1 | **0.3点** | **21** kcal |
| ♣=0.2 | ♦=＋ | | |

P=1.6g　F=0.2g　C=3.9g　塩=0.4g
糖=0g　コ=2mg　セ=1.6g　E=0.6mg

156 ソテー

| ♠=0 | ♥=0 | **0.9点** | **71** kcal |
| ♣=0.2 | ♦=0.7 | | |

P=0.6g　F=6.1g　C=3.6g　塩=0.5g
糖=0g　コ=＋　セ=1.6g　E=1.7mg

157 いため煮

| ♠=0 | ♥=0 | **1.4点** | **110** kcal |
| ♣=0.2 | ♦=1.2 | | |

P=1.6g　F=7.0g　C=9.7g　塩=0.8g
糖=4.5g　コ=＋　セ=2.0g　E=1.8mg

家庭のおかず編　第3群　野菜料理（小松菜・ピーマン）　レシピは171ページ

♣

家庭のおかず編　第3群　野菜料理（キャベツ・もやし）　レシピは171・172ページ

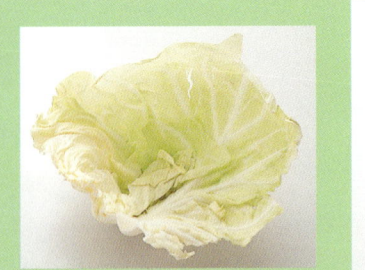

キャベツ
70g＝0.2点 （1点＝350g）

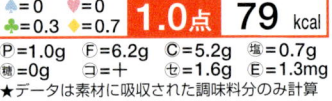

158 コールスローサラダ

♠＝0	♥＝0	**1.0点**	**79** kcal
♣＝0.3	◆＝0.7		

P＝1.0g　F＝6.2g　C＝5.2g　塩＝0.7g
糖＝0g　コ＝＋　セ＝1.6g　E＝1.3mg
★データは素材に吸収された調味料分のみ計算

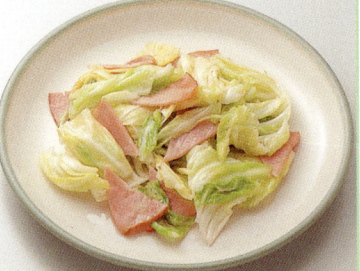

159 ハムとのいため物

♠＝0	♥＝0.3	**1.0点**	**77** kcal
♣＝0.2	◆＝0.5		

P＝4.7g　F＝4.9g　C＝4.1g　塩＝1.1g
糖＝0g　コ＝10mg　セ＝1.3g　E＝0.9mg

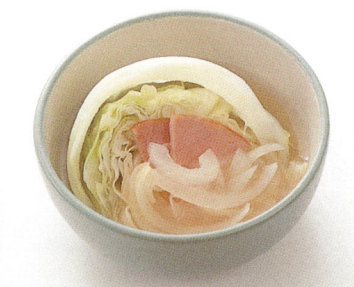

160 スープ煮

♠＝0	♥＝0.5	**1.0点**	**77** kcal
♣＝0.4	◆＝0.1		

P＝4.8g　F＝3.0g　C＝8.8g　塩＝1.0g
糖＝0g　コ＝9mg　セ＝2.1g　E＝0.2mg

もやし
100g＝0.2点 （1点＝530g）

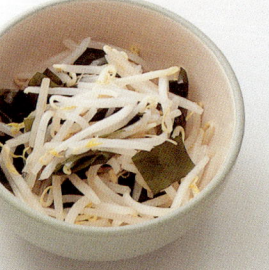

161 酢の物

♠＝0	♥＝0	**0.4点**	**28** kcal
♣＝0.2	◆＝0.2		

P＝2.5g　F＝0.1g　C＝5.7g　塩＝1.1g
糖＝2.0g　コ＝0mg　セ＝2.0g　E＝0.1mg

162 ナムル

♠＝0	♥＝0	**0.4点**	**35** kcal
♣＝0.2	◆＝0.2		

P＝2.7g　F＝1.0g　C＝4.8g　塩＝0.9g
糖＝0.6g　コ＝＋　セ＝1.7g　E＝0.3mg

163 沖縄風いため物

♠＝0	♥＝0.7	**1.6点**	**131** kcal
♣＝0.2	◆＝0.7		

P＝7.5g　F＝9.2g　C＝5.1g　塩＝1.4g
糖＝0g　コ＝＋　セ＝2.2g　E＝2.2mg

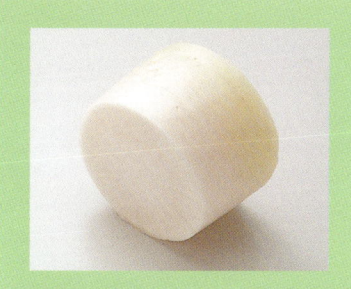

大根

90g=0.2点 （1点=440g）

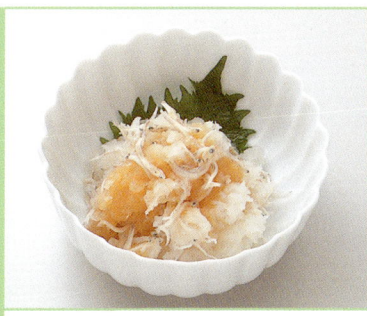

164 シラスおろし

♠=0	♥=0.1	**0.3点**	**24** kcal
♣=0.2	♦=＋		

P=1.8g　F=0.2g　C=4.1g　塩=0.6g
糖=0g　コ=12mg　セ=1.2g　E=0.1mg

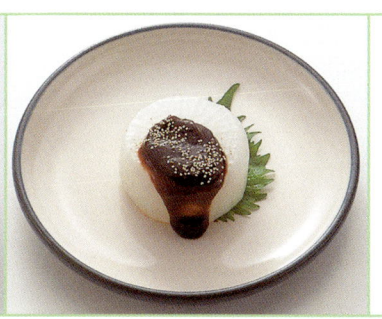

165 ふろふき大根

♠=0	♥=0	**0.9点**	**74** kcal
♣=0.2	♦=0.7		

P=2.1g　F=1.0g　C=13.5g　塩=1.6g
糖=6.5g　コ=0mg　セ=1.8g　E=0.2mg

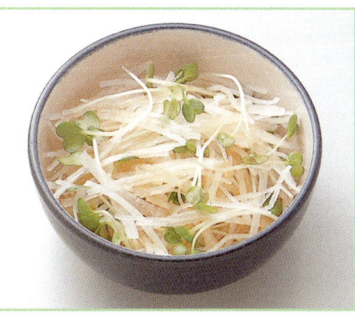

166 サラダ

♠=0	♥=0	**1.0点**	**80** kcal
♣=0.2	♦=0.8		

P=1.1g　F=6.1g　C=4.9g　塩=0.9g
糖=0g　コ=＋　セ=1.4g　E=1.4mg

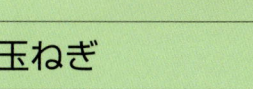

玉ねぎ

90g=0.4点 （1点=220g）

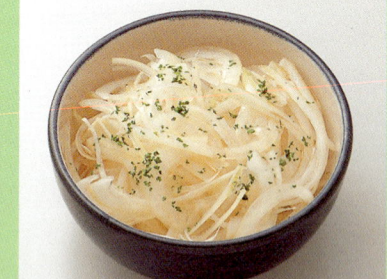

167 スライス（和風ドレッシング）

♠=0	♥=0	**1.0点**	**76** kcal
♣=0.4	♦=0.6		

P=1.4g　F=4.1g　C=8.7g　塩=0.9g
糖=0g　コ=1mg　セ=1.5g　E=0.9mg

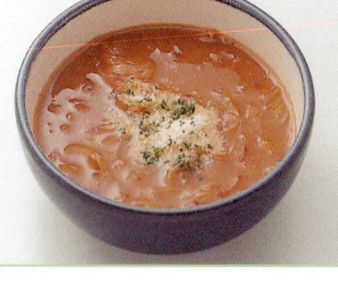

168 オニオンスープ

♠=0.1	♥=0	**1.4点**	**109** kcal
♣=0.4	♦=0.9		

P=2.0g　F=5.4g　C=13.2g　塩=0.8g
糖=0g　コ=14mg　セ=1.6g　E=0.2mg

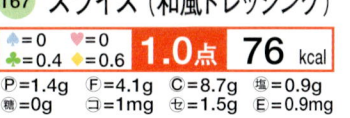

169 リング揚げ

♠=0	♥=0	**2.8点**	**221** kcal
♣=0.4	♦=2.4		

P=2.4g　F=13.6g　C=21.6g　塩=0.9g
糖=0g　コ=1mg　セ=1.9g　E=2.7mg

♣

家庭のおかず編　第3群　野菜料理（大根・玉ねぎ）　レシピは172・173ページ

家庭のおかず編　第3群　野菜料理（なす・きゅうり）　レシピは173・174ページ

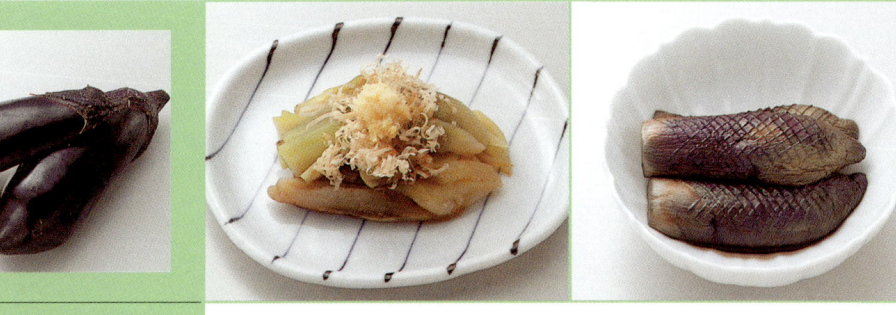

なす
100g=0.3点 （1点=360g）

170 焼き物
♠=0	♥=＋		
♣=0.3	♦=＋	**0.3点**	**27** kcal

P=1.8g　F=0.1g　C=5.7g　塩=0.6g
糖=0g　コ=2mg　セ=2.3g　E=0.3mg

171 煮物
♠=0	♥=＋		
♣=0.3	♦=0.2	**0.5点**	**41** kcal

P=1.8g　F=0.1g　C=9.4g　塩=1.1g
糖=3.5g　コ=1mg　セ=2.2g　E=0.3mg

172 素揚げ
♠=0	♥=0		
♣=0.3	♦=1.6	**1.9点**	**155** kcal

P=1.5g　F=14.1g　C=5.7g　塩=0.6g
糖=0g　コ=1mg　セ=2.3g　E=3.0mg

きゅうり
100g=0.2点 （1点=570g）

173 きゅうりもみ
♠=0	♥=0		
♣=0.2	♦=＋	**0.2点**	**16** kcal

P=1.2g　F=0.1g　C=3.3g　塩=1.0g
糖=0g　コ=0mg　セ=1.1g　E=0.3mg

174 梅肉あえ
♠=0	♥=0		
♣=0.2	♦=＋	**0.2点**	**16** kcal

P=1.1g　F=0.1g　C=3.5g　塩=1.0g
糖=0g　コ=0mg　セ=1.2g　E=0.3mg

175 甘酢いため
♠=0	♥=0		
♣=0.2	♦=0.7	**0.9点**	**73** kcal

P=1.1g　F=4.1g　C=8.4g　塩=1.0g
糖=4.5g　コ=＋　セ=1.3g　E=1.1mg

★データは素材に吸収された調味料分のみ計算

家庭のおかず編　第3群　野菜料理（白菜・かぶ）　レシピは174・175ページ

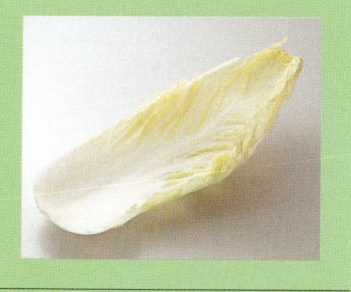

白菜
100g=0.2点 （1点=570g）

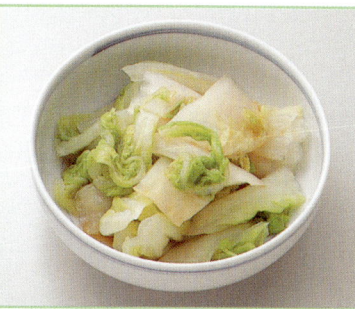

176　お浸し

♠=0	♥=0	**0.2点**	**17** kcal
♣=0.2	♦=＋		

P=1.2g　F=0.1g　C=3.6g　塩=0.6g
糖=0g　コ=0mg　セ=1.3g　E=0.2mg

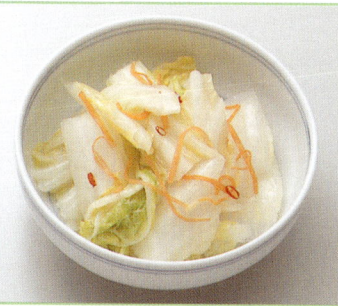

177　甘酢いため

♠=0	♥=0	**0.9点**	**73** kcal
♣=0.2	♦=0.7		

P=0.9g　F=4.1g　C=8.6g　塩=1.0g
糖=4.5g　コ=＋　セ=1.5g　E=1.0mg

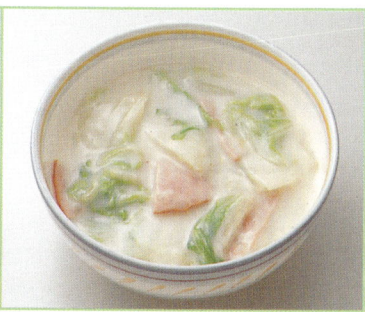

178　ミルク煮

♠=0.4	♥=0.1	**1.3点**	**105** kcal
♣=0.2	♦=0.6		

P=3.5g　F=6.3g　C=8.6g　塩=0.9g
糖=1.5g　コ=9mg　セ=1.3g　E=1.0mg

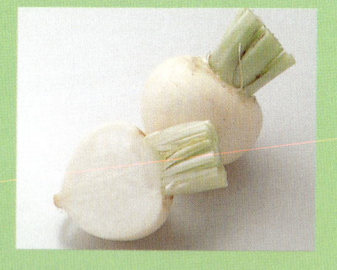

かぶ
75g=0.2点 （1点=380g）

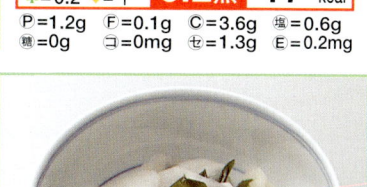

179　酢の物

♠=0	♥=0	**0.4点**	**28** kcal
♣=0.2	♦=0.2		

P=0.8g　F=0.1g　C=6.3g　塩=1.3g
糖=2.0g　コ=0mg　セ=1.4g　E=＋
★データは素材に吸収された調味料分のみ計算

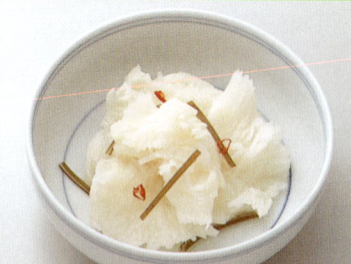

180　菊花かぶ

♠=0	♥=0	**0.3点**	**26** kcal
♣=0.2	♦=0.1		

P=0.6g　F=0.1g　C=6.1g　塩=0.7g
糖=1.5g　コ=0mg　セ=1.3g　E=＋
★データは素材に吸収された調味料分のみ計算

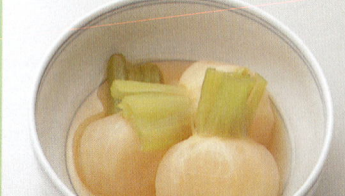

181　煮物

♠=0	♥=0	**0.5点**	**38** kcal
♣=0.2	♦=0.3		

P=1.1g　F=0.1g　C=7.4g　塩=0.9g
糖=2.3g　コ=0mg　セ=1.1g　E=0mg

♣

家庭のおかず編　第3群　野菜料理（ごぼう・はす）　レシピは175・176ページ

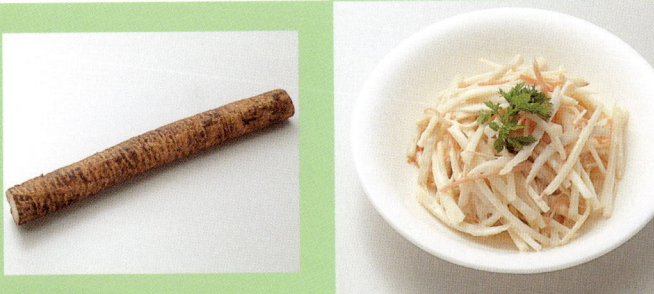

ごぼう
60g=0.5点 （1点=120g）

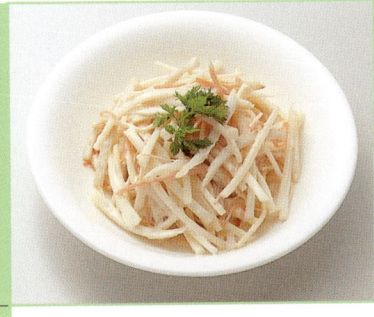
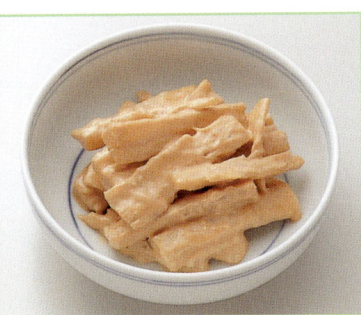
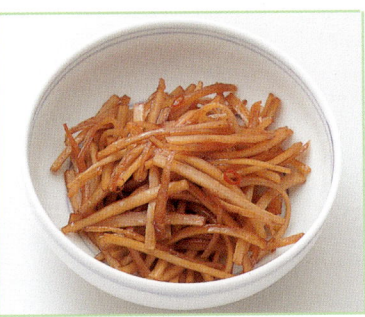

182 サラダ
♠=0	♥=0		
♣=0.6	◆=0.7	**1.3点**	**100** kcal

P=1.6g　F=5.9g　C=11.0g　塩=0.5g
糖=0g　コ=12mg　セ=3.8g　E=1.5mg

183 たたきごぼう
♠=0	♥=0		
♣=0.5	◆=0.7	**1.2点**	**95** kcal

P=2.6g　F=2.8g　C=16.2g　塩=1.1g
糖=5.3g　コ=0mg　セ=4.1g　E=0.5mg

184 きんぴら
♠=0	♥=0		
♣=0.5	◆=0.7	**1.2点**	**93** kcal

P=1.7g　F=4.1g　C=11.8g　塩=1.0g
糖=1.5g　コ=＋　セ=3.4g　E=1.1mg

はす
60g=0.5点 （1点=120g）

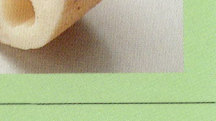
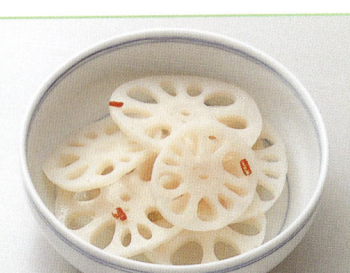
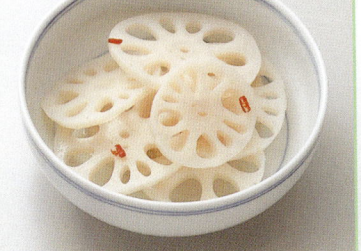

185 酢ばす
♠=0	♥=0		
♣=0.5	◆=0.1	**0.6点**	**51** kcal

P=1.3g　F=0.1g　C=11.4g　塩=0.6g
糖=1.5g　コ=0mg　セ=1.2g　E=0.4mg

186 煮物
♠=0	♥=0		
♣=0.5	◆=0.2	**0.7点**	**59** kcal

P=1.6g　F=0.1g　C=12.2g　塩=0.7g
糖=2.0g　コ=0mg　セ=1.2g　E=0.4mg

187 きんぴら
♠=0	♥=0		
♣=0.5	◆=0.7	**1.2点**	**99** kcal

P=1.7g　F=4.1g　C=12.9g　塩=0.9g
糖=2.5g　コ=＋　セ=1.2g　E=1.1mg

★データは素材に吸収された調味料分のみ計算

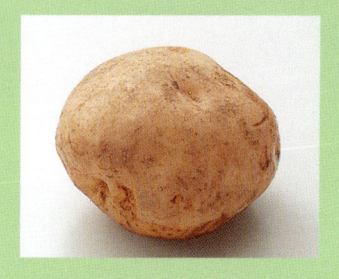

じゃが芋

110g=1.0点

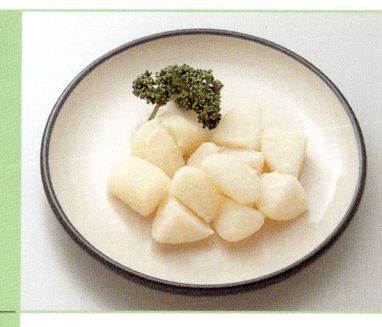

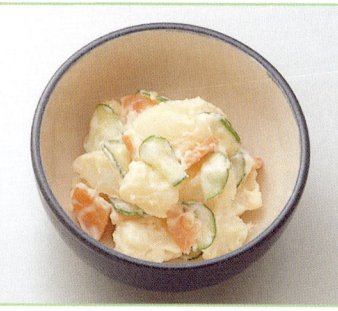

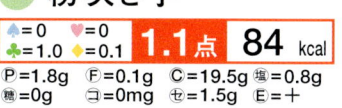

188 粉吹き芋

♠=0	♥=0	**1.1点**	**84** kcal
♣=1.0	♦=0.1		

Ⓟ1.8g Ⓕ0.1g Ⓒ19.5g 塩0.8g
糖0g コ0mg セ1.5g Ⓔ＋

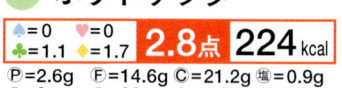

189 ポテトサラダ

♠=0	♥=0	**2.8点**	**224** kcal
♣=1.1	♦=1.7		

Ⓟ2.6g Ⓕ14.6g Ⓒ21.2g 塩0.9g
糖0g コ30mg セ1.9g Ⓔ2.8mg

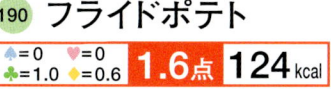

190 フライドポテト

♠=0	♥=0	**1.6点**	**124** kcal
♣=1.0	♦=0.6		

Ⓟ1.8g Ⓕ4.5g Ⓒ19.4g 塩0.7g
糖0g コ＋ セ1.5g Ⓔ0.9mg

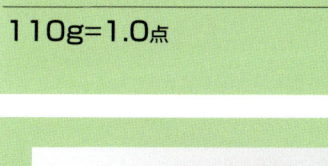

さつま芋

90g=1.5点 (1点=60g)

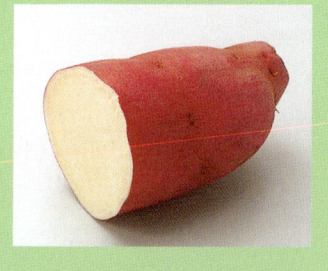

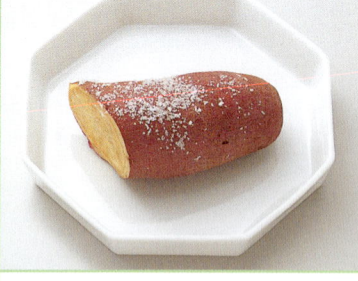

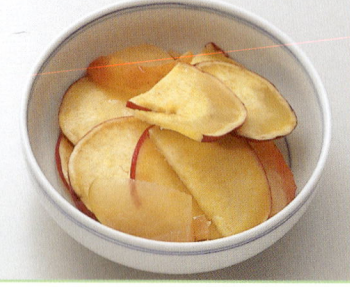

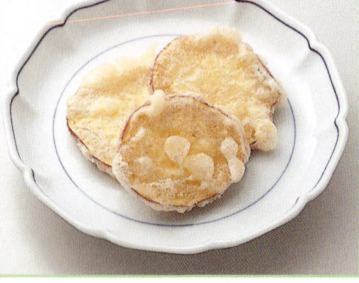

191 ふかし芋

♠=0	♥=0	**1.5点**	**119** kcal
♣=1.5	♦=0		

Ⓟ1.1g Ⓕ0.2g Ⓒ28.4g 塩0.3g
糖0g コ0mg セ2.1g Ⓔ1.4mg

192 りんごとの重ね煮

♠=0	♥=0	**2.6点**	**208** kcal
♣=1.8	♦=0.8		

Ⓟ1.2g Ⓕ5.1g Ⓒ40.2g 塩0.1g
糖6.0g コ13mg セ2.7g Ⓔ1.6mg

193 天ぷら

♠=0.3	♥=0	**3.8点**	**305** kcal
♣=1.5	♦=2.0		

Ⓟ4.6g Ⓕ11.0g Ⓒ45.5g 塩0.6g
糖0g コ58mg セ2.6g Ⓔ3.4mg

家庭のおかず編 第3群 芋料理(じゃが芋・さつま芋) レシピは176・177ページ

家庭のおかず編 第3群 芋料理（里芋・長芋） レシピは177・178ページ

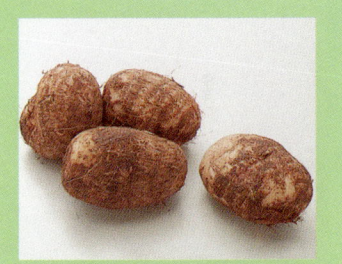

里芋

140g=1.0点

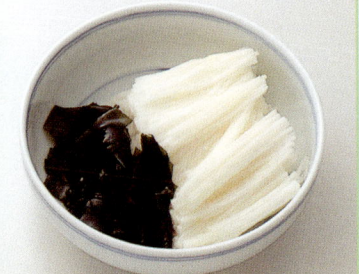

194 含め煮

| ♠=0 | ♥=0 | **1.5点** | **122** kcal |
| ♣=1.0 | ♦=0.5 | | |

Ⓟ2.8g Ⓕ0.2g Ⓒ28.3g 塩1.6g
糖9.0g ⊐0mg セ3.4g Ⓔ0.9mg

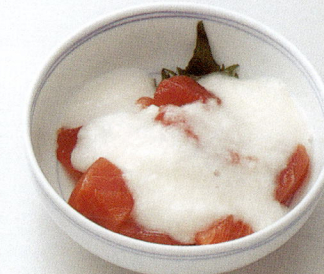

195 煮ころがし

| ♠=0 | ♥=0 | **1.6点** | **126** kcal |
| ♣=1.0 | ♦=0.6 | | |

Ⓟ3.3g Ⓕ0.1g Ⓒ28.8g 塩1.8g
糖9.0g ⊐0mg セ3.2g Ⓔ0.8mg

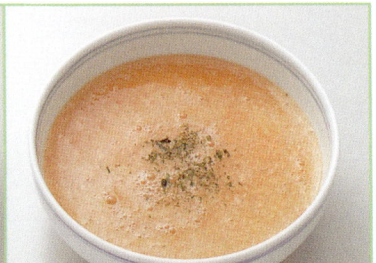

196 イカとの煮物

| ♠=0 | ♥=0.6 | **2.3点** | **186** kcal |
| ♣=1.0 | ♦=0.7 | | |

Ⓟ12.8g Ⓕ0.7g Ⓒ32.5g 塩3.0g
糖12.0g ⊐135mg セ3.3g Ⓔ1.9mg

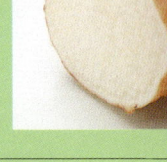

長芋

60g=0.5点 （1点=120g）

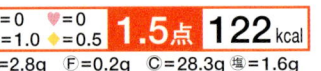

197 酢の物

| ♠=0 | ♥=0 | **0.6点** | **46** kcal |
| ♣=0.5 | ♦=0.1 | | |

Ⓟ1.7g Ⓕ0.3g Ⓒ10.0g 塩0.8g
糖0.8g ⊐0mg セ1.2g Ⓔ0.1mg

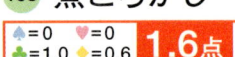

198 山かけ

| ♠=0 | ♥=0.6 | **1.2点** | **94** kcal |
| ♣=0.5 | ♦=0.1 | | |

Ⓟ12.4g Ⓕ0.7g Ⓒ9.1g 塩0.9g
糖0g ⊐20mg セ0.7g Ⓔ0.5mg

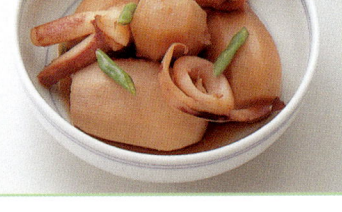

199 とろろ汁

| ♠=0 | ♥=0 | **0.6点** | **44** kcal |
| ♣=0.5 | ♦=0.1 | | |

Ⓟ1.9g Ⓕ0.2g Ⓒ9.2g 塩1.6g
糖0g ⊐＋ セ0.8g Ⓔ0.1mg

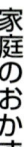

きのこ類

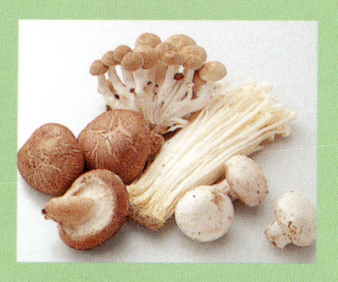

しいたけ（生）45g＝0.1点（1点＝440g）
えのきたけ 35g＝0.1点（1点＝360g）
ぶなしめじ 50g＝0.1点（1点＝440g）
マッシュルーム 70g＝0.1点（1点＝730g）

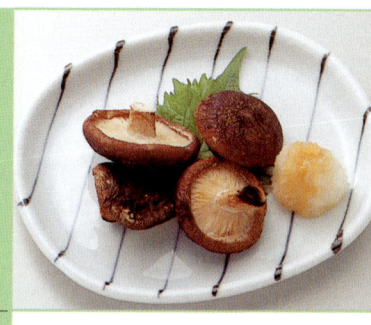

200 しいたけの網焼き

♠=0	♥=0	**0.2点**	**17** kcal
♣=0.2	♦=＋		

P=1.9g	F=0.2g	C=4.0g	塩=0.7g
糖=0g	コ=0mg	セ=2.0g	E=＋

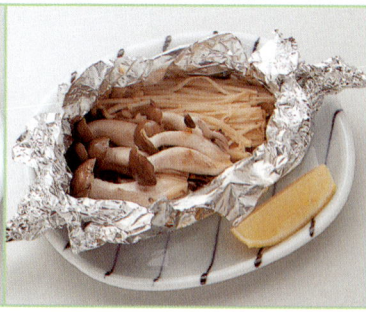

201 えのきとしめじのホイル焼き

♠=0	♥=0	**0.8点**	**63** kcal
♣=0.2	♦=0.6		

P=2.4g	F=5.2g	C=5.6g	塩=0.9g
糖=0g	コ=13mg	セ=3.2g	E=0.1mg

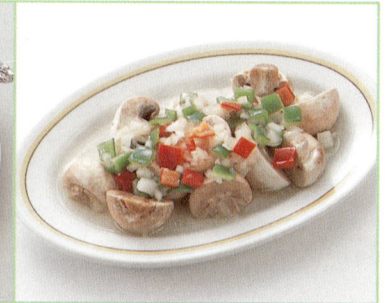

202 マッシュルームのマリネ

♠=0	♥=0	**1.0点**	**81** kcal
♣=0.3	♦=0.7		

P=2.4g	F=6.3g	C=4.8g	塩=0.6g
糖=0g	コ=＋	セ=2.1g	E=1.7mg

海藻類

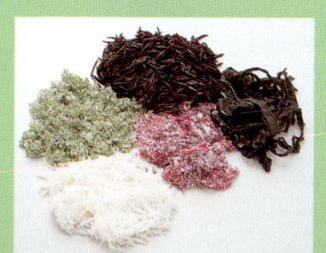

わかめ（もどし）50g＝0.1点（1点＝730g）
ひじき（乾）10g＝0.2点（1点＝60g）
海藻ミックス（もどし）50g＝0.1点（1点＝520g）

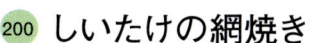

203 わかめサラダ

♠=0	♥=0	**1.0点**	**81** kcal
♣=0.3	♦=0.7		

P=1.8g	F=6.3g	C=5.9g	塩=1.6g
糖=0g	コ=＋	セ=2.6g	E=1.8mg

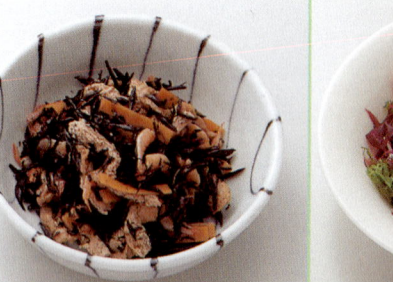

204 ひじきの煮物

♠=0	♥=0.3	**0.8点**	**67** kcal
♣=0.2	♦=0.3		

P=4.2g	F=1.9g	C=10.9g	塩=1.8g
糖=3.0g	コ=14mg	セ=4.6g	E=0.4mg

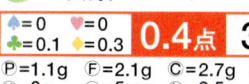

205 海藻サラダ

♠=0	♥=0.3	**0.4点**	**32** kcal
♣=0.1	♦=0.3		

P=1.1g	F=2.1g	C=2.7g	塩=1.2g
糖=0g	コ=5mg	セ=2.5g	E=0.1mg

家庭のおかず編　第3群　きのこ・海藻料理（きのこ類・海藻類）　レシピは178ページ

家庭のおかず編　第4群　穀物料理（胚芽精米ごはん・胚芽精米）　レシピは179ページ

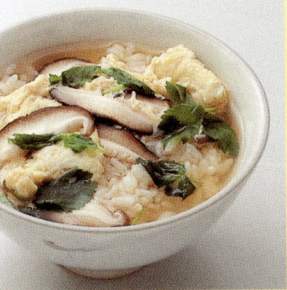

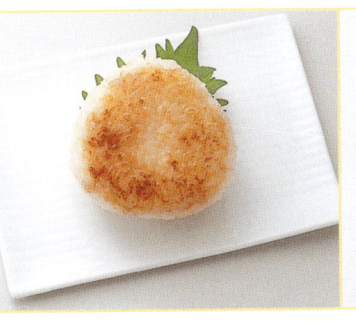

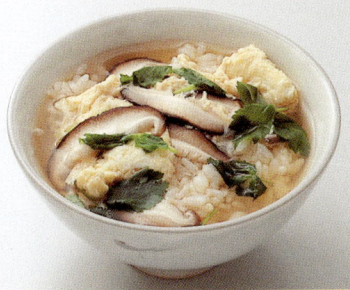

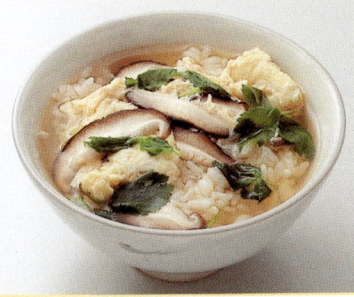

写真は
胚芽精米ごはん4点分

胚芽精米ごはん

100g＝2.0点 （1点＝50g）

206 焼きおにぎり

♠=0	♥=0	**2.2点**	**183**kcal
♣=＋	◆=2.2		

P=2.9g　F=1.6g　C=37.5g　塩=0.7g
糖=0.7g　コ=＋　セ=0.9g　E=0.6mg

207 卵雑炊

♠=0.5	♥=0	**2.9点**	**232**kcal
♣=0.1	◆=2.3		

P=7.5g　F=3.5g　C=40.9g　塩=1.6g
糖=2.0g　コ=116mg　セ=1.5g　E=0.7mg

208 チャーハン

♠=0.5	♥=0.5	**8.2点**	**652**kcal
♣=0.4	◆=6.8		

P=15.9g　F=28.4g　C=80.4g　塩=3.0g
糖=0g　コ=128mg　セ=4.2g　E=5.4mg

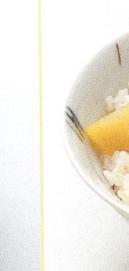

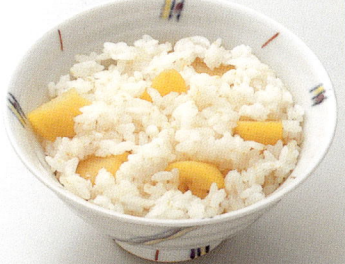

胚芽精米

70g＝3.0点 （1点＝23g）

209 茶がゆ

♠=0	♥=0	**3.1点**	**258**kcal
♣=0	◆=3.1		

P=5.6g　F=1.4g　C=53.7g　塩=0.7g
糖=0g　コ=0mg　セ=0.9g　E=0.7mg

210 栗ごはん

♠=0	♥=0	**4.1点**	**326**kcal
♣=0	◆=4.1		

P=5.8g　F=1.6g　C=69.3g　塩=0.5g
糖=0g　コ=0mg　セ=2.8g　E=0.8mg

211 カレーピラフ

♠=0	♥=0.9	**5.2点**	**412**kcal
♣=0.3	◆=4.0		

P=10.8g　F=13.6g　C=60.8g　塩=2.5g
糖=0g　コ=10mg　セ=3.0g　E=4.4mg

精白米ごはん

100g＝2.0点（1点＝50g）

精白米

65g＝3.0点（1点＝22g）

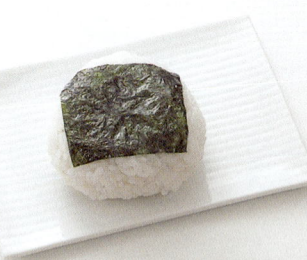
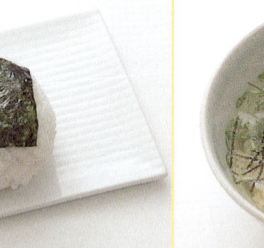
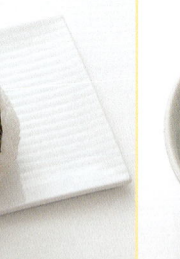
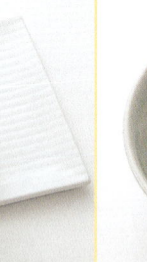
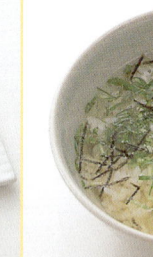
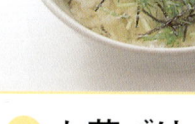

212 おにぎり

♠=0	♥=0.2	**2.2点**	**183** kcal
♣=＋	♦=2.0		

P=5.0g　F=0.8g　C=37.3g　塩=0.7g
糖=0g　コ=35mg　セ=0.4g　E=0.7mg

213 お茶づけ

♠=0	♥=0	**2.0点**	**171** kcal
♣=＋	♦=2.0		

P=2.8g　F=0.3g　C=38.1g　塩=0.9g
糖=0g　コ=＋　セ=0.8g　E=0.1mg

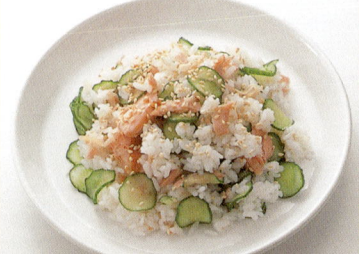

214 混ぜずし

♠=0	♥=1.0	**3.4点**	**273** kcal
♣=0.2	♦=2.2		

P=12.2g　F=5.4g　C=41.4g　塩=1.6g
糖=0g　コ=26mg　セ=1.4g　E=0.4mg

★データは素材に吸収された調味料分のみ計算

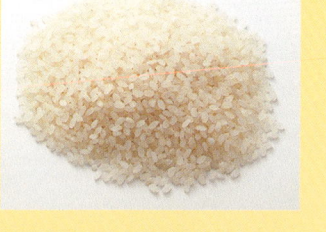
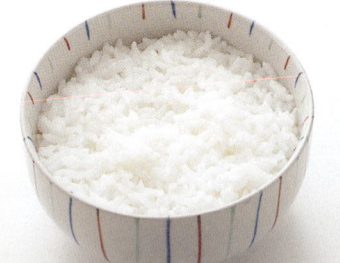

215 おかゆ

♠=0	♥=0	**3.0点**	**231** kcal
♣=0	♦=3.0		

P=4.0g　F=0.6g　C=50.1g　塩=0.8g
糖=0g　コ=0mg　セ=0.3g　E=0.1mg

216 ピースごはん

♠=0	♥=0	**3.1点**	**244** kcal
♣=0.1	♦=3.0		

P=4.7g　F=0.6g　C=51.9g　塩=1.1g
糖=0g　コ=0mg　セ=1.2g　E=0.2mg

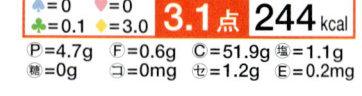

217 パエリヤ

♠=0	♥=1.6	**5.2点**	**416** kcal
♣=0.1	♦=3.5		

P=21.1g　F=11.1g　C=52.9g　塩=1.1g
糖=0g　コ=147mg　セ=0.8g　E=2.1mg

家庭のおかず編　第4群　穀物料理（精白米ごはん・精白米）　レシピは180ページ

穀類のめやす量 第4章 穀類・種実類 (米・米加工品・もち)

218 おかゆ

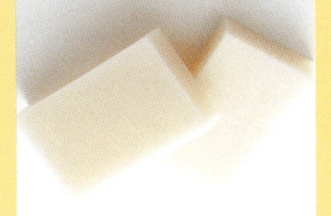

70g=3.0点 (1点=23g)

245 kcal 3.0点 =3.0
P=4.8g F=1.9g C=51.7g
●=0 ■=0mg ◆=0.7g
▲=0 ⊕=2.1g E=0.9mg

219 あずきごはん

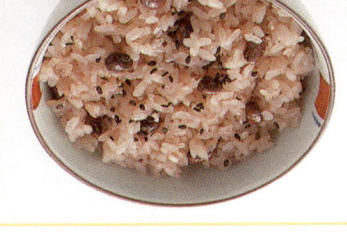

105g=3.0点 (1点=35g)

279 kcal 3.4点 =3.0
P=6.8g F=2.1g C=57.5g
●=0.4 ■=0mg ◆=0g
▲=0 ⊕=3.9g E=1.0mg

220 五目炊き込みごはん

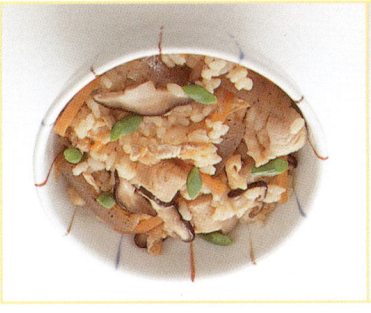

327 kcal 4.1点 =3.3
P=12.7g F=4.0g C=59.7g
●=0.2 ■=2.3g ◆=2.2g
▲=0.6 ⊕=18mg ⑤=4.2g E=1.3mg

221 赤飯

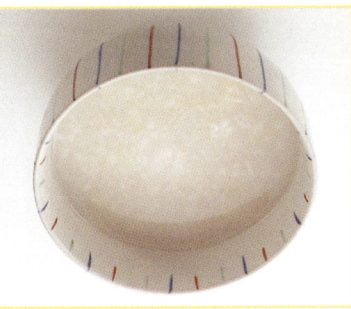

274 kcal 3.5点 =3.0
P=6.3g F=1.1g C=56.7g
●=0.5 ■=0mg ◆=0g
▲=0 ⊕=2.3g E=0.2mg

222 雑煮

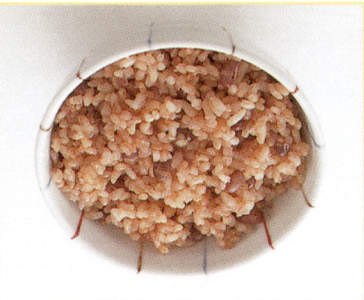

331 kcal 4.1点 =3.2
P=11.2g F=5.2g C=56.5g
●=0.1 ■=0g ◆=1.2g
▲=0.8 ⊕=29mg ⑤=2.4g E=0.7mg

もち

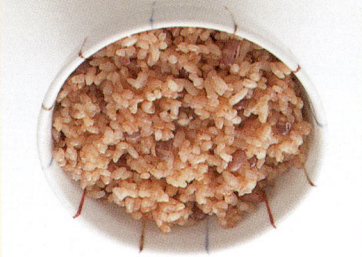

もち米

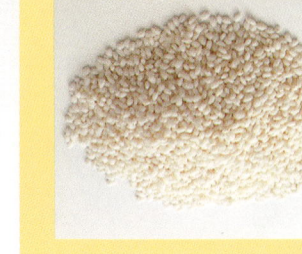

65g=3.0点 (1点=22g)

玄米

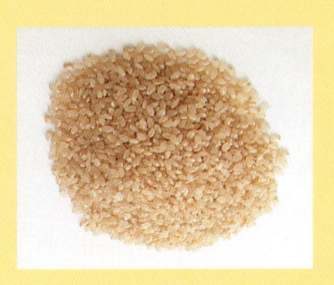

第4章 麺類のめやす

うどん

乾 70g=3.0点 (1点=23g)
ゆで 225g=3.0点 (1点=75g)

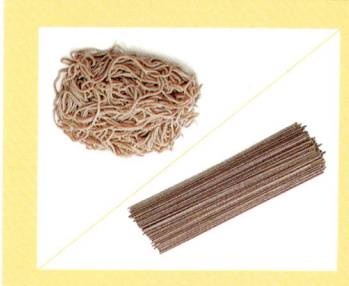

226 かけうどん
311 kcal 3.9点
P=6.1g F=1.1g C=61.4g ＝3.7g E=1.3mg
＋=0.2 ♥=3.7 ◆=0 ●=0
塩=3.4g 他=6.0g

227 煮込みうどん
420 kcal 5.3点
P=19.2g F=5.1g C=68.1g ＝3.1g E=1.0mg
＋=0.1 ♥=1.2 ◆=0 ●=0
塩=8.0g 他=0g

228 焼きうどん
436 kcal 5.5点
P=17.6g F=14.2g C=55.7g ＝3.6g E=2.1mg
＋=0.4 ♥=1.1 ◆=0 ●=0
塩=34mg 他=0g

そば

乾 70g=3.0点 (1点=23g)
ゆで 180g=3.0点 (1点=60g)

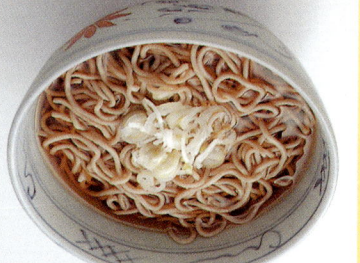

223 かけそば
321 kcal 4.0点
P=11.5g F=1.8g C=61.2g ＝3.8g E=0.4mg
＋=0.3 ♥=4.0 ◆=0 ●=0
塩=3.8g 他=0g

224 おろしそば
324 kcal 4.1点
P=11.9g F=2.0g C=62.4g ＝5.3g E=0.8mg
＋=0.3 ♥=3.8 ◆=0 ●=0
塩=0mg 他=6.0g

225 たぬきそば
361 kcal 4.5点
P=12.7g F=5.5g C=62.8g ＝5.4g E=2.1mg
＋=0.2 ♥=4.3 ◆=0 ●=0
塩=8mg 他=6.0g

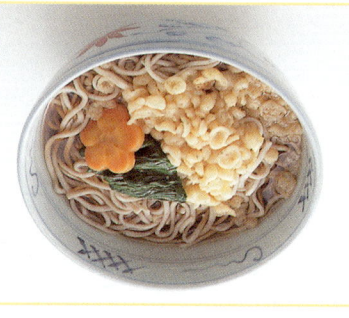
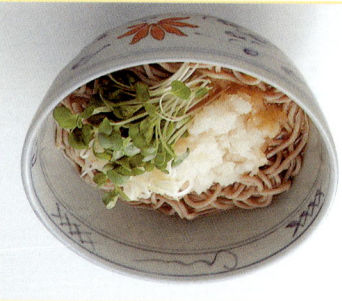
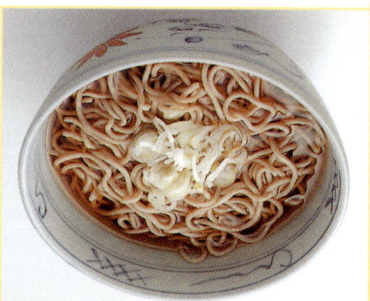

家庭のおかず編　第4群　穀物料理（そうめん・中華めん）　レシピは182・183ページ

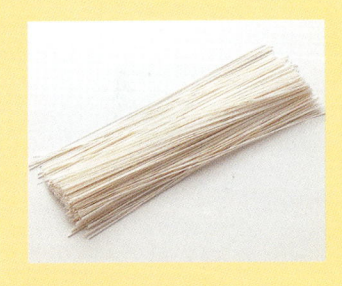

そうめん

88g＝4.0点（1点＝22g）

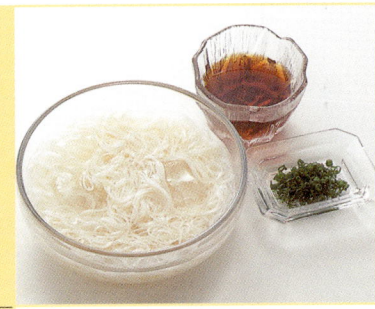

229　冷やしそうめん

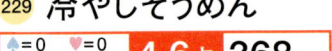
| ♠＝0 | ♥＝0 | **4.6点** | **368**kcal |
| ♣＝＋ | ♦＝4.6 | | |

Ⓟ10.5g Ⓕ1.1g Ⓒ73.7g 塩1.9g
糖3.0g コ0mg セ2.6g Ⓔ0.4mg

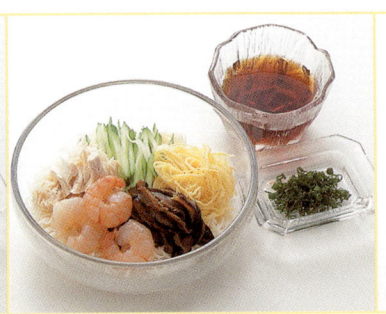

230　五目そうめん

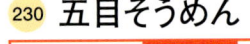
| ♠＝0.5 | ♥＝0.8 | **6.3点** | **504**kcal |
| ♣＝0.1 | ♦＝4.9 | | |

Ⓟ27.6g Ⓕ6.3g Ⓒ77.8g 塩2.7g
糖4.0g コ196mg セ4.1g Ⓔ1.8mg

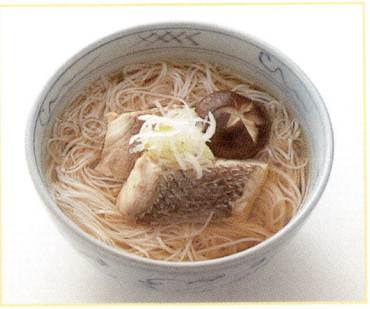

231　にゅうめん

| ♠＝0 | ♥＝1.0 | **5.4点** | **428**kcal |
| ♣＝0.1 | ♦＝4.3 | | |

Ⓟ19.6g Ⓕ5.4g Ⓒ70.9g 塩3.8g
糖0g コ29mg セ2.9g Ⓔ1.2mg

中華めん

生110g＝4.0点（1点＝28g）
蒸し160g＝4.0点（1点＝40g）

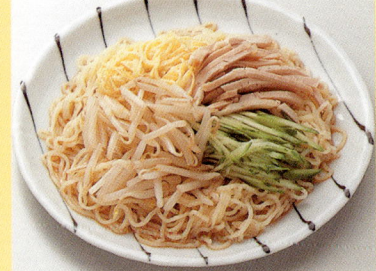

232　冷やし中華

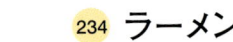
| ♠＝0.5 | ♥＝0.5 | **5.7点** | **454**kcal |
| ♣＝0.2 | ♦＝4.5 | | |

Ⓟ18.9g Ⓕ10.9g Ⓒ65.9g 塩4.1g
糖3.0g コ124mg セ3.5g Ⓔ1.1mg

233　ソース焼きそば

| ♠＝0 | ♥＝0.9 | **7.1点** | **570**kcal |
| ♣＝0.5 | ♦＝5.7 | | |

Ⓟ19.0g Ⓕ19.0g Ⓒ77.2g 塩3.4g
糖0g コ27mg セ5.7g Ⓔ2.9mg

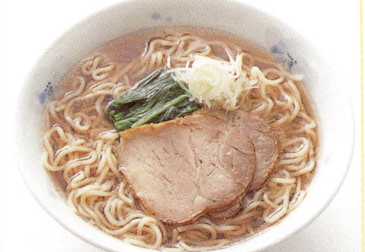

234　ラーメン

| ♠＝0 | ♥＝0.7 | **5.3点** | **420**kcal |
| ♣＝0.2 | ♦＝4.4 | | |

Ⓟ17.6g Ⓕ8.1g Ⓒ65.0g 塩4.8g
糖0g コ14mg セ4.2g Ⓔ1.6mg

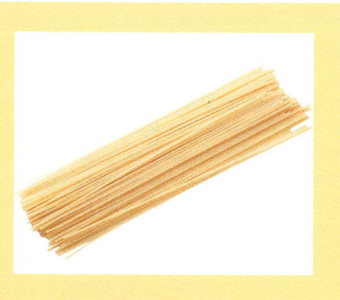

スパゲティ

85g=4.0点 （1点=21g）

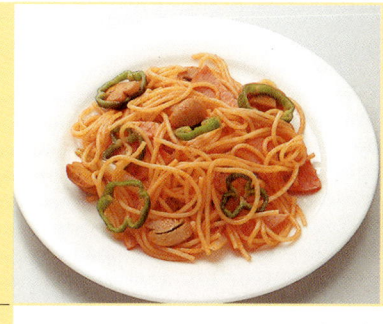

235 ナポリタン

| ♠=0 | ♥=0.5 | **7.4点** | **594** kcal |
| ♣=0.4 | ◆=6.5 | | |

P=17.3g F=22.9g C=77.4g 塩=2.9g
糖=0g コ=9mg セ=5.9g E=4.8mg

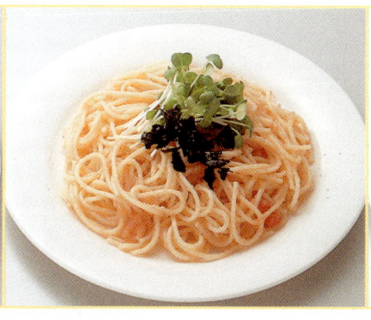

236 明太子スパゲティ

| ♠=0 | ♥=0.9 | **6.5点** | **521** kcal |
| ♣=0.1 | ◆=5.5 | | |

P=24.3g F=16.0g C=64.4g 塩=3.4g
糖=0g コ=168mg セ=2.9g E=7.0mg

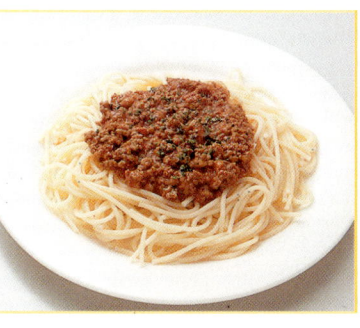

237 ミートソース

| ♠=0 | ♥=1.4 | **7.7点** | **617** kcal |
| ♣=0.7 | ◆=5.6 | | |

P=23.1g F=18.0g C=76.1g 塩=3.4g
糖=0g コ=34mg セ=5.7g E=4.8mg

マカロニ

85g=4.0点 （1点=21g）

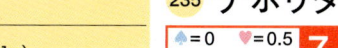

写真は
マカロニ2点分

238 マカロニサラダ

| ♠=0 | ♥=0 | **3.7点** | **296** kcal |
| ♣=0.2 | ◆=3.5 | | |

P=6.5g F=13.7g C=35.0g 塩=1.7g
糖=0g コ=18mg セ=2.3g E=2.8mg
★データは素材に吸収された調味料分のみ計算

小麦粉

45g=2.0点 （1点=22g）

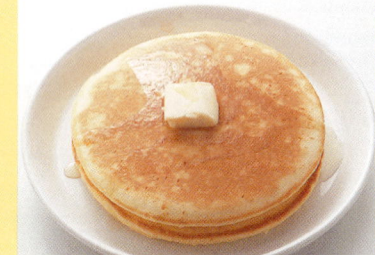

239 ホットケーキ

| ♠=0.7 | ♥=0 | **6.5点** | **518** kcal |
| ♣=0 | ◆=5.8 | | |

P=7.2g F=28.5g C=55.7g 塩=0.9g
糖=18.2g コ=117mg セ=1.1g E=1.5mg

家庭のおかず編　第4群　穀物料理（スパゲティ・マカロニ・小麦粉）　レシピは184ページ

143

家庭のおかず編 第4群 穀物料理（ビーフン・春雨・食パン） レシピは185ページ

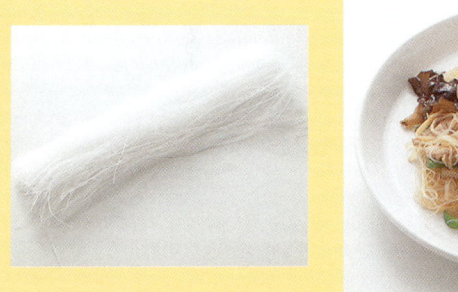

ビーフン
63g＝3.0点（1点＝21g）

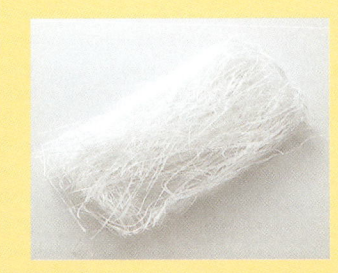

240 焼きビーフン

♠=0	♥=1.2	**6.0点**	**476kcal**
♣=0.2	♦=4.6		

Ｐ=17.4g Ｆ=18.3g Ｃ=56.4g 塩=3.2g
糖=0g コ=34mg セ=3.2g Ｅ=2.3mg

春雨
23g＝1.0点

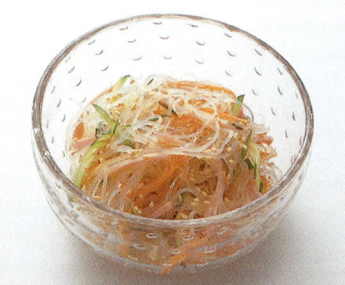

241 春雨サラダ

♠=0	♥=0.3	**1.8点**	**141kcal**
♣=0.1	♦=1.4		

Ｐ=2.5g Ｆ=4.1g Ｃ=23.5g 塩=1.0g
糖=1.5g コ=4mg セ=1.5g Ｅ=0.3mg
★データは素材に吸収された調味料分のみ計算

食パン
60g＝2.0点（1点＝30g）

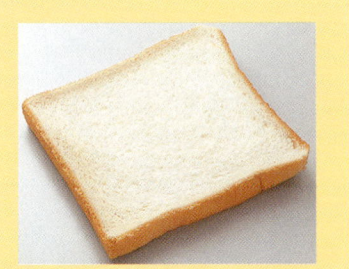

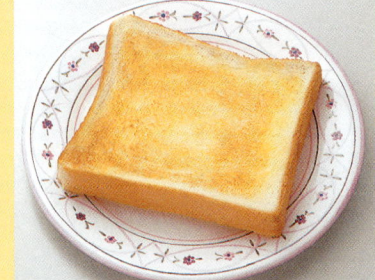

242 バタートースト

♠=0	♥=0	**2.5点**	**203kcal**
♣=0	♦=2.5		

Ｐ=5.6g Ｆ=7.5g Ｃ=28.0g 塩=0.9g
糖=0g コ=13mg セ=1.4g Ｅ=0.5mg

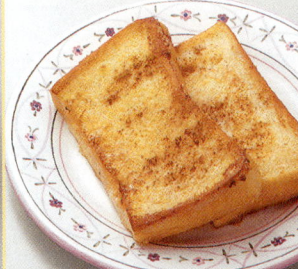

243 フレンチトースト

♠=1.1	♥=0	**4.1点**	**324kcal**
♣=0	♦=3.0		

Ｐ=11.3g Ｆ=14.6g Ｃ=35.9g 塩=1.1g
糖=4.5g コ=141mg セ=1.4g Ｅ=0.9mg

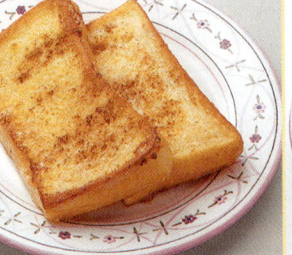

244 オープンサンド

♠=0	♥=1.6	**5.3点**	**423kcal**
♣=0.2	♦=3.5		

Ｐ=15.7g Ｆ=26.2g Ｃ=31.6g 塩=2.3g
糖=0g コ=50mg セ=2.6g Ｅ=5.1mg
★データは素材に吸収された調味料分のみ計算

Calorie Guide Book

家庭のおかず編レシピ ＆栄養価一覧

- 材料の計量には、標準計量カップ・スプーンを使っています。
- 分量表のMはミニスプーン（小さじ⅕量＝1㎖）の略です。
- 電子レンジはすべて500Wを使用しています。
- 「だし」は、こんぶ・カツオからとったものです。
- 「小麦粉」はすべて薄力粉を指します。

　家庭のおかず編に登場した素材別料理のレシピを料理番号順に掲載しています。また各料理ごとの細かい栄養価一覧（186〜191ページ）もありますので、体調や食生活に応じたバランスのよいメニュー選びにお役立てください。

家庭のおかず編　第1群　卵料理（鶏卵）

1　生卵

材料（1人分）

卵‥‥‥‥‥‥‥1個　しょうゆ‥‥‥‥‥小さじ½弱

作り方

器に卵を割り入れ、しょうゆをかける。

＊卵は意外に日もちがよく、1～2か月は充分に冷蔵保存できるが、生で食べるときにはなるべく新鮮なものを選ぶ。

2　ゆで卵

材料（1人分）

卵‥‥‥‥‥‥‥1個　塩‥‥‥‥‥‥‥‥‥M¼

作り方

❶卵は室温にもどしておく。なべに水、塩少量（分量外）、卵を入れて火にかける。

❷沸騰したら火を弱め、約10分ゆでる。

❸殻を除き、塩をふって食べる。

3　揚げ卵

材料（1人分）

卵‥‥‥‥‥‥‥1個　塩‥‥‥‥‥‥‥‥‥M¼
揚げ油‥‥‥‥‥適量

作り方

❶卵を小さな容器に割り入れる。

❷油を160℃に熱して①を静かに入れ、木べらと菜箸を使って卵白を卵黄にかぶせるようにして包み込む。

❸こんがりとしたきつね色になるまでじっくりと揚げ、塩をふって食べる。

4　目玉焼き

材料（1人分）

卵‥‥‥‥‥‥‥1個　塩‥‥‥‥‥‥‥‥‥M¼
油‥‥‥‥‥小さじ½　パセリ‥‥‥‥‥‥‥少量

作り方

❶フライパンに油を入れて熱する。

❷小さなボールに卵を割り入れ、卵黄をこわさないように静かにフライパンに移し入れる。

❸火加減を中火から弱火にする。卵白がかたまってきたら、箸で周囲をはがし、卵黄が好みのかたさになるまで焼く。皿に盛り、塩をふって、パセリを添える。

＊卵黄を半熟状にしたいときには、卵白がおおむねかたまってきたところで湯少量を加え、すぐにふたをして1～2分蒸し焼きにする方法もある。こうすると卵黄の表面に白い膜ができる。

＊途中、一度フライ返しでひっくり返し、両面に焼き色をつける料理を、ターンオーバーエッグという。

5　ポーチドエッグ

材料（1人分）

卵‥‥‥‥‥‥‥1個　塩‥‥‥‥‥‥‥‥M½弱
バター‥‥‥‥小さじ1　こしょう‥‥‥‥‥‥少量
ほうれん草‥‥‥‥70g

作り方

❶深めの小なべにたっぷりの湯を静かに煮立て、塩と酢各少量（分量外）を入れる。

❷ボールに卵を割り入れ、卵黄をこわさないように静かに①の湯の中に落とし入れる。軽く煮立つ程度の火加減にし、卵白を箸で寄せるようにまとめながらゆでる。

❸卵黄が半熟になったら穴じゃくしですくい、ふきんを敷いたざるにとる。

❹沸騰湯に塩少量（分量外）を入れ、ほうれん草をゆでて冷水にとり、水けを絞って3cm長さに切る。フライパンにバターを熱してほうれん草を軽くいため、塩とこ

しょうで調味する。

❺皿に④のほうれん草を盛り、③の卵をのせる。

6　スクランブルエッグ

材料（1人分）

卵‥‥‥‥‥‥‥1個　┌牛乳‥‥‥‥‥大さじ½
バター‥‥‥‥大さじ½　a│こしょう‥‥‥‥‥少量
　　　　　　　　　　└塩‥‥‥‥‥‥‥‥M¼

作り方

❶ボールに卵を割りほぐし、aを加え混ぜる。

❷フライパンを火にかけ、バターを熱してとかし、卵を流し入れる。周囲がかたまり始めたらスプーンなどで大きくすくい混ぜるようにしていためる。

❸半熟状になったところですばやく火から下ろして皿に盛る。

＊和風のいり卵と違い、洋風のスクランブルエッグはふんわりとやわらかな状態にしたいので、卵液をフライパンに流し入れたら手早く混ぜ、半熟状に仕上げる。

＊でき上がったらすぐに皿に盛りつけないとフライパンの余熱でかたまってしまうので注意。

7　厚焼き卵

材料（1人分）

卵‥‥‥‥‥‥‥1個　┌だし‥‥‥‥‥‥大さじ1
油‥‥‥‥‥‥小さじ1　│砂糖‥‥‥‥‥小さじ1強
おろし大根‥‥‥‥40g　│塩‥‥‥‥‥‥‥‥M¼
青じそ‥‥‥‥‥‥1枚　└しょうゆ‥‥‥‥‥少量

作り方

❶ボールに卵を割りほぐし、だし、砂糖、塩、しょうゆを加えて泡立てないように混ぜる。

❷卵焼き器に油を入れて火にかける。なべを傾けてすみずみまで油を行きわたらせ、余分な油をふきとる。

❸卵焼き器をいったんぬれぶきんの上に下ろし、①の卵液の⅓量を流し入れる。中火にかけて卵が半熟状にな

るまで焼き、向こう側から手前に向けてきっちりと巻き込む。

④卵焼きを向こう側に移動させ、手前のあいたところに油を塗る。残りの卵液の½量を流し入れて焼き、先に巻いた卵を芯にして手前に巻く。

⑤④の手順を繰り返して残りの卵液も同様に焼く。卵焼きの表面に焼き色がついたら、熱いうちにすだれかアルミ箔で巻いて形をととのえる。

⑥あら熱がとれるまでおき、食べやすい大きさに切り分ける。皿に青じそを敷き、卵焼きを盛る。好みでおろし大根を添える。

＊一度に卵を4個くらい使って焼いたほうがきれいに仕上がる。

8　オムレツ

材料（1人分）
卵·················1個　　バター···········大さじ½
牛乳···········大さじ½　　クレソン·········少量
塩···············M¼

作り方
①ボールに卵を割りほぐし、牛乳と塩を加え混ぜる。

②フライパンにバターを熱し、①の卵液を一度に流し入れる。周囲が少しかたまり始めたら大きく混ぜ、半熟状になるまでさらに焼く。

③フライパンを手前に傾けて卵を折りたたむようにして寄せ、合わせ目が下になるようにして形をととのえる。

④皿に盛ってクレソンを添える。

＊最初から最後まで強火のまま、卵液を入れてからでき上がりまで30〜40秒くらいで焼くようにすると、表面はきれいな焼き色がつき、中は半熟状にふんわりと仕上がる。

9　茶わん蒸し

材料（2人分）
卵·················1個　　エビ···········小2尾
[だし·········¾ｶｯﾌﾟ　　塩···············少量
  塩·········M1弱　　酒···············少量
  しょうゆ·····小さじ¾　　生しいたけ·········1枚
鶏ささ身·········20g　　三つ葉···········少量

作り方
①だしは塩としょうゆで調味する。

②ボールに卵を割りほぐして、①を加え混ぜ、万能こし器を通してこす。

③鶏ささ身は筋を除き、そぎ切りにする。エビは背わたと殻を除く。それぞれに塩と酒をふる。

④生しいたけは軸を除いて薄切りにし、三つ葉を2cm長さに切る。

⑤蒸し茶わんに③としいたけを入れて②の卵液を注ぐ。蒸気の上がった蒸し器に入れ、中火で1〜2分、弱火にしてさらに12分ほど蒸す。下ろしぎわに三つ葉を散らして、ひと蒸しする。

10　卵とじ

材料（1人分）
卵·················1個　　[だし·········½ｶｯﾌﾟ
油揚げ···········10g　　a しょうゆ·····大さじ⅔
小松菜···········80g　　[みりん·····大さじ⅔

作り方
①油揚げは熱湯をかけて油抜きし、一口大に切る。小松菜は3cm長さに切る。

②浅なべにａを煮立て、油揚げと小松菜を入れて小松菜がしんなりするまで煮る。卵をといてまわし入れ、ふたをして約1分煮て火を止め、そのまま蒸らす。

11　カニたま

材料（1人分）
卵·················1½個　　油···········大さじ½
[塩·········M¼　　[だし·········¼ｶｯﾌﾟ
  酒·········小さじ1　　 しょうゆ·····小さじ½
カニ水煮缶詰め·····15g　あん 砂糖·········小さじ½
ねぎ···········10g　　 酢·········小さじ½
生しいたけ·········½枚　　[かたくり粉·····小さじ½
ゆで竹の子·········10g

作り方
①カニは汁けをきり軟骨を除いてほぐす。

②ねぎは斜め薄切り、生しいたけとゆで竹の子はせん切りにする。

③ボールに卵を割りほぐし、塩と酒で調味して①②を加え混ぜる。

④中華なべに油を熱し、③を一度に流し入れる。手早く混ぜて、半熟状に丸く形をととのえ、裏返してさっと焼き、皿に盛る。

⑤別なべにあんのだしと調味料を煮立て、かたくり粉を倍容量の水（分量外）でとき、まわし入れてとろみをつけ、④にかける。

卵1個の重量とエネルギーの目安

ＭＳ玉	約55g	約71kcal
Ｍ玉	約60g	約76kcal
Ｌ玉	約65g	約83kcal

（エネルギーは正味重量より算出）

家庭のおかず編

第1群　卵・乳製品料理（うずらの卵・ピータン・普通牛乳・プロセスチーズ）

12　うずらの卵入り五目いため

材料（1人分）

うずらの卵‥‥‥ 3個（23g）	水‥‥‥‥‥‥‥‥大さじ2
ゆで竹の子‥‥‥‥ 30g	中国風顆粒だし
きくらげ‥‥‥‥‥ 適量	a
にんじん‥‥‥‥‥ 10g	酒‥‥‥‥‥‥‥小さじ1/3
白菜‥‥‥‥‥‥‥ 50g	塩‥‥‥‥‥‥‥小さじ1
さやえんどう‥‥‥ 15g	こしょう‥‥‥‥‥少量
しょうが‥‥‥‥1/4かけ	かたくり粉‥‥‥小さじ1/2
油‥‥‥‥‥‥‥大さじ1/2	

作り方

❶うずらの卵はゆでて殻をむいておく。ゆで竹の子は薄切りにし、きくらげはもどして水けをきり、石づきを除いておく。

❷にんじんは7〜8mm幅の短冊切りにし、白菜はそぎ切りにする。しょうがはせん切りにする。

❸沸騰湯に塩少量（分量外）を入れ、さやえんどうをさっとゆでる。

❹フライパンに油を熱し、しょうがをいため、香りが立ったらゆで竹の子、きくらげ、白菜、にんじんの順に加えいためる。

❺全体に油がまわったら、aを混ぜ合わせて加え、うずらの卵、さやえんどうを加える。ひと煮立ちしたら、かたくり粉を倍容量の水（分量外）でとき、まわし入れてとろみをつけ、皿に盛る。

13　ピータン豆腐

材料（1人分）

ピータン‥‥‥‥‥ 35g	しょうゆ‥‥‥‥小さじ1
もめん豆腐‥‥‥‥ 100g	酢‥‥‥‥‥‥‥小さじ1
ねぎ‥‥‥‥‥‥‥ 少量	a ごま油‥‥‥‥‥小さじ1/2
しょうが‥‥‥‥1/4かけ	砂糖‥‥‥‥‥‥小さじ1/4
香菜（しゃんつぁい）‥‥適量	

作り方

❶ピータンはぬるま湯に15〜30分つけて泥を落とし、殻をむく。

❷①をくし形切りにし、さらに半分にし、10分ほどおいて特有のにおいを抜く。

❸ねぎ、しょうがはみじん切りにし、aと混ぜ合わせる。

❹豆腐を奴に切って皿に盛り、ピータンをのせ、③をかけ、香菜を散らす。

14　カフェオレ（普通牛乳）

材料（1人分）

普通牛乳‥‥3/4ｶｯﾌﾟ強（180g）	コーヒー‥‥‥‥‥‥2/3ｶｯﾌﾟ

作り方

牛乳を温め、熱いコーヒーとともにカップに注ぎ入れる。
＊カップはあらかじめ温めておくとよい。

15　ホットココア（普通牛乳）

材料（1人分）

普通牛乳‥‥3/4ｶｯﾌﾟ強（180g）	砂糖‥‥‥‥‥‥‥大さじ1
ココア‥‥‥‥‥大さじ1	

作り方

❶ココアと砂糖をカップの中でよく混ぜる。

❷①に少量の熱湯（分量外）を少しずつ加えてよく練る。

❸沸騰直前まで温めた牛乳を加えて混ぜる。

16　バナナミルク（普通牛乳）

材料（1人分）

普通牛乳‥‥3/4ｶｯﾌﾟ強（180g）	砂糖‥‥‥‥‥‥‥大さじ1/2
バナナ‥‥‥‥‥‥1/2本	

作り方

バナナは皮を除き、材料をすべてミキサーにかけ、混ぜ合わせる。

17　チーズトースト（プロセスチーズ）

材料（1人分）

プロセスチーズ‥‥‥ 24g	パセリ‥‥‥‥‥‥少量
食パン（6枚切り）‥‥‥ 1枚	

作り方

❶プロセスチーズを薄く切って食パンにのせ、予熱したオーブントースターの中に入れ、チーズがとろけるまで焼く。

❷2つに切って皿に盛り、パセリを添える。

18　カナッペ（プロセスチーズ）

材料（1人分）

プロセスチーズ（1cm厚さ）	きゅうり‥‥‥‥‥10g
‥‥‥‥‥‥‥‥‥ 24g	スタッフドオリーブ‥1個
クラッカー‥‥‥‥‥ 3枚	

作り方

❶チーズは3つに切る。きゅうりは縦半分に切ってから斜め薄切りにする。オリーブは薄切りにする。

❷クラッカーを皿に並べ、①を彩りよくのせる。

19　ピザ（プロセスチーズ）

材料（1人分）

プロセスチーズ‥‥‥ 24g	ピーマン‥‥‥‥‥5g
サラミソーセージ‥‥ 20g	赤ピーマン‥‥‥‥5g
マッシュルーム水煮缶詰め	ピザ台（市販品）‥‥1枚
‥‥‥‥‥‥‥‥‥ 10g	ピザソース（市販品）‥大さじ2

作り方

❶サラミソーセージは輪切りにする。マッシュルームは汁けをきって薄切りにする。

❷ピーマンと赤ピーマンはそれぞれ薄い輪切りにする。

❸チーズは薄切りにする。

❹ピザ台にピザソースを塗り、①のサラミとマッシュル

ームを並べる。チーズを散らし、②のピーマンと赤ピーマンをのせる。オーブントースターか、200℃に予熱したオーブンで、チーズがとろけるまで焼く。
＊具はツナやコーンなど好みのものでよい。

20 ディップ （カテージチーズ）

材料（1人分）
カテージチーズ‥‥‥	38g	マヨネーズ‥‥‥‥	大さじ½
ピクルス‥‥‥‥‥	20g	きゅうり‥‥‥‥‥	50g

作り方
❶ピクルスはみじん切りにし、マヨネーズとともにカテージチーズに加えてよく混ぜ、ディップソースを作る。
❷きゅうりは縦4つに切り、①を添える。

21 フルーツサラダ （カテージチーズ）

材料（1人分）
カテージチーズ‥‥‥	38g	りんご‥‥‥‥‥‥	40g
パイナップル‥‥‥‥	50g	プルーン（乾）‥‥‥	1個
キウイフルーツ‥‥‥	40g		

作り方
❶パイナップルは皮と芯を除き、一口大に切る。
❷キウイフルーツは皮をむいていちょう切りにする。
❸りんごは芯を除き、皮つきのままいちょう切りにする。
❹プルーンは種を除き、4つに切る。
❺①②③④のくだものをカテージチーズであえて器に盛る。
＊カテージチーズは脂肪分が少なくさっぱりしているので、くだものとは相性がよい。
＊くだものは好みのものを数種類組み合わせるとおいしい。生だけでなく、缶詰めやドライフルーツを利用してもよい。

22 カテージチーズドレッシングのサラダ

材料（1人分）
カテージチーズ‥‥‥	38g	レタス‥‥‥‥‥‥	30g
酢‥‥‥‥‥‥‥	大さじ⅔	玉ねぎ‥‥‥‥‥	10g
油‥‥‥‥‥‥‥	大さじ⅔	クレソンの葉先‥‥‥	10g
塩‥‥‥‥‥‥‥	M½弱		

作り方
❶レタスは一口大にちぎる。
❷玉ねぎは薄切りにする。水にさらして辛みをとり、水けを充分にきる。
❸カテージチーズに酢、油、塩を加えてよく混ぜ合わせ、ドレッシングを作る。
❹①②、クレソンの葉先を器に盛り、③のチーズドレッシングをかける。
＊野菜は好みのものでよいが、チーズドレッシングがこくのあるソースなので、香りの強い野菜を組み合わせるとおいしい。
＊酸味が苦手な人は、酢を控えめにするとよい。

23 ジャムヨーグルト

材料（1人分）
プレーンヨーグルト‥‥	130g	チャービル‥‥‥‥	少量
ブルーベリージャム‥‥	大さじ½		

作り方
❶プレーンヨーグルトはなめらかになるまでよくとき混ぜ、器に盛る。
❷ブルーベリージャムをのせ、チャービルを飾る。
＊チャービルのかわりにミントの葉でもよい。

24 フルーツサラダ （ヨーグルト全脂無糖）

材料（1人分）
プレーンヨーグルト‥‥	130g	パイナップル‥‥‥‥	50g
砂糖‥‥‥‥‥‥‥	小さじ1	いちご‥‥‥‥‥‥	50g
ラム酒‥‥‥‥‥‥	少量	キウイフルーツ‥‥‥	50g

作り方
❶パイナップルは皮と芯を除き、一口大に切る。
❷いちごはへたを除いて縦4つ割りにする。
❸キウイは皮をむいていちょう切りにする。
❹プレーンヨーグルトに砂糖とラム酒を混ぜる。
❺くだものを合わせて器に盛り、④のヨーグルトソースをかける。
＊パイナップルは缶詰めを使うと手軽に作れる。
＊ヨーグルトに加える砂糖の量は、くだものの甘みに合わせて加減する。
＊子ども向けにはラム酒は省いてもよい。

25 ヨーグルトドリンクトマト風味

材料（1人分）
プレーンヨーグルト‥‥	130g	レモン汁‥‥‥‥‥	小さじ1
トマトジュース‥‥‥‥	½ダ	レモン（くし形切り）‥‥	⅛個

作り方
❶プレーンヨーグルトはなめらかになるまで充分にかき混ぜ、トマトジュースとレモン汁を加え混ぜる。
❷グラスに注ぎ、レモンを添える。

家庭のおかず編　第1群　乳製品料理（カテージチーズ・ヨーグルト）

家庭のおかず編　第2群　魚料理（アジ・イワシ）

26 アジのたたき

材料（1人分）

アジ	1尾（正味65g）	大根	20g
あさつき	少量	青じそ	1枚
しょうが	½かけ	しょうゆ	小さじ1

作り方
❶アジは三枚におろして腹骨をそぎとり、骨抜きで小骨をていねいに除く。
❷頭側から尾に向かって皮をむき、身を細かく刻む。
❸あさつきは小口切りにし、しょうがはすりおろす。
❹大根は皮をむいてかつらむきにし、きっちりと巻き戻して端からせん切りにする。冷水に放ってパリッとさせ、水けをよくきる。
❺皿に大根を盛り、青じそを敷いて②のアジを盛る。③のあさつきを散らしてしょうがをのせる。
❻食べるときにしょうゆをつける。

27 アジの南蛮漬け

材料（1人分）

アジ	1尾（正味65g）		しょうゆ	大さじ½
小麦粉	大さじ½		砂糖	大さじ½
揚げ油	適量	a	酒	大さじ½
ねぎ	30g		酢	大さじ½
赤とうがらし	少量			

作り方
❶アジはうろことぜいご、えらを除き、盛りつけたときに裏になるほうの腹に切り目を入れて腹わたを出す。
❷腹の中まで流水でよく洗い、水けをふきとる。
❸ねぎは小口切りにし、赤とうがらしは種を除いて小口切りにする。
❹なべにaと③のねぎととうがらしを入れ、中火にかけてひと煮立ちさせる。
❺②のアジに小麦粉をまぶしつけ、油を180℃に熱して揚げる。揚げたての熱いうちに④のつけ汁に浸す。
❻ときどき返しながら30分ほどおいて味をなじませる。

28 アジのフライ

材料（1人分）

アジ	1尾（正味65g）	パン粉	大さじ2
塩	M⅓	揚げ油	適量
こしょう	少量	キャベツ	40g
小麦粉	大さじ½	レモン（くし形切り）	⅛個
とき卵	¼個分	パセリ	少量

作り方
❶アジは頭と腹わたを除いて水洗いし、開いて塩、こしょうをふる。
❷①に小麦粉を薄くまぶし、とき卵、パン粉の順に衣をつける。
❸油を170℃に熱し、②を4～5分かけて色よく揚げる。
❹キャベツはせん切りにし、冷水に放ってパリッとさせる。
❺キャベツの水けをきって皿に盛り、③をのせ、レモン、パセリを添える。

29 イワシの刺し身

材料（1人分）

イワシ	1尾（正味53g）	しょうゆ	小さじ1
大根	20g	おろししょうが	少量
青じそ	1枚		

作り方
❶イワシはうろこをこそげとり、頭を切り落とす。腹わたを除いて水洗いし、水けをふきとって三枚におろす。
❷腹骨をそぎとって小骨をていねいに除く。頭側から尾に向かって皮をむき、一口大のそぎ切りにする。
❸大根は皮をむいてかつらむきにし、きっちりと巻き戻して端からせん切りにする。冷水に放ってパリッとさせ、水けをよくきる。
❹皿に③の大根を盛り、青じそを敷いて②のイワシを盛る。
❺食べるときにしょうゆとおろししょうがを添える。

30 イワシの梅煮

材料（1人分）

イワシ	1尾（正味53g）		しょうゆ	大さじ½
ねぎ	15g	a	酒	小さじ1
梅干し	½個		砂糖	小さじ⅔

作り方
❶イワシはうろこをこそげとり、頭を切り落とす。腹わたを除き、腹の中までよく洗い、水けをふきとる。
❷ねぎはぶつ切りにし、梅干しは細かくちぎる。
❸なべに水¼ｶｯﾌﾟ（分量外）とa、②を入れて火にかけ、煮立ったら①のイワシを盛りつけたときに表になるほうを上にして入れる。
❹再び煮立ったら落としぶたをして火を弱め、汁がごく少量になるまで煮て火を消す。
❺あら熱がとれたらイワシを皿に盛り、手前にねぎを置き、梅干しをのせる。

31 イワシのつみれ

材料（1人分）

イワシ	1尾（正味53g）		みそ	小さじ1
油	大さじ½		酒	小さじ1
青じそ	1枚	a	しょうが汁	少量
おろし大根	50g		とき卵	10g
			ねぎ	15g

作り方
❶イワシはうろこをこそげとり、頭を切り落とす。腹わたを除いて水洗いし、水けをふきとって手開きにする。中骨を除き、腹骨をすきとる。
❷皮をむいて、身を細かくたたき切る。
❸フードプロセッサーにイワシ、aを入れて、なめらかになるまで撹拌する。
❹③を3等分して木の葉形に形作り、ナイフなどで葉脈の模様をつける。
❺フライパンに油を熱し、④を入れ、両面を焼く。

⑥皿に青じそを敷いて、⑤を盛り、おろし大根を添える。

32 サケのホイル焼き

材料（1人分）

サケ……1切れ（90g）		生しいたけ……………1枚	
塩……………M½強		油…………小さじ¼	
玉ねぎ……………20g		レモン（くし形切り）…⅛個	

作り方
①サケは塩をふり、玉ねぎ、生しいたけは軸を除いて薄切りにする。
②アルミ箔に油を薄く塗って、サケ、玉ねぎ、しいたけをのせて包む。
③フライパンを熱して②を入れ、サケに火が通るまで蒸し焼きにする。
④③を皿に盛り、レモンを添える。

33 サケのマリネ

材料（1人分）

サケ……1切れ（90g）		玉ねぎ……………40g
塩……………M½		塩……………M⅓
こしょう……………少量		酢………大さじ½
小麦粉……大さじ½	a	油………大さじ½
揚げ油……………適量		塩……………M½弱
サニーレタス……………10g		こしょう……………少量

作り方
①サケは一口大のそぎ切りにし、塩とこしょうをふってしばらくおく。
②サケの汁気をふきとり、小麦粉をまぶし、油を180℃に熱してカラリと揚げる。
③玉ねぎは薄切りにし、塩をふってよくもみ、水洗いして水けを絞る。
④aを混ぜ合わせて③を混ぜる。②のサケに汁ごとかけ、しばらくおいて味をなじませる。
⑤皿にサニーレタスを敷いて④のサケを盛る。

34 石狩なべ

材料（1人分）

サケ……1切れ（90g）	白菜……………100g
もめん豆腐……………75g	赤みそ………大さじ⅔
ねぎ……………15g	白みそ………大さじ1½
春菊……………30g	だし……………2ヲ
生しいたけ（軸は除く）…2枚	

作り方
①サケ、豆腐は食べやすい大きさに切る。ねぎは斜め切りにし、春菊は葉先を手でちぎっておく。生しいたけは、かさに放射状に切り目を入れ、白菜はそぎ切りにする。
②だしにみそをとかし、なべに全部の材料を入れて中火にかけ、煮立ったら火を弱めてアクをすくい除く。

35 しめサバ

材料（1人分）

サバ……………80g		大根……………20g
塩………大さじ½		青じそ……………1枚
しょうゆ・砂糖…各小さじ1		しょうゆ…小さじ⅔
みりん・だし…各小さじ1	a	
酢………大さじ¾		

作り方
①サバは三枚におろし、両面に塩をふってざるにのせ、しばらくおく。表面の塩がとけてきたら冷蔵庫に入れて半日ほどおき、身をしめる。
②①の塩を洗い流し、ひたひたの酢（分量外）に30分浸す。
③aを合わせた中に②をくぐらせて、3〜4㎜厚さに切る。
④大根は皮をむいてかつらむきにし、きっちりと巻き戻して端からせん切りにする。冷水に放ってパリッとさせ、水けをよくきる。
⑤皿に④を置き、青じそを敷いて③のサバを盛る。しょうゆを添える。

36 サバのみそ煮

材料（1人分）

サバ……1切れ（80g）		酒………大さじ⅔
みそ………小さじ⅔		砂糖………大さじ⅔
ししとうがらし……2本	a	しょうゆ…小さじ⅔
		しょうがの薄切り
		……………¼かけ分

作り方
①サバは皮に1本切り目を入れる。
②浅なべに水¼ヲ（分量外）とaを入れて火にかけ、煮立ったらサバを皮を上にして入れる。
③再び煮立ったら落としぶたをし、中火にして10分ほど煮る。途中、なべを傾けて煮汁をすくってはサバにまわしかける。
④ししとうがらしを加えてひと煮し、みそを少量の煮汁でといて加え、さらに4〜5分煮る。
＊みそは長い時間煮ると香りがとんでしまうので、ほかの調味料とは別に、仕上げ直前に加える。

サバは鮮度に要注意

　他の魚より旨み成分の多いサバは、「サバの生き腐れ」という言葉があるように、鮮度の落ちが早い魚です。買ってきたら内臓のついたまま冷蔵庫に入れたりせずに、すぐに下処理をすませましょう。とくにしめサバなどのように生で食べる場合には、塩でしめるまではすぐに済ませます。

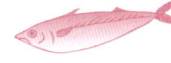

家庭のおかず編　第2群　魚料理（サケ・サバ）

家庭のおかず編　第2群　魚・魚介料理（サバ・エビ・イカ）

37　サバの甘酢あんかけ

材料（1人分）

サバ……1切れ（80g）		ねぎ……………………20g
┌塩……………M½弱		にんじん………………5g
└酒……………………適量		さやえんどう…………少量
かたくり粉………大さじ½	甘酢あん	しょうゆ………小さじ⅔
揚げ油…………………適量		砂糖……………小さじ½
		酒・酢………各小さじ¾
		かたくり粉……小さじ½

作り方

❶サバは塩と酒をふって下味をつけ、汁けをふきとってかたくり粉をまぶしつける。油を180℃に熱して、サバをカラリと揚げる。

❷ねぎとにんじん、さやえんどうはそれぞれせん切りにする。

❸甘酢あんを作る。なべに水¼弱（分量外）、しょうゆ、砂糖、酒を入れて火にかけ、❷のねぎとにんじんを加えひと煮する。酢を加え、かたくり粉を倍容量の水（分量外）でといてまわし入れ、とろみをつける。さやえんどうを加えて火を消す。

❹サバを皿に盛り、❸の甘酢あんをかける。

38　エビの塩焼き

材料（1人分）

┌エビ……5尾（正味100g）	青じそ…………………1枚
┤塩……………………M1弱	レモン（くし形切り）……⅛個
└酒……………………小さじ¾	

作り方

❶エビは背に切り目を入れて背わたを除き、塩と酒をふる。焼き網を充分に熱しエビをのせ、焼く。

❷皿に青じそを敷きエビを盛り、レモンを添える。

39　エビのチリソースいため

材料（1人分）

┌エビ……5尾（正味100g）		┌ケチャップ……大さじ⅔	
┤塩………………M⅓		┤酒……………大さじ⅔	
└酒……………小さじ1	a	┤しょうゆ………小さじ1	
油………………大さじ1		┤砂糖……………小さじ1	
ねぎ……………………10g		└豆板醤…………少量	
しょうが………………¼かけ		かたくり粉……小さじ⅓	
にんにく………………¼かけ			

作り方

❶エビは背わたを除いて尾の1節を残して殻をむく。

❷❶の腹側から切り目を入れて開き、長さを半分に切る。塩と酒をふって下味をつける。

❸ねぎ、しょうが、にんにくはそれぞれみじん切りにする。

❹中華なべに油を熱し、火を弱めて❸の香味野菜を入れて香りが立つまでいためる。強火にして❷のエビを加え、色が変わるまでいためる。

❺aを❹に加え、ひと混ぜして味をからめる。

❻かたくり粉を倍容量の水（分量外）でとき、❺にまわし入れとろみをつける。火を止めて皿に盛る。

＊エビは火が通りすぎると身が縮んでかたくなってしまうので、手早くいためる。

40　エビフライ

材料（1人分）

┌エビ……5尾（正味100g）		パン粉…………………⅓カップ
┤塩……………………M⅔		揚げ油…………………適量
└こしょう………………少量		キャベツ………………30g
小麦粉…………………大さじ½		パセリ…………………少量
とき卵…………………¼個分		レモン（くし形切り）……⅛個

作り方

❶エビは背わたを除いて尾の1節を残して殻をむく。腹側に2～3か所切り目を入れる。

❷❶に塩、こしょうをふって下味をつける。小麦粉、とき卵、パン粉の順に衣をつけ、油を180℃に熱してカラリと揚げる。

❸キャベツはせん切りにする。

❹皿にキャベツ、❷のエビを盛り、パセリ、レモンを添える。

＊エビの腹側に切り目を入れると加熱したときに身が丸まりにくい。

41　イカの刺し身

材料（1人分）

イカの胴……90g	おろしわさび……………少量
大根……………………20g	しょうゆ………小さじ1
青じそ…………………1枚	

作り方

❶イカは皮をむく。4cm長さの帯状に切り、さらに2mm幅の細切りにする。

❷大根は皮をむいてかつらむきにし、きっちりと巻き戻して端からせん切りにする。冷水に放ってパリッとさせる。

❸皿に水けをきった大根と青じそ、❶のイカを形よく盛り、わさびを添え、しょうゆをつけて食べる。

42　イカのバター焼き

材料（1人分）

┌イカの胴……90g	バター…………大さじ½
┤塩……………………M⅔弱	サニーレタス…………10g
┤こしょう………………少量	プチトマト………………1個
└酒……………………小さじ1	

作り方

❶イカは皮をむく。表側に細かい斜め格子の切り目を入れてさらに3～4cm角に切る。

❷❶に塩、こしょう、酒をふって下味をつける。

❸フライパンにバターを熱し、❷のイカを入れ、両面をさっと焼く。

④皿にサニーレタスを盛り、プチトマトを縦半分に切って盛り、手前にイカを盛る。
＊イカは鹿の子に切り目を入れると、見た目だけでなく、味が入りやすく、食べやすくなる。
＊イカは、加熱しすぎると身が縮んでかたくなるので、強火で両面をさっと焼く。

43　イカのリング揚げ

材料（1人分）

イカの胴	90g	水	大さじ1
塩	M½弱	揚げ油	適量
天ぷら粉（市販品）	大さじ2	パセリ	少量

作り方
❶イカは皮をむいて輪切りにし、塩で下味をつける。
❷天ぷら粉を水でとき、衣を作る。
❸①のイカに②の衣をつけ、油を180℃に熱してさっと揚げる。
❹油をきって皿に盛り、パセリを添える。
＊イカの皮は薄皮と裏の皮もていねいにむき、水けをふきとると揚げたときに油がはねにくい。
＊好みで食べるときにレモンを搾りかけてもよい。

44　アサリのみそ汁

材料（1人分）

アサリ（殻つき）		水またはだし	¾ヵ
	70g（正味27g）	みそ	大さじ⅔

作り方
❶アサリは薄い塩水（0.7～1.0%）に浸してしばらくおき、砂を吐かせる。
❷水またはだしとアサリをなべに入れて中火にかける。
❸煮立ってアサリの口が開いたら、みそをとき入れて火を止める。
＊0.7～1.0%の塩水は、水1ヵに対して、塩小さじ¼～⅓。

45　アサリの酒蒸し

材料（1人分）

アサリ（殻つき）		酒	大さじ1
	200g（正味80g）	あさつき	少量
塩	M¼		

作り方
❶アサリは薄い塩水（0.7～1.0%）に浸してしばらくおき、砂を吐かせる。
❷アサリをなべに入れて塩と酒をふり、ふたをして中火にかける。
❸アサリの口が開いたら火を止めて、あさつきを小口切りにして散らす。

46　アサリの卵とじ

材料（1人分）

アサリ（むき身）	80g	みりん	大さじ⅔
小松菜	80g	卵	1個
しょうゆ	大さじ½		

作り方
❶アサリは目のあらいざるに入れ、薄い塩水（0.7～1.0%）の中でふり洗いして水けをきる。
❷小松菜を3㎝長さに切る。
❸浅なべに水⅓ヵ強（分量外）としょうゆ、みりんを入れて火にかけ、煮立ったら①と②を加える。
❹菜箸で上下を返しながら小松菜がしんなりとし、アサリに火が通るまで煮る。
❺卵を割りほぐしてまわし入れ、周囲がかたまり始めたら火を弱めてふたをする。全体が半熟状になったら火を止めて皿に盛る。
＊アサリは身がふくらんだら火が通っているということ。

47　ホタテ貝柱の刺し身

材料（1人分）

ホタテ貝柱（生食用）	80g	青じそ	1枚
大根	20g	おろしわさび	少量
		しょうゆ	小さじ1

作り方
❶ホタテ貝柱は厚みを½～⅓に切る。
❷大根は皮をむいてかつらむきにし、きっちりと巻き戻して端からせん切りにする。冷水に放ってパリッとさせ、水けをよくきる。
❸皿に②の大根を盛り、青じそを敷いて①のホタテ貝柱を盛る。
❹わさびを添え、食べるときにしょうゆをつける。
＊刺し身にはかならず生食用を求める。
＊冷凍品は自然解凍する。
＊半解凍の状態のときに切るときれいにそぎ切りにすることができる。

48　ホタテ貝柱と青梗菜のいため物

材料（1人分）

ホタテ貝柱	80g	油	大さじ½
塩	M½弱	にんにく（みじん切り）	少量
酒	小さじ1	塩	M⅔
青梗菜	100g	こしょう	少量

作り方
❶ホタテ貝柱は厚みを半分に切り、塩、酒で下味をつける。
❷青梗菜は3㎝長さに切り、根元の太い部分は6～8等分に切る。
❸フライパンに油を熱し、にんにくを入れていため、①を加えていため、②を加えて強火で手早くいため、塩、こしょうで調味する。

♥

家庭のおかず編 第2群 魚介・肉料理（ホタテ貝柱・牛もも肉・牛肩肉）

49 ホタテ貝柱のグラタン

材料（1人分）

ホタテ貝柱	80g	こしょう	少量
塩	M½弱	バター	大さじ1
こしょう	少量	小麦粉	大さじ1½
ほうれん草	70g	牛乳	½ｶ
玉ねぎ	30g	塩	M1強
油	小さじ1	生クリーム	大さじ1
塩	少量	ナツメグ	少量

作り方

❶ホタテ貝柱は厚みを半分に切り、塩、こしょうで下味をつける。

❷沸騰湯に塩少量（分量外）を加えてほうれん草をゆで、冷水にとり、水けを絞って3cm長さに切る。

❸玉ねぎは薄切りにする。

❹なべにバターを入れて火にかけ、バターがとけたら、小麦粉を加えていため、温めた牛乳を加え混ぜ、塩、生クリーム、ナツメグを加えて、とろみがつくまで煮つめる。

❺フライパンに油を熱し、ホタテをいため、こんがりとしてきたら玉ねぎを加えいため、玉ねぎがしんなりしたら、塩、こしょうをふる。

❻❺に半量の❹を加え、混ぜ合わせる。

❼耐熱容器に❻、ほうれん草を盛り、残りの❹を注ぎ、220℃に熱したオーブンで20〜25分焼き色がつくまで焼く。

50 牛もも肉のソテー

材料（1人分）

牛もも薄切り肉	80g	油	小さじ1
塩	M⅗強	トマト	30g
こしょう	少量	クレソン	少量

作り方

❶牛もも薄切り肉は塩とこしょうをふる。フライパンに油を熱して肉を入れ、両面をさっと焼く。

❷①を皿に盛り、トマトをくし形に切って盛り、クレソンを添える。

51 チンジャオロースー （牛もも肉）

材料（1人分）

牛もも薄切り肉	80g	油	大さじ½
しょうゆ	小さじ½	にんにく（みじん切り）	少量
酒	小さじ½		しょうゆ	大さじ½
かたくり粉	小さじ½	a	酒	小さじ1
ピーマン	30g		砂糖	小さじ½
ゆで竹の子	50g		甜麺醤	小さじ1

作り方

❶牛もも薄切り肉は細切りにし、しょうゆ、酒で下味をつけ、かたくり粉をまぶす。

❷ピーマンとゆで竹の子はそれぞれせん切りにする。

❸フライパンに油小さじ⅔を熱し、ピーマンを入れてさっといためてとり出す。

❹あいたフライパンに残りの油を入れて、にんにくをいため、①の牛肉をほぐすようにいためる。肉がほぐれたら②の竹の子を加えいためる。全体に油がまわったら、aをまわし入れてさらにいため、③をもどし入れてひと混ぜする。

52 しゃぶしゃぶ （牛もも肉）

材料（1人分）

牛もも薄切り肉	80g	大根	50g
白菜	100g	赤とうがらし	少量
絹ごし豆腐	75g	万能ねぎ	少量
ねぎ	15g	a	ポン酢	大さじ1
春菊	30g		しょうゆ	大さじ1
えのきたけ	20g			

作り方

❶牛もも肉は食べやすい長さに切り、白菜はそぎ切りにする。

❷豆腐は食べやすい大きさに切る。ねぎは1cm幅の斜め切り、春菊は葉先を手でちぎる。えのきたけは根元を切り落とし、ほぐす。

❸大根は皮をむいて切り口に菜箸で穴をあけ、その中に種を除いた赤とうがらしを詰める。

❹③をすりおろし、汁けをきる。万能ねぎは小口切りにする。aは合わせる。

❺なべに湯を沸かし、①②を入れて火を通す。

❻aに④の薬味を入れ、⑤をつけて食べる。

53 ビーフストロガノフ （牛肩肉）

材料（1人分）

牛肩薄切り肉	75g	赤ワイン	大さじ1
玉ねぎ	70g	ドミグラスソース（市販品）	
マッシュルーム水煮缶詰め	30g		大さじ2
バター	小さじ1	トマトケチャップ	大さじ1
油	小さじ1	塩	M¼
塩	M½弱	こしょう	少量
こしょう	少量	ディル	少量

作り方

❶牛肩薄切り肉は一口大に切る。玉ねぎは繊維に直角に5mm幅に切る。マッシュルームは汁けをきって薄切りにする。

❷フライパンにバターと油を熱し、玉ねぎを入れていためる。しんなりとしたら牛肉を加え、塩とこしょうをふる。

❸肉の色が変わったらマッシュルームを加え、赤ワインをまわし入れる。

❹aで調味し、全体がしんなりとしてきたら火を止める。

❺皿に盛って、ディルを飾る。

154

54　牛肩肉のオイスターソースいため

材料(1人分)

牛肩薄切り肉‥‥‥‥75g
　しょうゆ‥‥‥‥小さじ½
　酒‥‥‥‥‥‥小さじ½
かたくり粉‥‥‥‥小さじ½
青梗菜‥‥‥‥‥‥100g

油‥‥‥‥‥‥‥大さじ½
　オイスターソース‥大さじ⅔
a　しょうゆ‥‥‥‥小さじ1
　砂糖‥‥‥‥‥小さじ½
　おろしにんにく‥‥少量

作り方

❶青梗菜は3㎝の長さに切り、根元の部分は6つ割りにし、芯の部分は斜めに切り落とす。

❷牛肉は一口大に切り、しょうゆ、酒で下味をつけ、かたくり粉をまぶす。

❸aは混ぜ合わせる。

❹フライパンに油小さじ1を熱し、①の青梗菜を根元、葉の順に入れて根元に火が通るまでいため、とり出す。

❺あいたフライパンに残りの油を熱し、②の牛肉をほぐしながらいためる。肉の色が変わったら④の青梗菜をもどし入れ、③をまわし入れてひといためする。

55　すき焼き (牛肩肉)

材料(1人分)

牛肩薄切り肉‥‥‥‥75g
焼き豆腐‥‥‥‥‥‥75g
しらたき‥‥‥‥‥‥60g
ねぎ‥‥‥‥‥‥‥15g
春菊‥‥‥‥‥‥‥50g

　しょうゆ‥‥‥大さじ1½
a　みりん‥‥‥‥大さじ1½
　砂糖‥‥‥‥‥大さじ1
　水‥‥‥‥‥‥大さじ2
牛脂‥‥‥‥‥‥‥少量

作り方

❶牛肉は食べやすい大きさに切り、焼き豆腐は一口大に切る。

❷しらたきは熱湯でさっとゆでてから、ざく切りにする。

❸ねぎは1㎝幅の斜め切りにし、春菊は茎のかたい部分を除き、食べやすい長さに切る。

❹なべにaを入れてひと煮立ちさせ、わりしたを作る。

❺すき焼きなべに牛脂を熱して脂を出し、牛肉をさっと

焼く。④のわりしたを加えて煮立て、豆腐、しらたき、野菜を加えてひと煮する。

＊食卓で煮ながら食べる。材料はほかにしいたけ、白菜なども合う。

＊好みでとき卵をつけて食べてもよい。

56　焼き肉 (牛バラ肉)

材料(1人分)

牛バラ薄切り肉‥‥‥‥90g
焼き肉のたれ(市販品)
　‥‥‥‥‥‥大さじ1½
なす‥‥‥‥‥‥‥80g

玉ねぎ‥‥‥‥‥‥50g
ピーマン‥‥‥‥‥15g
油‥‥‥‥‥‥‥大さじ1
塩‥‥‥‥‥‥‥M⅔弱

作り方

❶牛バラ肉は焼き肉のたれをからめてしばらくおき、味をなじませる。

❷なすはへたを除いて縦半分に切り、細かい格子状の切り目を入れて、水にさらしてアクを除く。

❸玉ねぎは輪切りにし、大きければ2つに切る。ピーマンはへたと種を除き、半分に切る。

❹フライパンに油大さじ½を熱し、なすの水けをふきとって入れ、③の玉ねぎとピーマンを加えて焼き、皿に盛り、塩をふる。

❺あいたフライパンに残りの油を熱し、①の牛肉の両面をさっと焼く。④の皿に盛り合わせる。

57　肉じゃが (牛バラ肉)

材料(1人分)

牛バラ肉‥‥‥‥‥35g
じゃが芋‥‥‥‥‥150g
玉ねぎ‥‥‥‥‥‥30g
にんじん‥‥‥‥‥25g
さやえんどう‥‥‥‥2枚

油‥‥‥‥‥‥‥小さじ1
だし(または水)‥‥⅓㌍
砂糖‥‥‥‥‥‥大さじ1
塩‥‥‥‥‥‥‥M1弱
しょうゆ‥‥‥‥大さじ½

作り方

❶じゃが芋は皮をむいて一口大に切る。玉ねぎはくし形

切り、にんじんは乱切りにする。

❷沸騰湯に塩少量(分量外)を入れ、さやえんどうを筋を除いてゆでて、1㎝幅の斜め切りにする。

❸牛バラ肉は一口大に切る。

❹なべに油を熱し、玉ねぎ、じゃが芋、にんじんの順に入れていため、肉を加える。

❺肉の色が変わったらだしを加える。煮立ったら火を弱めてアクをすくって除き、ふたをして4〜5分煮る。砂糖、塩を加えて芋に火が通るまで煮る。

❻しょうゆを加え、煮汁がほとんどなくなるまで煮、②を散らし、火を止める。

58　ビーフシチュー (牛バラ肉)

材料(1人分)

　牛バラ肉(角切り)‥90g
　塩‥‥‥‥‥‥M⅔弱
　こしょう‥‥‥‥少量
にんじん‥‥‥‥‥50g
ブロッコリー‥‥‥‥50g
ヤングコーン水煮缶詰め‥30g
マッシュルーム水煮缶詰め‥30g

油‥‥‥‥‥‥‥小さじ1
赤ワイン‥‥‥‥大さじ2
水‥‥‥‥‥‥‥1½㌍
ロリエ‥‥‥‥‥‥¼枚
ドミグラスソース(市販品)‥⅓㌍
塩‥‥‥‥‥‥‥M½弱
こしょう‥‥‥‥‥少量

作り方

❶牛バラ肉は塩とこしょうで下味をつける。

❷にんじんは縦に4〜6つ割りにし、シャトーにむく。沸騰湯に塩少量(分量外)を入れ、ブロッコリーを小房に分けて色よくゆでる。

❸なべに油を熱して①の肉を入れ、表面に焼き色をつける。肉から出てきた余分な脂を捨て、赤ワイン、水、ロリエを加えてアクをすくい除きながら30〜40分、肉がやわらかくなるまで煮る。

❹③ににんじんを加え、ヤングコーンの汁をきって加え、さらにマッシュルームを汁けをきって加えて野菜がやわらかくなるまで煮る。

❺ドミグラスソースを加え、塩、こしょうで調味する。

❻②のブロッコリーを加えてひと煮し、器に盛る。

155

家庭のおかず編 第2群 肉料理（豚もも肉・豚ロース肉）

59 豚もも肉のソテー

材料（1人分）

豚もも肉 ･･････････90g	キャベツ ･･･････30g
塩 ･･････････M⅔弱	トマト ･･･････50g
こしょう ･･･････少量	クレソン ･･･････少量
油 ･･･････大さじ½	

作り方

❶豚もも肉は筋切りをし、塩とこしょうで下味をつける。

❷フライパンに油を熱して肉を入れ、初めは強火で20～30秒焼き、表面に焼き色をつけ、弱火にして全体にきれいな焼き色がつくまで焼く。裏返して同様に最初は強火、そのあとは弱火で火が通るまで焼く。

❸キャベツはせん切りに、トマトはくし形切りにする。

❹皿に②の肉を盛り、キャベツとトマト、クレソンを添える。

60 豚もも肉と野菜のいため物

材料（1人分）

豚もも薄切り肉 ････90g	にんじん ･･････20g
塩 ･･････････M½	ピーマン ･･････15g
こしょう ･･･････少量	油 ･･･････大さじ½
キャベツ ･･････60g	a 塩 ･･････M⅔
玉ねぎ ･･････30g	酒 ･･････小さじ1

作り方

❶豚もも肉は食べやすい大きさに切り、塩とこしょうで下味をつける。キャベツは3㎝角に切る。

❷玉ねぎは薄切りにし、にんじん、ピーマンはせん切りにする。

❸フライパンに油を熱して豚肉を入れていため、肉の色が変わったら玉ねぎ、にんじん、ピーマン、キャベツの順に加えていためる。

❹全体に油がまわったら、aを加えて調味する。

61 豚もも肉の立田揚げ

材料（1人分）

豚もも肉 ･･････････90g	かたくり粉 ･･･大さじ½
a しょうゆ ･･大さじ½	揚げ油 ･･･････適量
酒 ･･････小さじ¾	レタス ･･･････20g
しょうが汁 ･小さじ¼	パセリ ･･･････少量

作り方

❶豚もも肉は一口大に切る。

❷aを合わせてつけ汁を作り、肉を浸す。30分ほどおいて下味をつける。

❸肉の汁けをよくふきとり、全体にかたくり粉をまぶしつける。

❹油を180℃に熱して③をカラリと揚げる。

❺皿に盛り、大きくちぎったレタスとパセリを添える。

＊下味のしょうゆが焦げやすいので油の温度には注意する。

＊かたくり粉は薄くまんべんなくつけるときれいに揚がる。肉の汁けをよくふきとり、余分についた粉ははたき落とす。

62 豚ロース肉のしょうが焼き

材料（1人分）

豚ロース薄切り肉 ･･･90g	油 ･･･････大さじ½
a しょうゆ ･･大さじ⅔	キャベツ ･･････30g
酒 ･･････小さじ¾	トマト ･･････50g
砂糖 ･･････小さじ¾	パセリ ･･･････少量
しょうが汁 ･小さじ¼	

作り方

❶aを合わせてつけ汁を作る。

❷豚ロース肉を①に浸して20～30分おき、下味をつける。

❸フライパンに油を熱し、豚肉を汁を軽くきって（つけ汁は捨てずにとっておく）入れる。最初は強火で焼き、焼き色がついたら中火にして中まで火を通す。とっておいたつけ汁をまわし入れて肉にからめる。

❹キャベツはせん切りにし、冷水に放してパリッとさせ、水けをきる。トマトはくし形切りにする。

❺皿にキャベツ、③の肉を盛り、トマト、パセリを添える。

63 酢豚（豚ロース肉）

材料（1人分）

豚ロース肉切り身	ピーマン ･･････15g
･･････1枚（90g）	油 ･･･････大さじ½
しょうゆ ･･小さじ1	トマトケチャップ
酒 ･･････小さじ1	･･････大さじ1⅓
かたくり粉 ･･大さじ½	砂糖 ･･････大さじ½
揚げ油 ･･･････適量	a しょうゆ ･大さじ½
玉ねぎ ･･････40g	しいたけのもどし汁
にんじん ･･････30g	･･････大さじ2
ゆで竹の子 ･･････30g	酢 ･･････大さじ½
干ししいたけ ･･････1枚	かたくり粉 ･小さじ1

作り方

❶豚ロース肉は2㎝角に切る。しょうゆと酒をふって15分ほどおき、下味をつける。

❷肉の汁けを軽くふきとり、かたくり粉をまぶす。油を180℃に熱して肉をきつね色に揚げる。

❸玉ねぎはくし形切りにする。にんじんとゆで竹の子はそれぞれ乱切りにし、にんじんは下ゆでする。干ししいたけはもどして軸を除き、一口大のそぎ切りにする。ピーマンは角切りにする。

❹中華なべに油を熱し、玉ねぎ、にんじん、竹の子、しいたけの順に加えいためる。

❺aを混ぜ合わせる。

❻④にピーマンを加えてひといためし、⑤を加える。煮立ったら、かたくり粉小さじ1を倍容量の水（分量外）でとき、まわし入れる。とろみがついたら②の肉を加え、皿に盛る。

64　豚ロース肉のカツ

材料（1人分）
- 豚ロース肉切り身‥‥‥‥1枚（90g）
- 塩‥‥‥‥‥‥‥‥M⅔
- こしょう‥‥‥‥‥少量
- 小麦粉‥‥‥‥‥大さじ½
- とき卵‥‥‥‥‥¼個分
- パン粉‥‥‥‥‥¼ガ
- 揚げ油‥‥‥‥‥‥‥適量
- キャベツ‥‥‥‥‥‥30g
- プチトマト‥‥‥‥‥1個
- パセリ‥‥‥‥‥‥‥少量

作り方
① 豚ロース肉は筋切りをし、肉たたきなどでたたく。肉の形を元どおりにし、塩とこしょうで下味をつける。
② ①に小麦粉、とき卵、パン粉の順に衣をつけ、油を170℃に熱して、肉をカラリと揚げる。
③ キャベツはせん切りにし、冷水に放してパリッとさせ、水けをきる。
④ 皿にキャベツ、②を盛り、半分に切ったプチトマト、パセリを添える。

65　豚バラ肉の角煮

材料（1人分）
- 豚バラかたまり肉‥‥105g
- 油‥‥‥‥‥‥‥小さじ1
- ときがらし‥‥‥‥少量
- a
  - しょうゆ・砂糖‥各大さじ⅔
  - 酒‥‥‥‥‥‥大さじ1
  - ねぎのぶつ切り‥‥20g
  - しょうがの薄切り‥‥1枚

作り方
① フライパンに油を熱して豚バラかたまり肉を入れ、表面全体に焼き色をつける。
② たっぷりの沸騰湯で①をさっとゆで、水けをふきとる。
③ 厚手のなべに②を入れて、aを加え、水をひたひたに注いで中火にかける。煮立ったらアクをこまめにすくい除きながら、肉が充分にやわらかくなるまで煮る。
④ 器に盛ってときがらしをのせる。

66　豚バラ肉と野菜のいため物

材料（1人分）
- 豚バラ薄切り肉‥20g
- しょうゆ‥‥‥小さじ⅓
- 酒‥‥‥‥‥小さじ⅓
- キャベツ‥‥‥‥‥100g
- 玉ねぎ‥‥‥‥‥‥50g
- にんじん‥‥‥‥‥‥15g
- ピーマン‥‥‥‥‥‥15g
- 油‥‥‥‥‥‥大さじ⅔
- 塩‥‥‥‥‥‥‥M1弱
- こしょう‥‥‥‥‥少量
- 砂糖‥‥‥‥‥‥‥少量
- しょうゆ‥‥‥小さじ⅔

作り方
① 豚バラ肉は一口大に切り、しょうゆと酒で下味をつける。
② キャベツはざく切り、玉ねぎは繊維に直角に薄切り、にんじんは3mm厚さのいちょう切り、ピーマンは1.5cmの角切りにそれぞれ切る。
③ 中華なべに油を熱し、①の肉をいためる。肉の色が変わったら玉ねぎ、キャベツ、にんじん、ピーマンの順に加えいためる。
④ ③を塩、こしょう、砂糖で調味し、野菜に火が通るまでいためる。
⑤ しょうゆをなべ肌からまわし入れてひと混ぜし、火を止める。

67　とん汁（豚バラ肉）

材料（1人分）
- 豚バラ薄切り肉‥‥‥20g
- 大根‥‥‥‥‥‥‥70g
- にんじん‥‥‥‥‥‥20g
- ごぼう‥‥‥‥‥‥15g
- ねぎ‥‥‥‥‥‥‥10g
- 油‥‥‥‥‥‥小さじ⅔
- だし‥‥‥‥‥‥1ガ強
- みそ‥‥‥‥‥大さじ1弱

作り方
① 大根とにんじんはそれぞれ3mm厚さのいちょう切りにする。ごぼうはたわしで皮をこそげるようにして洗い、薄切りにして水にさらす。
② ねぎは5mm幅の斜め切りにする。
③ 豚バラ肉は3cm幅に切る。
④ なべに油を熱して豚肉を入れていため、肉の色が変わ

ったら①の大根、にんじん、ごぼうを加えていためる。
⑤ 全体に油がまわったらだしを加え、アクをこまめにすくい除きながら煮る。みそ大さじ½をとき入れ、さらに野菜がやわらかくなるまで煮る。
⑥ 残りのみそをとき入れ、②のねぎを加えて火を止める。

68　鶏もも肉（皮なし）のソテー

材料（1人分）
- 鶏もも肉（皮なし）‥70g
- 塩‥‥‥‥‥‥M⅔弱
- こしょう‥‥‥‥‥少量
- 油‥‥‥‥‥‥大さじ½
- キャベツ‥‥‥‥‥‥30g
- プチトマト‥‥‥‥‥1個
- パセリ‥‥‥‥‥‥‥少量

作り方
① 鶏肉は塩とこしょうで下味をつける。キャベツはせん切りにし、冷水に放してパリッとさせ、水けをきる。
② フライパンに油を熱し、①の鶏肉を入れて焼き、中まで火を通す。
③ 皿にキャベツ、鶏肉を盛り、縦半分に切ったプチトマト、パセリを添える。

69　フライドチキン（鶏もも肉皮なし）

材料（1人分）
- 鶏もも肉（皮なし）‥‥70g
- から揚げ粉（市販品）‥大さじ1
- 揚げ油‥‥‥‥‥‥適量
- パセリ‥‥‥‥‥‥少量

作り方
① 鶏もも肉は一口大に切り、から揚げ粉をまぶす。
② 油を170℃に熱し、①をカラリと揚げる。
③ 皿に盛ってパセリを添える。

家庭のおかず編　第2群　肉料理（豚ロース肉・豚バラ肉・鶏もも肉）

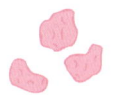

157

家庭のおかず編

第2群 肉料理（鶏もも肉・鶏胸肉・鶏ささ身）

70 鶏もも肉（皮なし）のカツ

材料（1人分）

鶏もも肉（皮なし）・・70g		小麦粉・・・・・・大さじ½	
塩・・・・・・・・M½弱		とき卵・・・・・・¼個分	
こしょう・・・・・少量		パン粉・・・・・・大さじ3弱	
キャベツ・・・・・・30g		揚げ油・・・・・・適量	
クレソン・・・・・少量			

作り方

❶鶏もも肉は塩とこしょうをふって下味をつける。

❷①に小麦粉、とき卵、パン粉の順に衣をつける。

❸油を170℃に熱し、②の鶏肉をカラリと揚げる。

❹キャベツはせん切りにし、冷水に放してパリッとさせ、水けをきる。

❺皿に④、③を盛り、クレソンを添える。

71 鶏胸肉（皮なし）のソテー

材料（1人分）

鶏胸肉（皮なし）・・・75g	キャベツ・・・・・・30g
塩・・・・・・・・M½弱	トマト・・・・・・50g
こしょう・・・・・少量	クレソン・・・・・少量
油・・・・・・・大さじ½	

作り方

❶鶏胸肉は塩とこしょうで下味をつける。キャベツはせん切りにし、冷水に放してパリッとさせ、水けをきる。

❷フライパンに油を熱し、鶏肉を入れて焼き、中まで火を通す。

❸皿に②とキャベツを盛り、トマトをくし形切りにし、クレソンとともに添える。

72 鶏胸肉（皮なし）の照り焼き

材料（1人分）

鶏胸肉（皮なし）・・・75g	油・・・・・・・・大さじ½
しょうゆ・・・大さじ½	青じそ・・・・・・1枚
みりん・・・・・大さじ½	

作り方

❶鶏胸肉はそぎ切りにしてaに20〜30分浸し、汁けをふきとる。フライパンに油を熱して、鶏肉を焼き、中まで火が通ったらつけ汁をまわしかけてからめる。

❷皿に青じそを敷いて①を盛る。

73 鶏胸肉（皮なし）の立田揚げ

材料（1人分）

鶏胸肉（皮なし）・・・75g	小麦粉・・・・・・大さじ½
しょうゆ・・・大さじ½	揚げ油・・・・・・適量
酒・・・・・・小さじ1	サニーレタス・・・・15g
しょうが汁・・・小さじ⅓	プチトマト・・・・・1個

作り方

❶鶏胸肉は一口大に切ってaに浸す。

❷①に小麦粉をまぶし、油を170℃に熱した中に入れカラリと揚げる。

❸②を皿に盛り、サニーレタスと縦半分に切ったプチトマトを添える。

74 鶏ささ身の刺し身

材料（1人分）

鶏ささ身・・・・・・・・75g	あさつき（小口切り）・・少量
おろし大根・・・・・・50g	しょうゆ・・・・・・小さじ1強

作り方

❶鶏ささ身は筋を除き、沸騰湯に酒少量（分量外）を入れた中でさっとゆで、氷水につける。

❷肉が完全にさめたら水けをふきとり、1cm幅のそぎ切りにして皿に盛る。おろし大根とあさつきをのせ、しょうゆをかける。

75 鶏ささ身の塩焼き

材料（1人分）

鶏ささ身・・・・・・・75g	青じそ・・・・・・・1枚
塩・・・・・・・・M⅔弱	レモン（くし形切り）・・⅛個
酒・・・・・・・・小さじ½	

作り方

❶鶏ささ身は筋を除き、塩と酒をふって下味をつける。

❷焼き網を充分に熱し、①をのせて両面を焼き、中まで火を通す。

❸皿に青じそを敷いて②を盛り、レモンを添える。

76 鶏ささ身のフライ

材料（1人分）

鶏ささ身・・・・・・・75g	揚げ油・・・・・・・適量
塩・・・・・・・・M½弱	レタス・・・・・・・10g
こしょう・・・・・少量	プチトマト・・・・・1個
小麦粉・・・・・大さじ½	クレソン・・・・・少量
とき卵・・・・・・¼個分	
パン粉・・・・・大さじ3弱	

作り方

❶鶏ささ身は筋を除き、塩とこしょうをふって下味をつける。

❷①に小麦粉、とき卵、パン粉の順に衣をつける。

❸油を170℃に熱し、②をきつね色にカラリと揚げる。

❹③を皿に盛り、プチトマトを縦半分に切って添え、大きくちぎったレタス、クレソンを添える。

77　豚レバーのみそいため

材料(1人分)

豚レバー	65g	油	小さじ2½
しょうが汁	少量	みそ	大さじ½
酒	少量	酒	大さじ⅔
キャベツ	70g	a 砂糖	小さじ½
玉ねぎ	30g	塩	M½弱
にんじん	20g	しょうゆ	少量
ピーマン	15g		

作り方

❶豚レバーは薄切りにし、流水にしばらくさらして血抜きし、しょうが汁と酒をふって下味をつける。
❷キャベツはざく切り、玉ねぎは薄切り、にんじんは5㎜幅の短冊切り、ピーマンは1.5㎝の角切りにする。
❸aを合わせ混ぜる。
❹フライパンに油小さじ1½を熱し、①のレバーを入れていためる。色が変わったら残りの油小さじ1を加え、②の野菜を加えて手早くいためる。
❺③をまわし入れ、ひと混ぜして火を消す。

78　レバにらいため (豚レバー)

材料(1人分)

豚レバー	65g	油	小さじ2½
しょうが汁	少量	しょうゆ	大さじ⅔
酒	少量	砂糖	小さじ1
にら	20g	酒	小さじ1
もやし	80g		

作り方

❶豚レバーは薄切りにし、流水にしばらくさらして血抜きし、しょうが汁と酒をふって、下味をつける。
❷にらは3㎝長さに切り、もやしはひげ根をとる。
❸フライパンに油小さじ1を熱し、にらともやしをさっといため、皿にとり出す。
❹あいたフライパンに残りの油小さじ1½を熱し、①のレバ

ーを入れていためる。レバーの色が変わったら、③のにらともやしをもどし入れ、ひと混ぜしてしょうゆ、砂糖、酒で調味する。

＊野菜をシャッキリとさせるには、強火で手早くいためる。

79　豚レバーの香り揚げ

材料(1人分)

豚レバー	65g	おろししょうが	¼かけ分
かたくり粉	大さじ⅔	おろしにんにく	¼かけ分
揚げ油	適量	a しょうゆ	大さじ½
サニーレタス	10g	酒	小さじ⅔
プチトマト	1個	砂糖	小さじ⅔

作り方

❶豚レバーは薄切りにし、流水にしばらくさらして血抜きし、aを混ぜ合わせた中に浸す。
❷①の汁けをきってかたくり粉をまぶし、油を170℃に熱して揚げ、皿に盛る。サニーレタス、縦半分に切ったプチトマトを添える。

80　焼きとり (鶏レバー)

材料(1人分)

鶏レバー	70g	塩	M⅔弱

作り方

❶鶏レバーは流水にしばらくさらして血抜きし、筋や脂肪の部分を除いて一口大に切る。
❷①を竹串に刺して塩をふり、焼き網を充分に熱した上にのせて、焦がさないようにときどき返しながら中まで火を通す。

81　鶏レバーの甘辛煮

材料(1人分)

鶏レバー	70g	しょうゆ	大さじ1
ねぎのぶつ切り	15g	砂糖	大さじ1
しょうがの薄切り	½かけ分		

作り方

❶鶏レバーは流水にしばらくさらして血抜きし、筋や脂肪の部分を除いて一口大に切る。ねぎ、しょうがとともにゆで、煮立ったら湯を捨てる。
❷①にaとひたひたの水を加えて中火にかけ、煮汁がごく少量になるまで煮る。

82　鶏レバーのガーリックソテー

材料(1人分)

鶏レバー	70g	こしょう	少量
にんにくの薄切り	½かけ分	しょうゆ	少量
油	大さじ½	クレソン	少量
塩	M⅔弱		

作り方

❶鶏レバーは流水にしばらくさらして血抜きし、筋や脂肪の部分を除いて一口大に切る。
❷フライパンに油を熱し、にんにくを入れていためる。にんにくがきつね色に色づいて香りが立ったら、①のレバーを水けをふきとって加え、手早くいためる。
❸塩とこしょうをふってひと混ぜし、仕上がりぎわになべ肌に沿ってしょうゆをまわし入れる。
❹器に盛ってクレソンを添える。

家庭のおかず編 第2群 肉料理（牛ひき肉・豚ひき肉）

83 ミートボール（牛ひき肉）

材料（1人分）

牛ひき肉	70g	水	大さじ1
玉ねぎ（みじん切り）		顆粒ブイヨン	M1
	25g	しょうゆ	小さじ1/2
パン粉	大さじ2	酒	小さじ1/2
とき卵	1/4個分	ケチャップ	大さじ1/2
塩	M1/3	砂糖	小さじ1/2
油	小さじ1	クレソン	少量

a（玉ねぎ〜塩）、b（水〜砂糖）

作り方

❶aを混ぜ、ピンポン玉くらいに丸める。

❷フライパンに油を熱して❶を入れ、ころがすようにして焼き、中まで火を通す。bを混ぜ合わせて加え、からめる。

❸❷を皿に盛って、クレソンを添える。

84 ミートソース（牛ひき肉）

材料（1人分）

牛ひき肉	70g	水	1/4ｶ
玉ねぎ	25g	顆粒ブイヨン	小さじ1/3
にんじん	25g	ロリエ	1/2枚
にんにく	1/6かけ	ナツメグ	少量
油	大さじ1弱	塩	M1弱
トマト水煮缶詰め	120g	こしょう	少量
赤ワイン	1/4ｶ	パセリ（みじん切り）	少量

作り方

❶玉ねぎ、にんじん、にんにくはみじん切りにする。

❷トマトの水煮は種を除いてあらく刻む。

❸なべに油を熱し、❶を入れていためる。しんなりとしたら牛ひき肉を加え、いため合わせる。

❹赤ワイン、❷、水、顆粒ブイヨン、ロリエ、ナツメグを加え、アクをすくい除きながら汁が少なくなるまで煮る。

❺塩とこしょうで調味し、器に盛ってパセリを散らす。

85 ハンバーグ（牛ひき肉）

材料（1人分）

牛ひき肉	70g	にんじん	30g
玉ねぎ	25g	水	大さじ1 2/3
パン粉	大さじ2	バター	小さじ1/3
牛乳	大さじ1/2	砂糖	小さじ1/3
とき卵	1/4個分	塩	少量
塩	M2/3	こしょう	少量
ナツメグ	少量	トマトケチャップ	大さじ1
油	小さじ1 1/2	ウスターソース	大さじ1/2
ブロッコリー	40g	ときがらし	少量

a（牛ひき肉〜ナツメグ）、b（水〜砂糖）、c（トマトケチャップ〜ときがらし）

作り方

❶玉ねぎはみじん切りにし、油小さじ1/2でいためる、さます。

❷パン粉は牛乳に浸しておく。

❸牛ひき肉に❶❷、ほかのaを加えてよく練り混ぜ、小判形にまとめる。

❹にんじんはシャトーにむき、bと一緒になべに入れる。中火にかけて煮立ったら弱火にして汁がほとんどなくなるまで煮る。

❺沸騰湯に塩少量（分量外）を入れ、ブロッコリーを小房に分けてゆでる。

❻cを混ぜてソースを作る。

❼フライパンに油小さじ1を熱して❸を入れ、ふたをして強火で20〜30秒焼いて火を弱め、2〜3分焼く。裏返して同様に焼く。

❽❼を皿に盛って❻のソースをかけ、❹と❺を添える。

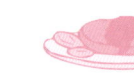
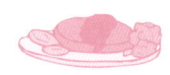

86 肉団子（豚ひき肉）

材料（1人分）

豚ひき肉	70g	しょうが汁	少量
ねぎ	10g	とき卵	1/4個分
しょうが	1/2かけ	しょうゆ	小さじ2/3
揚げ油	適量	塩	M1/2弱
レタス	20g	かたくり粉	小さじ1/2
トマト	50g		

a（しょうが汁〜かたくり粉）

作り方

❶ねぎとしょうがはそれぞれみじん切りにする。

❷豚ひき肉にねぎとしょうが、aを加えて粘りが出るまでよく練り混ぜる。

❸❷をピンポン玉くらいの大きさに丸め、油を180℃に熱して揚げる。

❹❸を皿に盛り、レタスを添え、トマトをくし形切りにして添える。

87 シューマイ（豚ひき肉）

材料（1人分）

豚ひき肉	70g	シューマイの皮（市販品）	3枚
玉ねぎ	50g	グリーンピース（冷凍または水煮缶詰め）	
かたくり粉	大さじ1/2		3粒
しょうが汁	少量	パセリ	少量
しょうゆ	小さじ2/3	ときがらし	少量
塩	M2/3弱	しょうゆ	小さじ1/2
砂糖	小さじ1/4		
ごま油	小さじ2/3		

a（しょうが汁〜ごま油）

作り方

❶玉ねぎはみじん切りにし、ふきんでよく汁けをふきとってかたくり粉を混ぜる。

❷豚ひき肉に❶の玉ねぎとaを加えてよく練り混ぜ、3等分する。

❸シューマイの皮で包み、ひだを寄せるようにして形作る。同様に計3個を作り、それぞれにグリーンピース

をのせる。
④蒸気の上がった蒸し器で③を10分蒸す。
⑤④を皿に盛り、パセリとときがらしを添える。食べる
ときにしょうゆをつける。

88 豚ひき肉となすのいため物

材料(1人分)

豚ひき肉・・・・・・・・・70g		しょうゆ・・・・・・・大さじ½	
なす・・・・・・・・・150g		みそ・・・・・・・・小さじ1	
しょうが・・・・・・・¼かけ	a	砂糖・・・・・・・・小さじ½	
にんにく・・・・・・・¼かけ		赤とうがらし(小口切り)	
油・・・・・・・・・大さじ⅔		・・・・・・・・・・少量	

作り方
①なすはへたを落として縦半分に切り、さらに1cm幅の
斜め切りにして水にさらす。
②しょうがとにんにくはそれぞれみじん切りにする。
③中華なべに油を熱し、にんにくとしょうがを入れてい
ためる。香りが立ったら豚ひき肉を加え、肉の色が変
わるまでいためる。
④①のなすの水けをふきとって加え、強火で手早くいた
める。しんなりとして少し焦げ目がついてきたらaを
加えて汁けが少なくなるまでいためる。

89 鶏ひき肉のそぼろ

材料(1人分)

鶏ひき肉・・・・・・・50g		しょうゆ・・・・・・小さじ⅔	
さやいんげん・・・・・・1本	a	砂糖・・・・・・・・小さじ1	
		しょうが汁・・・・・・少量	

作り方
①なべに鶏ひき肉とaを入れてよく混ぜ、中火にかける。
菜箸4〜5本で混ぜながらパラパラになるまでいる。
②さやいんげんは筋を除き、塩少量(分量外)を入れた沸
騰湯でゆでて5mm幅の斜め切りにする。
③①を器に盛り、②を散らす。

90 鶏ひき肉のつくね

材料(1人分)

鶏ひき肉・・・・・・・75g		だし・・・・・・・・大さじ2	
しょうゆ・・・・小さじ⅓		しょうゆ・・・・・小さじ1	
塩・・・・・・・・M¼	b	砂糖・・・・・・・小さじ1	
a かたくり粉・・・・小さじ½		酒・・・・・・・・小さじ½	
卵・・・・・・・・・¼個			
酒・・・・・・・・大さじ½	小松菜・・・・・・・・30g	
ねぎ(みじん切り)・・・15g			

作り方
①鶏ひき肉にaを加えてよく練り混ぜ、3等分してそれ
ぞれを円盤形に形作る。
②なべにたっぷりの湯を沸かし、①を入れ、中に火が通
るまでゆでる。
③小なべにbを入れて煮立て、②のつくねを入れて煮汁
をからめる。
④沸騰湯に塩少量(分量外)を入れ、小松菜をゆでて冷水
にとり、水けを絞って2cm長さに切る。
⑤皿に③のつくねを盛り、④の小松菜を添える。

91 鶏ひき肉の松風焼き

材料(1人分)

鶏ひき肉・・・・・・・75g		みそ・・・・・・・大さじ½	
油・・・・・・・・・適量		砂糖・・・・・・・小さじ1	
けしの実・・・・・・・少量	a	塩・・・・・・・・M¼	
青じそ・・・・・・・・1枚		酒・・・・・・・・大さじ½	
		かたくり粉・・・・小さじ1	
		とき卵・・・・・・¼個分	

作り方
①鶏ひき肉にaを加え、よく練り混ぜる。
②アルミ箔に薄く油を塗り、①を1cm厚さの四角形に広げる。
③②の表面に格子状に浅い切り込みを入れ、けしの実を
ふる。
④オーブンを200℃に熱し、③を15分ほど焼く。

⑤あら熱がとれてから一口大に切り分け、青じそを敷い
た皿に盛る。
＊少量ならオーブントースターで焼いてもよい。予熱し
ておき、途中で表面が焦げるようならアルミ箔で覆う。

92 ロースハムのソテー

材料(1人分)

ロースハム薄切り・・・40g	こしょう・・・・・・・少量	
油・・・・・・・・・小さじ1	パセリ・・・・・・・・少量	

作り方
①フライパンに油を熱し、ハムを入れて両面をさっと焼
き、こしょうをふる。
②皿に盛って、パセリを添える。
＊好みでマスタードを添えてもよい。

93 ハムエッグ

材料(1人分)

ロースハム薄切り・・・40g	卵・・・・・・・・・2個	
油・・・・・・・・大さじ½	塩・・・・・・・・M½弱	

作り方
①フライパンに油を熱し、ハムを焼く。
②小さな器に卵を1個ずつ割り入れてはそっとハムの上
に落とし入れ、周囲がかたまってきたらフライ返しで
形をととのえる。
③火を弱めて好みのかたさに焼き、塩をふる。

家庭のおかず編 第2群 肉加工品・豆料理（ロースハム・ウインナソーセージ・ゆで大豆）

94 ロースハムのサラダ

材料(1人分)

ロースハム薄切り‥‥	40g	クレソン‥‥‥‥‥‥	少量
レタス‥‥‥‥‥	20g	┌ 酢‥‥‥‥‥‥	大さじ½
トマト‥‥‥‥‥	40g	a│ 油‥‥‥‥‥	大さじ½
きゅうり‥‥‥‥	25g	└ 塩‥‥‥‥‥	M½弱

作り方

❶ハムは半分に切る。レタスは手でちぎり、トマトはくし形切り、きゅうりは薄切りにする。
❷ハムと野菜を盛り合わせ、aを混ぜ合わせたドレッシングを作り、かける。

95 ゆでウインナソーセージ

材料(1人分)

ウインナソーセージ‥‥	38g	クレソン‥‥‥‥	少量
粒入りマスタード‥‥	小さじ½		

作り方

❶ウインナソーセージは縦に1本切り目を入れる。湯を80℃くらいに沸かした中に入れ、2～3分ゆでる。
❷①を皿に盛り、粒入りマスタードとクレソンを添える。
＊トマトケチャップを添えてもよい。

96 ウインナソーセージのソテー

材料(1人分)

ウインナソーセージ‥‥	38g	粒入りマスタード‥‥	小さじ½
油‥‥‥‥‥‥	小さじ1	クレソン‥‥‥‥	少量

作り方

❶ウインナソーセージは縦に1本切り目を入れ、フライパンに油を熱して、ソテーする。
❷皿に盛り、粒入りマスタードとクレソンを添える。

97 ウインナソーセージのスープ煮

材料(1人分)

ウインナソーセージ‥‥	38g	┌ 水‥‥‥‥‥	⅔ガ
にんじん‥‥‥‥	20g	│ 顆粒ブイヨン‥	小さじ¼
キャベツ‥‥‥‥	50g	a│ 塩‥‥‥‥	M⅔
玉ねぎ‥‥‥‥	30g	└ こしょう‥‥	少量

作り方

❶ウインナソーセージは食べやすい大きさに切る。にんじんは5㎜厚さのいちょう切りにし、キャベツは3㎝角に切り、玉ねぎは薄切りにする。
❷なべにaとにんじん、玉ねぎを入れて火にかけ、煮立ったらキャベツ、ウインナを加え、火を弱めて5分ほど煮る。

98 五目豆 (ゆで大豆)

材料(1人分)

ゆで大豆‥‥‥‥	45g	こんぶ‥‥‥‥	3～4㎝角
はす‥‥‥‥‥	25g	砂糖‥‥‥‥‥	大さじ⅔
ごぼう‥‥‥‥	25g	しょうゆ‥‥‥	大さじ½
にんじん‥‥‥‥	20g		

作り方

❶はすとごぼうはそれぞれ乱切りにして、水にさらしてアクを除き、さっと下ゆでする。
❷にんじんは8㎜の角切りにし、こんぶはぬれぶきんで表面をふいて1㎝角に切る。
❸なべにゆで大豆、①②を入れる。かぶるくらいの水を入れ、砂糖を加えて中火から弱火で20分ほど煮る。
❹しょうゆを加えて煮汁がなくなるまで煮る。
＊大豆は4倍容量の水につけて一晩おき、つけ水ごとなべに入れて中火でやわらかくなるまでゆでる。途中豆が水から出ないよう差し水をする。

99 ポークビーンズ (ゆで大豆)

材料(1人分)

ゆで大豆‥‥‥‥	45g	トマト水煮缶詰め‥	120g
玉ねぎ‥‥‥‥	30g	┌ トマトケチャップ‥	大さじ½
にんじん‥‥‥‥	30g	a│ 砂糖‥‥‥‥	小さじ½
豚ヒレ肉‥‥‥‥	25g	└ 塩‥‥‥‥	M⅔弱
にんにく‥‥‥‥	¼かけ	パセリ(みじん切り)‥‥	少量
油‥‥‥‥‥‥	小さじ1		

作り方

❶玉ねぎ、にんじん、豚ヒレ肉はそれぞれ8㎜～1㎝の角切りにする。
❷トマトの水煮は種を除いてざく切りにする。にんにくはたたいてつぶす。
❸なべに油を熱し、にんにくを入れていため、香りが立ったら①を玉ねぎ、にんじん、豚肉の順に加えいためる。
❹③にトマトの水煮、aを加える。
❺煮立ったらゆで大豆を加え、火を弱めて汁けがほとんどなくなるまで煮る。
❻器に盛って、パセリを散らす。

100 ゆで大豆のサラダ

材料(1人分)

ゆで大豆‥‥‥‥	45g	┌ 酢‥‥‥‥‥	大さじ½
きゅうり‥‥‥‥	50g	│ 油‥‥‥‥‥	大さじ½
プチトマト‥‥‥	5個	a│ 塩‥‥‥‥	M1弱
玉ねぎ‥‥‥‥	25g	└ こしょう‥‥	少量
		グリーンリーフ‥‥	15g

作り方

❶きゅうりは縦6つ割りにして種をそぎとり、1㎝幅に切る。
❷プチトマトはへたを除き、くし形切りにする。
❸玉ねぎはみじん切りにし、aと混ぜ合わせる。
❹①②、ゆで大豆を合わせ、③であえる。
❺器にグリーンリーフを敷き、④を盛る。

162

101　納豆（しょうゆ）

材料（1人分）

納豆‥‥‥‥‥‥ 40g　　ときがらし‥‥‥‥ 少量
万能ねぎ‥‥‥‥ 少量　　しょうゆ‥‥‥‥ 小さじ1

作り方

❶万能ねぎは小口切りにする。
❷納豆を器に入れ、ねぎとからしをのせる。食べるときに
　よく混ぜ、粘りが出たらしょうゆをかけ、さらに混ぜる。

102　にら納豆

材料（1人分）

納豆‥‥‥‥‥‥ 40g　　しょうゆ‥‥‥‥ 小さじ1
にら‥‥‥‥‥‥ 20g

作り方

❶にらは沸騰湯に塩少量（分量外）を入れ、さっとゆでて
　冷水にとり、水けを絞って1cm長さに切る。
❷納豆は包丁でたたき、よく混ぜ、粘りが出たらしょう
　ゆをかけ、さらに混ぜる。
❸①のにらと②の納豆を混ぜ合わせて器に盛る。

103　マグロ納豆

材料（1人分）

マグロの赤身（刺し身用）‥　　ひき割り納豆‥‥‥ 40g
　　‥‥‥‥‥‥ 40g　　しょうゆ‥‥‥‥ 小さじ1弱
しょうゆ‥‥‥‥ 小さじ½　　青じそ‥‥‥‥‥‥ 1枚
ときがらし‥‥‥‥ 少量

作り方

❶マグロは一口大の角切りにし、しょうゆとからしであ
　える。
❷納豆はしょうゆをかけて混ぜ、①のマグロをあえる。
　青じそを敷いた器に盛る。

104　豆腐サラダ（もめん豆腐）

材料（1人分）

もめん豆腐‥‥‥‥110g　　　酢‥‥‥‥‥ 大さじ½
貝割れ菜‥‥‥‥‥5g　　a　しょうゆ‥‥‥ 大さじ½
海藻（わかめなど）‥ 10g　　　ごま油‥‥‥ 小さじ½
　　　　　　　　　　　　　グリーンリーフ‥‥‥ 20g

作り方

❶豆腐は冷たく冷やして一口大に切る。
❷貝割れ菜は根を切り除く。海藻は水につけてもどし、
　水けをきって食べやすい大きさに切る。
❸器にグリーンリーフを敷き、①②を彩りよく盛り合わ
　せ、aを混ぜ合わせてかける。

105　揚げ出し豆腐（もめん豆腐）

材料（1人分）

もめん豆腐‥‥‥‥ 110g　　　だし‥‥‥‥‥ 大さじ2
かたくり粉‥‥‥ 大さじ⅔　a　しょうゆ‥‥‥ 大さじ½
揚げ油‥‥‥‥‥‥ 適量　　　みりん‥‥‥ 大さじ½
おろし大根‥‥‥‥‥ 30g
あさつき（小口切り）‥ 少量

作り方

❶もめん豆腐は水きりをして2つに切る。
❷①の水けをふきとり、全体にかたくり粉をまぶしつける。
　油を180℃に熱して豆腐をうっすらと色づくまで揚げる。
❸aを小なべに合わせ入れ、火にかけて煮立てる。
❹②の揚げ豆腐を器に盛り、おろし大根をのせる。熱い
　③のだし汁をかけ、あさつきを散らす。

豊富な大豆製品を食卓に

　大豆は、良質なたんぱく質源であると同時にビタミンやミネラル、食物繊維も含んだすぐれた食材です。調味料から日常の主菜・副菜、保存食まで、さまざまな形で日本の食生活に浸透してきました。

　蒸した大豆にこうじと塩を混ぜ、長時間発酵させたものがみそです。大豆と小麦を蒸して作ったこうじに食塩水を加え、発酵させた液体がしょうゆ。大豆の10倍の水を加えた豆乳に凝固剤を入れ、余分な水分を押し出して固めたものがもめん豆腐です。これを水切りして高温で揚げると厚揚げ、つぶして山芋や野菜と混ぜ、丸めて揚げたものががんもどきです。また、もめん豆腐に重石をかけ、半分の厚みにした後直火で焼き目をつ

けたものが焼き豆腐。一度凍らせて解凍した豆腐の水けを絞り、乾燥させると保存のきく凍り豆腐となります。その他、納豆やきなこ、湯葉など伝統的な加工品から、現在ではプリンやアイスクリームなど洋菓子へのアレンジまで、バラエティ豊かな大豆製品が工夫されています。

　近年、大豆のイソフラボンという成分に、女性ホルモンに代わる働きがあることがわかりました。その摂取が骨粗鬆症の予防に効果があるほか、日本人の乳ガンや前立腺ガン、大腸ガンの低罹患率にも貢献してきたとして、あらためて大豆が注目されています。親しみ深く体によい食品を日々活用したいものです。

家庭のおかず編　第2群　豆製品料理（もめん豆腐・焼き豆腐・厚揚げ）

106　麻婆豆腐（もめん豆腐）

材料（1人分）

もめん豆腐	110g		水	大さじ2
豚ひき肉	40g		中国風顆粒だし	小さじ1/3
ねぎ	15g		みそ	小さじ1/2
しょうが	1/4かけ	a	しょうゆ	小さじ1
にんにく	1/4かけ		砂糖	小さじ2/3
油	大さじ1/2		豆板醤	少量
			かたくり粉	小さじ1/3

作り方
❶もめん豆腐は水きりをして一口大に切る。
❷ねぎ、しょうが、にんにくはそれぞれみじん切りにする。
❸フライパンに油を熱して❷を入れていため、香りが立ったら豚ひき肉を加え、肉がパラパラになったら❶の豆腐を加える。
❹混ぜ合わせたaをまわし入れ、1～2分煮る。かたくり粉を倍容量の水（分量外）でとき、まわし加えてとろみをつける。

107　焼き豆腐と白菜の煮浸し

材料（1人分）

焼き豆腐	90g		だし	1/3ダ
白菜	50g	a	しょうゆ	大さじ1/2
			みりん	大さじ1/2
			塩	M1/4

作り方
❶焼き豆腐は食べやすい大きさに切る。白菜は一口大のそぎ切りにする。
❷なべにaを入れて煮立て、❶を加えて火を弱め、ひと煮する。

108　焼き豆腐のいり豆腐風

材料（1人分）

焼き豆腐	90g		酒	大さじ1
生しいたけ	2枚		しょうゆ	小さじ1
にんじん	20g	a	砂糖	小さじ1/2
さやいんげん	1本		塩	M2/3
油	小さじ1		とき卵	1/2個分

作り方
❶豆腐はあらくくずしておき、しいたけは軸を除いて薄切り、にんじんはせん切りにする。
❷沸騰湯に塩少量（分量外）を入れ、さやいんげんをゆで、水けをきって、5mm幅の斜め切りにする。
❸なべに油を熱して、にんじん、しいたけ、豆腐の順に加えていためる。
❹豆腐が薄く色づいたら、aを加えて全体に味をなじませる。
❺とき卵を加え、汁けをとばしていり煮にする。
❻❺を皿に盛り、❷を散らす。

109　焼き豆腐のすき焼き風煮物

材料（1人分）

焼き豆腐	90g		油	小さじ1
牛肩薄切り肉	50g		しょうゆ	大さじ2/3
ねぎ	15g	a	みりん	小さじ1
春菊	20g		砂糖	小さじ1
しらたき	30g		だし	1/4ダ

作り方
❶豆腐と牛肉は食べやすい大きさに切り、ねぎは1cm幅の斜め切りにする。春菊は葉先を手でちぎっておく。
❷しらたきはゆでて、食べやすい長さに切る。
❸なべに油を熱して牛肉、ねぎをいため、表面に焼き色がついたら、aを加えて煮立てる。
❹しらたき、豆腐、春菊の順に入れて、全体に味がまわったら、火を止めて器に盛る。

110　厚揚げの網焼き

材料（1人分）

厚揚げ	55g	おろし大根	30g
ししとうがらし	2本	しょうゆ	小さじ1

作り方
❶厚揚げは熱湯をかけて油抜きをし、焼き網を熱した上にのせて両面を焼く。
❷ししとうがらしは縦に一本切り目を入れ、網焼きして、2つに切る。
❸❶を食べやすく切り、❷とおろし大根を添える。しょうゆをかけて食べる。

111　厚揚げの煮物

材料（1人分）

厚揚げ	55g		だし	1/3ダ
にんじん	20g	a	しょうゆ	大さじ1/2
小松菜	20g		みりん	大さじ1

作り方
❶厚揚げは熱湯をかけて油抜きをし、1cm厚さに切る。
❷にんじんは梅型に抜いてねじ梅*にする。
❸沸騰湯に塩少量（分量外）を入れ、小松菜をゆでて冷水にとり、水けを絞って3cm長さに切る。
❹なべにaを入れて火にかけ、❶と❷を加え、中火で10分ほど煮る。
❺小松菜を加えてひと煮する。
❻彩りよく器に盛り合わせる。
＊ねじ梅は、梅型に抜いたものの花弁と花弁の間から中央に向かって切り込みを入れ、1つの切り込みから隣まで斜めに浅くそぎとる切り方。これを5回くり返す。

112 厚揚げの中国風いため物

材料（1人分）

厚揚げ・・・・・・・・・55g	油・・・・・・・・・・・大さじ½
玉ねぎ・・・・・・・・20g	みそ・・・・・・・・・大さじ⅔
キャベツ・・・・・・70g	a しょうゆ・・・・小さじ½
にんじん・・・・・・15g	酒・・・・・・・・・大さじ½
ピーマン・・・・・・15g	砂糖・・・・・・・小さじ½
きくらげ・・・・・・少量	

作り方

❶厚揚げは熱湯をかけて油抜きをし、一口大に切る。
❷玉ねぎはくし形切りにする。キャベツはざく切りにし、にんじんとピーマンはそれぞれ7～8㎜幅の短冊切りにする。
❸きくらげは水につけてもどす。水けをきって、石づきを除いて一口大に切る。
❹aは混ぜ合わせておく。
❺フライパンに油を熱し、玉ねぎ、キャベツ、にんじん、ピーマン、きくらげの順に入れていため合わせ、厚揚げを加えてひと混ぜし、④をまわし入れ、やや強火でいためる。

113 油揚げの網焼き

材料（1人分）

油揚げ・・・・・・・1枚(20g)	おろししょうが・・・・・少量
青じそ・・・・・・・・・・1枚	しょうゆ・・・・・・小さじ⅓

作り方

❶焼き網をよく熱して、油揚げをのせ、焦がさないように両面に焼き色をつける。
❷食べやすい大きさに切って青じそを敷いた皿に盛り、おろししょうがを添え、しょうゆをかける。

114 油揚げと小松菜の煮浸し

材料（1人分）

油揚げ・・・・・・・1枚(20g)	だし・・・・・・・・・・¼ｶﾂ
小松菜・・・・・・・・・80g	a しょうゆ・・・・小さじ1強
	みりん・・・・・・小さじ1強

作り方

❶油揚げは熱湯をかけて油抜きをし、一口大に切る。
❷小松菜は3㎝長さに切る。
❸なべにaを煮立て、①と②を入れてさっと煮る。

115 油揚げの袋煮

材料（1人分）

油揚げ・・・・・・・1枚(20g)	だし・・・・・・・・・・½ｶﾂ
卵・・・・・・・・・・・・2個	しょうゆ・・・・小さじ1
ほうれん草・・・・・・・40g	a 砂糖・・・・・・・小さじ1
	塩・M½弱　酒・大さじ1

作り方

❶油揚げは熱湯をかけて油抜きをし、2つに切って袋に開く。
❷①の中に卵を1個ずつ割り入れ、つまようじで口を止める。
❸小なべにaを入れて煮立て、②を入れて火を弱めて静かに10分ほど煮る。
❹沸騰湯に塩少量（分量外）を入れ、ほうれん草をゆで、冷水にとって水けを絞り、2㎝長さに切る。③に加え、ひと煮立ちしたら火を消して器に盛る。

116 がんもどきの含め煮

材料（1人分）

がんもどき・・・小3個(70g)	だし・・・・・・・・・・½ｶﾂ
小松菜・・・・・・・・・50g	a しょうゆ・・・・大さじ½
	砂糖・・・・・・・大さじ½
	酒・・・・・・・・・大さじ½

作り方

❶がんもどきは熱湯をかけて油抜きをする。
❷沸騰湯に塩少量（分量外）を入れ、小松菜をゆでて冷水にとり、水けを絞って3㎝長さに切る。
❸なべにaを入れて煮立て、①を加え、再び煮立ったら弱火にし、約10分煮る。
❹がんもどき、②を器に盛り、煮汁をかける。

117 がんもどきとすきこんぶの煮物

材料（1人分）

がんもどき・・・小3個(70g)	しょうゆ・・・・大さじ½
すきこんぶ・・・・・・・50g	a 砂糖・・・・・・・大さじ½
だし(または水)・・・⅓ｶﾂ	酒・・・・・・・・・小さじ1

作り方

❶がんもどきは熱湯をかけて油抜きする。
❷こんぶは水洗いして水けをきり、食べやすい長さに切る。
❸なべにだしを入れて火にかけ、煮立ったら①②、aを加えて味がなじむまで煮る。

油抜きでワンランク・アップ

油揚げや生揚げなどはそのまま調理するよりも、熱湯をかけたりゆでたりして油抜きをすると表面や内部に浸透した油がとけ出し、エネルギーを減らすことができます。酸化した油が落ち、油やけのにおいが抜け、調味料のしみ込みも良くなります。ひと手間かける習慣をつけるとエネルギー控えめでワンランク上の味に仕上がります。

	そのまま	熱湯をかける	ゆでる
油揚げ1枚 20g →	77kcal	66kcal	52kcal
生揚げ1枚150g →	225kcal	209kcal	207kcal

家庭のおかず編 第2群 豆製品料理（がんもどき・凍り豆腐）

118 がんもどきと里芋の煮物

材料（1人分）

がんもどき‥‥小3個（70g）		しょうゆ‥‥‥‥小さじ1
里芋‥‥‥‥‥‥‥150g		酒‥‥‥‥‥‥大さじ⅔
だし‥‥‥‥‥‥½ヵ	a	砂糖‥‥‥‥‥大さじ⅔
大根の葉‥‥‥‥適量		塩‥‥‥‥‥‥‥‥M¼

作り方

❶がんもどきは熱湯をかけて油抜きし、半分に切る。里芋は洗って皮を厚めにむき、塩少量（分量外）をふり、もんでぬめりをとり、ゆでる。

❷なべに里芋とだしを入れて火にかけ、煮立ったらa、がんもどきを加えて火を弱め、落としぶたをし、芋がやわらかくなるまで煮る。

❸沸騰湯に塩少量（分量外）を入れ、大根の葉をゆでて、冷水にとり、水けを絞って5㎜長さに切っておく。

❹②を器に盛り、③を散らす。

119 凍り豆腐の含め煮

材料（1人分）

凍り豆腐‥‥‥‥1枚（15g）		だし‥‥‥‥‥‥½ヵ
にんじん‥‥‥‥20g	a	砂糖‥‥‥‥‥大さじ⅔
小松菜‥‥‥‥‥40g		しょうゆ‥‥‥小さじ¼
		塩‥‥‥‥‥‥‥M1強

作り方

❶凍り豆腐はボールに入れ、たっぷりの熱湯をかけて落としぶたをし、中心がやわらかくなるまでもどす。

❷にんじんはねじ梅（111参照）にする。

❸沸騰湯に塩少量（分量外）を入れ、小松菜をゆでて冷水にとり、水けを絞って3㎝長さに切る。

❹①は水けをよく絞り、食べやすい大きさに切る。

❺なべにaを入れて火にかけ、煮立ったら凍り豆腐と②のにんじんを加える。

❻再び煮立ったら火を弱めて20分煮、味を含める。③を加えてひと煮する。

120 凍り豆腐の卵とじ

材料（1人分）

凍り豆腐‥‥‥‥1枚（15g）		だし‥‥‥‥‥‥½ヵ
鶏ささ身‥‥‥‥30g	a	砂糖‥‥‥‥‥大さじ½
三つ葉‥‥‥‥‥20g		しょうゆ‥‥‥大さじ⅔
		とき卵‥‥‥‥‥1個分

作り方

❶凍り豆腐はボールに入れ、たっぷりの熱湯をかけて落としぶたをし、中心がやわらかくなるまでもどす。水けをきっちりと絞り、食べやすい大きさに切る。

❷鶏ささ身は筋を除いてそぎ切りにする。

❸三つ葉を2㎝長さに切る。

❹なべにaを入れて火にかけ、煮立ったら①と②を入れる。再び煮立ったら火を弱め、10分ほど煮る。

❺三つ葉を散らし入れ、とき卵をまわし入れる。卵が半熟状になったら火を止め、ふたをして蒸らす。

121 凍り豆腐とにらのいため物

材料（1人分）

凍り豆腐‥‥‥‥1枚（15g）		水‥‥‥‥‥‥大さじ1
豚もも薄切り肉‥‥20g		しょうゆ‥‥‥大さじ½
にら‥‥‥‥‥‥40g	a	みりん‥‥‥‥大さじ½
油‥‥‥‥‥‥大さじ½		酒‥‥‥‥‥‥大さじ½

作り方

❶凍り豆腐はボールに入れ、たっぷりの熱湯をかけて落としぶたをし、中心がやわらかくなるまでもどす。水けをきっちりと絞り、5㎜幅の短冊切りにする。

❷豚もも肉は一口大に切り、にらは2㎝長さに切る。

❸フライパンに油を熱し、豚肉を入れて色が変わるまでいためる。①を加えていため合わせる。

❹にらを加えていため合わせ、全体に油がまわったらaを加えてひと煮し、凍り豆腐に味をなじませる。

くだものは1日1点が適量

くだものはビタミンが豊富なため日常的に摂りたい食品ですが、野菜と同様に食べていては果糖（くだものの甘味成分）で糖分を摂りすぎます。また体を冷やす作用もあるため、なるべく昼間のうちに、1日1点（80kcal）を摂取目安とし、それぞれの適量を知って楽しみましょう。

くだものの1点重量と概量

りんご	150g	小1個	いちご	240g 15〜20個
バナナ	95g	1本	もも	200g 大1個
日本梨	190g	小1個	メロン	190g ⅓個
柿	190g	小1個	ぶどう	140g 20粒
温州みかん	180g	小3個		
キウイフルーツ	150g	小2個		
グレープフルーツ	210g	1個		

アルコールのエネルギー

酒類は、アルコール度数（％）が高いものほど高エネルギー。蒸留酒であるウイスキーや焼酎、さらに甘味を加えたリキュール類はできれば薄めて控えめに。また同量なら比較的低カロリーのビールや日本酒など醸造酒は、飲む量を過ごしがちです。アルコールのエネルギーと度数を覚えておきましょう。

ビール淡色ロング1缶（500ml）	200kcal	4.6〜7.6％
ワイングラス2.5杯（200ml）	146kcal	10.7〜11.4％
日本酒1合（180ml）	187kcal	15.1〜15.7％
焼酎25度1合（180ml）	263kcal	25.0〜35.0％
ブランデーダブル1杯（60ml）	142kcal	40％
ウイスキーダブル1杯（60ml）	142kcal	40％
ジンダブル1杯（60ml）	170kcal	47.4％
梅酒ロック1杯（50ml）	78kcal	13％

122 ほうれん草のサラダ

材料（1人分）

ほうれん草・・・・・・・・ 80g	酢・・・・・・・・・・・・・・ 小さじ1
ベーコン・・・・・・・・・ 20g	塩・・・・・・・・・・・・・・・ 少量
油・・・・・・・・・・ 小さじ1	こしょう・・・・・・・・・・・ 少量

作り方

❶ほうれん草は葉先のやわらかい部分を摘み、冷水に放す。充分に水けをきって器に盛る。ベーコンは細切りにする。

❷フライパンに油を熱してベーコンを入れ、焦がさないように弱火でカリカリになるまでいためる。

❸②を火からおろし、酢と塩、こしょうを加えて混ぜ、手早く①のほうれん草にかける。

123 ほうれん草のお浸し

材料（1人分）

ほうれん草・・・・・・・・ 80g	しょうゆ・・・・・・・・・ 小さじ2/3
だし・・・・・・・・ 大さじ1/2	削りガツオ・・・・・・・・・ 少量

作り方

❶ほうれん草は水洗いし、根元の太いものには十文字の切り込みを入れる。

❷なべにたっぷりの湯を沸かし、塩少量（分量外）を入れ、①を根元のほうから入れてゆでる。

❸冷水にとり、水けを絞って3cm長さに切る。

❹だしとしょうゆを合わせて割りじょうゆを作り、半量を③のほうれん草にかけて軽く汁けを絞る。

❺器に盛って削りガツオをのせ、残りの割りじょうゆをかける。

124 ほうれん草のバターソテー

材料（1人分）

ほうれん草・・・・・・・・ 80g	塩・・・・・・・・・・・・・・ M1/4
バター・・・・・・・ 小さじ1	こしょう・・・・・・・・・・・ 少量

作り方

❶ほうれん草は123（ほうれん草のお浸し）の①〜③と同様にゆでて切る。

❷フライパンにバターを熱し、ほうれん草を入れてさっといためる。

❸全体にバターがまわったら、塩、こしょうで調味して皿に盛る。

125 にんじんのグラッセ

材料（1人分）

にんじん・・・・・・・・・ 70g	a	水・・・・・・・・・・・・ 1/3ｶｯﾌﾟ
		バター・・・・・・・・ 小さじ1/2
		砂糖・・・・・・・・・ 小さじ1
		塩・・・・・・・・・・・・・・ 少量

作り方

❶にんじんは縦に4〜6つに割り、シャトーにむく。

❷なべにaとにんじんを入れて中火にかけ、煮立ったら火を弱め、15〜20分、汁けが少なくなるまで煮る。

126 にんじんのきんぴら

材料（1人分）

にんじん・・・・・・・・・ 70g	a	しょうゆ・・・・・・ 小さじ1 1/3
えのきたけ・・・・・・・ 25g		酒・・・・・・・・・・・ 小さじ1
油・・・・・・・・・・ 小さじ1		砂糖・・・・・・・・・ 小さじ1
		赤とうがらし（小口切り）
		・・・・・・・・・・・・・・・・ 少量

作り方

❶にんじんはせん切り、えのきたけは根元を切り落とし

て半分に切る。

❷なべに油を熱し、①をいためる。aを加えて汁けがなくなるまでいためる。

127 にんじんのかき揚げ

材料（1人分）

にんじん・・・・・・・・・ 70g		とき卵・・・・・・・・・ 1/4個分
揚げ油・・・・・・・・・ 適量		冷水・・・・・・・・・ 大さじ2
		小麦粉・・・・・・・・ 大さじ3

作り方

❶にんじんはせん切りにする。

❷冷水ととき卵を合わせた中に小麦粉をふり入れ、さっくりと混ぜて衣を作り、①を加える。

❸油を180℃に熱し、②を1/3量ずつまとめてそっと落とし入れて、衣がうっすらと色づくまで揚げる。

128 春菊のお浸し

材料（1人分）

春菊・・・・・・・・・・・ 75g	a	しょうゆ・・・・・・・ 小さじ2/3
		だし・・・・・・・・・ 大さじ2/3

作り方

❶沸騰湯に塩少量（分量外）を入れ、春菊の葉先を手でちぎって入れ、さっとゆでる。

❷冷水にとって水けを絞り、3cm長さに切り、aに浸す。

家庭のおかず編　第3群　野菜料理（ほうれん草・にんじん・春菊）

129 春菊のごまあえ

材料(1人分)

春菊	75g	白練りごま	小さじ1
白ごま	小さじ1/3	a 砂糖	小さじ1/2
		しょうゆ	小さじ1/3

作り方

❶沸騰湯に塩少量(分量外)を入れ、春菊の葉先を手でちぎって入れ、さっとゆでる。冷水にとってさまし、水けを絞って3cm長さに切る。

❷練りごまはよくすり混ぜて香りを出し、ほかのaを加えて混ぜ合わせ、①を加えてあえる。

❸②を器に盛り、白ごまをふる。

130 春菊とイカのサラダ

材料(1人分)

春菊	75g	酢	大さじ1/2
イカ(刺し身用)	50g	油	大さじ1/2
		a しょうゆ	小さじ1/2
		塩	少量
		こしょう	少量

作り方

❶春菊は葉先のやわらかいところを摘み、冷水に放す。

❷イカは食べやすい大きさに切る。

❸①の水けをきり、イカとともに器に盛り、aを混ぜ合わせてかける。

131 さやいんげんのお浸し

材料(1人分)

さやいんげん	70g	しょうゆ	小さじ2/3
だし	大さじ1/2	削りガツオ	少量

作り方

❶沸騰湯に塩少量(分量外)を入れ、さやいんげんは筋を除いてゆで、ざるにとり、手早くさまし、長さを半分に切る。

❷だしとしょうゆを合わせた中に①をあえ混ぜ、器に盛って削りガツオをかける。

132 さやいんげんのごまあえ

材料(1人分)

さやいんげん	70g	しょうゆ	小さじ1弱
黒ごま	大さじ1/2	砂糖	小さじ1弱

作り方

❶さやいんげんは131(さやいんげんのお浸し)の①と同様にゆでて切る。

❷黒ごまは香ばしくいってすり、しょうゆと砂糖を加えてさらにすり混ぜる。

❸②で①をあえ混ぜる。

133 さやいんげんの煮物

材料(1人分)

さやいんげん	70g	しょうゆ	小さじ1
だし	1/4ﾂ	みりん	小さじ1

作り方

❶さやいんげんは131(さやいんげんのお浸し)の①と同様にゆでて切る。

❷なべにだし、しょうゆ、みりんを入れて煮立て、①を入れて中火から弱火で味がなじむまで煮る。

134 かぼちゃ(西洋)の煮物

材料(1人分)

西洋かぼちゃ	90g	だし	1/3ﾂ
		a しょうゆ	小さじ1
		みりん・砂糖	各大さじ1/2

作り方

❶かぼちゃは種をスプーンでくりぬいて除き、食べやすい大きさに切って面とりをする。

❷なべにaを入れ、①を皮を下にして並べる。中火にかけ、煮立ったら火を弱めて汁がごく少量になるまで煮る。

135 かぼちゃ(西洋)のポタージュ

材料(1人分)

西洋かぼちゃ	90g	顆粒ブイヨン	小さじ1/3
玉ねぎ	30g	塩	M1/4
バター	小さじ1	こしょう	少量
水	1/2ﾂ	生クリーム	大さじ1 1/2
牛乳	1/2ﾂ	パセリ(みじん切り)	少量

作り方

❶かぼちゃは種をスプーンでくりぬいて除き、一口大に切る。

❷玉ねぎは薄切りにする。

❸なべにバターを熱し、玉ねぎをいためる。しんなりしたらかぼちゃを加え、周囲がやわらかくなるまでいためる。

❹水と顆粒ブイヨンと牛乳を加え、煮立ったらアクをすくい除き、火を弱める。かぼちゃがやわらかくなるまで煮る。

❺④を煮汁ごとミキサーに入れ、なめらかになるまで撹拌する。

❻なべに戻して火にかけ、煮立つ直前に塩とこしょうで味をととのえ、生クリームを加える。器に盛り、パセリを散らす。

136 かぼちゃ（西洋）の天ぷら

材料（1人分）

西洋かぼちゃ	90g	揚げ油	適量
とき卵	¼個分		大さじ2
天つゆ 冷水	大さじ2	天つゆ しょうゆ	大さじ½
小麦粉	大さじ3弱	みりん	大さじ½

作り方

❶かぼちゃは種をスプーンでくりぬいて除き、8㎜くらいの厚さに切る。

❷だし、しょうゆ、みりんを小なべに合わせ入れ、ひと煮立ちさせて天つゆを作る。

❸かぼちゃの水けをふきとって少量の小麦粉（分量外）をまぶす。

❹冷水ととき卵を合わせた中に小麦粉をふり入れ、さっくりと混ぜて衣を作る。

❺油を170℃に熱して、❸のかぼちゃに❹の衣をつけ、中まで火が通るようにゆっくりと揚げる。

❻皿に盛り、天つゆを添える。

137 にらのお浸し

材料（1人分）

にら	40g	a しょうゆ	小さじ½
削りガツオ	適量	だし	大さじ½

作り方

❶沸騰湯に塩少量（分量外）を入れ、にらをさっとゆで、冷水にとって水けを絞り、3㎝長さに切り、aであえる。

❷①を器に盛り、削りガツオをのせる。

138 にらのにんにくいため

材料（1人分）

にら	40g	油	小さじ1
もやし	50g	塩	M⅔弱
にんにく	¼かけ		

作り方

❶にらは3㎝長さに切り、もやしはひげ根を除く。にんにくはみじん切りにする。

❷フライパンに油、にんにくを入れて熱し、香りが立ったら、にら、もやしを加えいため、全体に油がまわったら塩を加えて調味する。

139 にらの卵とじ

材料（1人分）

にら	40g	だし	¼ダ
サクラエビ	大さじ1	a しょうゆ	小さじ⅔
卵	1個	酒	小さじ½
		砂糖	小さじ½
		塩	M½弱

作り方

❶にらは3㎝長さに切る。卵は割りほぐす。

❷フライパンにaを入れて煮立て、にらを加える。

❸再び煮立ったら、サクラエビを加え、卵をまわし入れ、ふたをして火を弱め、半熟状に仕上げる。

140 ブロッコリーの塩ゆで

材料（1人分）

ブロッコリー	75g	マヨネーズ	大さじ1

作り方

❶沸騰湯に塩少量（分量外）を入れ、ブロッコリーを小房に切り分け、ゆでる。ざるにとり、手早くさます。

❷器に盛り、マヨネーズを添える。

＊ブロッコリーは水にとらず、ざるにあげたら手早くあおいでさますとよい。

141 ブロッコリーのバターソテー

材料（1人分）

ブロッコリー	75g	塩	M¼
バター	大さじ½	こしょう	少量

作り方

❶ブロッコリーは140（ブロッコリーの塩ゆで）の①と同様にゆでる。

❷フライパンにバターを熱し、①のブロッコリーをいためて塩とこしょうをふる。

142 ブロッコリーのいため物

材料（1人分）

ブロッコリー	75g	オイスターソース	
ねぎ	30g		大さじ⅔
マッシュルーム水煮缶詰め		a 砂糖	小さじ½
	30g	酒	小さじ½
油	小さじ1	塩	M½弱

作り方

❶ブロッコリーは140（ブロッコリーの塩ゆで）の①と同様にゆでる。

❷ねぎは斜め切りにする。

❸マッシュルームは汁けをきり、縦半分に切る。

❹aを混ぜ合わせる。

❺フライパンに油を熱し、ねぎ、マッシュルーム、ブロッコリーの順にいためる。④をまわし入れてひといためし、皿に盛る。

家庭のおかず編　第3群　野菜料理（青梗菜・グリーンアスパラガス・トマト）

143 青梗菜のお浸し

材料(1人分)

青梗菜‥‥‥‥‥90g　a[だし‥‥‥‥小さじ1
　　　　　　　　　　 しょうゆ‥‥‥小さじ⅔

作り方

❶青梗菜は縦半分に切る。沸騰湯に塩少量(分量外)を入れ、青梗菜を根元のほうから入れてゆで、冷水にとって水けを絞る。

❷①を3cm長さに切って、根元は縦に3等分して芯を除く。

❸器に入れ、aの割りじょうゆをかける。

144 青梗菜のソテー

材料(1人分)

青梗菜‥‥‥‥‥90g　塩‥‥‥‥‥M⅔
油‥‥‥‥‥大さじ½　こしょう‥‥‥少量

作り方

❶青梗菜は3cm長さに切り、根元は縦4つ割りにして芯はそぎ除く。

❷フライパンに油を熱し、青梗菜を根元のほうから加える。

❸強火で手早くいため、塩とこしょうで調味する。

145 青梗菜のミルク煮

材料(1人分)

青梗菜‥‥‥‥‥90g　塩‥‥‥‥‥M½弱
ロースハム薄切り‥‥20g　砂糖‥‥‥‥小さじ½
油‥‥‥‥‥‥小さじ1　かたくり粉‥‥小さじ⅔
牛乳‥‥‥‥‥‥⅓㌐

作り方

❶青梗菜は3cm長さに切り、根元は縦4つ割りにして芯はそぎ除く。

❷ロースハムは食べやすい大きさに切る。

❸フライパンに油を熱し、青梗菜を根元のほうから入れていためる。全体に油がまわったら牛乳、塩、砂糖、②のロースハムを加えて中火で青梗菜がやわらかくなるまで煮る。

❹かたくり粉を倍容量の水(分量外)でといてまわし入れ、とろみがついたら火を止めて器に盛る。

146 グリーンアスパラガスの塩ゆで

材料(1人分)

グリーンアスパラガス‥75g　マヨネーズ‥‥‥‥大さじ1

作り方

❶グリーンアスパラガスは根元の固い部分とはかまを除き、塩少量(分量外)をふって板ずりする。

❷たっぷりの沸騰湯に①を根元のほうから入れてゆで、ざるにあげてさます。

❸長さを半分に切り、皿に盛ってマヨネーズを添える。

147 グリーンアスパラガスのソテー

材料(1人分)

グリーンアスパラガス‥75g　塩‥‥‥‥‥‥M½弱
油‥‥‥‥‥‥小さじ1　こしょう‥‥‥‥少量

作り方

❶グリーンアスパラガスは146(グリーンアスパラガスの塩ゆで)の①②と同様にゆでてさまし、3cm長さに切る。

❷フライパンに油を熱し、①を入れていため、塩とこしょうで調味する。

148 グリーンアスパラガスのきんぴら風

材料(1人分)

グリーンアスパラガス‥75g　　しょうゆ‥‥‥大さじ½
油‥‥‥‥‥‥小さじ1　a[みりん‥‥‥‥大さじ½
　　　　　　　　　　　　　 赤とうがらし(小口切り)
　　　　　　　　　　　　　 ‥‥‥‥‥‥少量

作り方

❶グリーンアスパラガスは根元の固い部分とはかまを除き、乱切りにする。

❷なべに油を熱し、①を入れていためる。aを加えて汁けがなくなるまでいためる。

149 トマト (塩)

材料(1人分)

トマト‥‥‥‥‥125g　こしょう‥‥‥‥少量
塩‥‥‥‥‥‥M¼

作り方

❶トマトは包丁の刃先でへたをくりぬくようにして除き、5mm厚さの輪切りにし、皿に並べる。

❷塩とこしょうをふる。

150 トマトのマリネ

材料(1人分)

トマト‥‥‥‥‥125g　　玉ねぎのみじん切り‥20g
パセリ(みじん切り)‥少量　　油・酢‥‥‥各大さじ½
　　　　　　　　　　　a[白ワイン‥‥‥小さじ½
　　　　　　　　　　　　 塩‥‥‥‥‥M½弱
　　　　　　　　　　　　 こしょう‥‥‥‥少量

作り方

❶トマトは包丁でへたをくりぬいて除き、乱切りにする。

❷aを混ぜ合わせてマリネ液を作る。

❸トマトを器に盛って②のマリネ液をかけ、パセリを散らす。

151 トマトのチーズ焼き

材料（1人分）

トマト・・・・・・・・・125g　チーズ（ミックスチーズ）・・15g
油・・・・・・・・・・少量　パセリ・・・・・・・・少量

作り方
❶トマトは包丁の刃先でへたをくりぬいて除き、1㎝厚さの輪切りにする。
❷アルミ箔に薄く油を塗り、①を並べる。チーズをのせてパセリをちぎりのせ、200℃のオーブンでチーズがとけるまで焼く。

152 小松菜のからしあえ

材料（1人分）

小松菜・・・・・・・・100g　だし・・・・・・・・小さじ1
ときがらし・・・・・・小さじ⅓　しょうゆ・・・・・・小さじ1

作り方
❶小松菜は根を切り捨てて水洗いし、根元の太いものには十文字の切り込みを入れる。
❷たっぷりの沸騰湯に塩少量（分量外）を入れ、①を根元のほうから入れてゆでる。
❸いったんざるにあげてから冷水にとり、手早くさまして水けを絞り、3㎝長さに切る。
❹ときがらしはしょうゆとだしを加えて混ぜる。
❺④の半量を③にかけて軽くあえ混ぜ、汁けを絞る。
❻さらに、残りの④をかけてあえ、器に盛る。

153 小松菜のソテー

材料（1人分）

小松菜・・・・・・・・100g　塩・・・・・・・・・M1弱
油・・・・・・・・・大さじ½　こしょう・・・・・・・少量

作り方
❶小松菜は根を切り捨てて水洗いし、3㎝長さに切る。
❷フライパンに油を熱し、小松菜を根元のほうから入れて強火でいためる。
❸全体に油がまわったら塩、こしょうで調味する。

154 小松菜と厚揚げの煮浸し

材料（1人分）

小松菜・・・・・・・・100g　┌だし・・・・・・・・¼㌍
厚揚げ・・・・・・・・50g　a│しょうゆ・・・・・・大さじ½
　　　　　　　　　　　　　└みりん・・・・・・・大さじ½

作り方
❶小松菜は根を切り捨てて水洗いし、3㎝長さに切る。厚揚げは熱湯をかけて油抜きし、一口大に切る。
❷なべにaを入れて火にかけ、煮立ったら①を加えてさっと煮る。

155 ピーマンの焼き物

材料（1人分）

ピーマン・・・・・・・70g　しょうゆ・・・・・・小さじ½
削りガツオ・・・・・・・少量

作り方
❶ピーマンは縦半分に切ってへたと種を除く。
❷焼き網を充分に熱した上に①をのせ、強火で手早く両面を焼く。
❸器に盛って削りガツオをのせ、しょうゆをかける。

156 ピーマンのソテー

材料（1人分）

ピーマン・・・・・・・70g　塩・・・・・・・・・M½弱
油・・・・・・・・・大さじ½　こしょう・・・・・・・少量

作り方
❶ピーマンは縦半分に切ってへたと種を除き、さらに縦に2〜4つに切る。
❷フライパンに油を熱し、ピーマンを入れて手早くいためる。全体に油がまわったら塩とこしょうで調味する。

157 ピーマンのいため煮

材料（1人分）

ピーマン・・・・・・・70g　┌みそ・・・・・・・小さじ1
油・・・・・・・・・大さじ½　a│酒・・・・・・・・小さじ1
白ごま・・・・・・・小さじ⅓　└砂糖・・・・・・・大さじ½

作り方
❶ピーマンは縦半分に切ってへたと種を除き、一口大の乱切りにし、aは混ぜ合わせる。
❷フライパンに油を熱し、ピーマンを入れていためる。しんなりとしたらaを加えてからめ、器に盛って白ごまをふる。

158 キャベツのコールスローサラダ

材料（1人分）

┌キャベツ・・・・・・70g　酢・・・・・・・・・小さじ1
│にんじん・・・・・・15g　油・・・・・・・・大さじ½
└塩・・・・・・・・・M1　こしょう・・・・・・・少量

作り方
❶キャベツ、にんじんはせん切りにする。
❷①に塩をふってしばらくおき、汁けを絞る。酢、油、こしょうを加え混ぜ、器に盛る。

家庭のおかず編　第3群　野菜料理（トマト・小松菜・ピーマン・キャベツ）

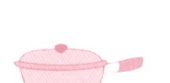

159 キャベツとハムのいため物

材料（1人分）

キャベツ・・・・・・・・・・70g
ボンレスハム薄切り・・・20g
油・・・・・・・・・・・・小さじ1
塩・・・・・・・・・・・・M½弱
こしょう・・・・・・・・・・少量

作り方

❶キャベツはざく切りにして、ボンレスハムはいちょう切りにする。
❷フライパンに油を熱して①を入れていため、全体に油がまわったら、塩とこしょうで調味する。

160 キャベツのスープ煮

材料（1人分）

キャベツ・・・・・・・・・・70g
玉ねぎ・・・・・・・・・・¼個
ロースハム薄切り・・・1枚
a
水・・・・・・・・・・・・½ダ
顆粒ブイヨン・・・小さじ⅓
塩・・・・・・・・・・・・少量
こしょう・・・・・・・・少量

作り方

❶キャベツ、玉ねぎはくし形切りにし、ハムは4等分に切る。
❷なべに①、aを入れ、ふたをして中火にかけ、煮立ったら弱火にして15分煮る。

161 もやしの酢の物

材料（1人分）

もやし・・・・・・・・・・100g
わかめ・・・・・（もどして）20g
a
酢・・・・・・・・・・・・大さじ½
砂糖・・・・・・・・小さじ⅔
塩・・・・・・・・・・・・M½弱
しょうゆ・・・・・・・小さじ⅓

作り方

❶もやしはひげ根をとり除き、沸騰湯に塩少量（分量外）を入れて、さっとゆで、ざるにあげて手早くさます。
❷わかめは筋を除いて一口大に切る。
❸aを混ぜ合わせる。
❹①と②を合わせて器に盛り、③をかける。
＊もやしはひげ根をとり除いて使うと上品に仕上がる。
＊ゆでたあと、水にとるともやしが水っぽくなる。

162 もやしのナムル

材料（1人分）

もやし・・・・・・・・・・100g
a
しょうゆ・・・・・・・小さじ1
砂糖・・・・・・・・小さじ⅙
ごま油・・・・・・・小さじ¼
しょうが・・・・・・・・・少量
にんにく・・・・・・・・・少量
グリーンリーフ・・・・・少量

作り方

❶もやしは161（もやしの酢の物）の①と同様にゆでてさます。
❷しょうがとにんにくはそれぞれすりおろす。
❸aと②を混ぜ合わせ、かけ汁を作る。
❹①のもやしに③のかけ汁をかけて軽く混ぜ、しばらくおいて味をなじませる。
❺皿にグリーンリーフを敷き、④を盛る。

163 もやしの沖縄風いため物

材料（1人分）

もやし・・・・・・・・・・100g
もめん豆腐・・・・・・・75g
にら・・・・・・・・・・・20g
油・・・・・・・・・・・・大さじ½
塩・・・・・・・・・・・・M1弱
こしょう・・・・・・・・・少量
しょうゆ・・・・・・・小さじ½

作り方

❶もやしはひげ根をとり除く。もめん豆腐はペーパータオルで包んで電子レンジで1分加熱し、水きりをする。にらは3cm長さに切る。
❷フライパンに油を熱し、もやし、にらをいため、油がまわったら、もめん豆腐を手で大きくくずして加える。
❸全体に油がまわったら、塩、こしょう、しょうゆを加えて調味する。

164 シラスおろし

材料（1人分）

大根・・・・・・・・・・・90g
シラス干し・・・・・・・・5g
青じそ・・・・・・・・・・1枚
しょうゆ・・・・・・・小さじ½

作り方

❶大根は皮をむき、おろし金でおろして軽く汁を絞る。
❷①にシラス干しを加えて混ぜ、青じそを敷いた器に盛る。食べるときにしょうゆをかける。

165 ふろふき大根

材料（1人分）

大根・・・・・・・・・・・90g
こんぶ・・・・・・・・・・少量
a
赤みそ・・・・・・・・大さじ⅔
だし・・・・・・・・・・大さじ½
砂糖・・・・・・・・・大さじ½
みりん・・・・・・・小さじ1
青じそ・・・・・・・・・・1枚
けしの実・・・・・・・・・少量

作り方

❶大根は3cm厚さの輪切りにする。皮を厚めにむいて面とりし、裏側に十文字の隠し包丁を入れる。
❷なべにこんぶを敷いて①をのせ、かぶるくらいの水を注ぐ。米少量（分量外）を加えて弱火にかけ、落としぶたをして30～40分、大根がやわらかくなるまで煮る。
❸別なべにaを入れて弱火にかけ、木じゃくしで混ぜながらぽってりとなるまで練り混ぜる。
❹皿に青じそを敷き、②の大根を盛って③のみそをかけ、けしの実をふる。

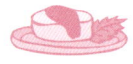

166 大根のサラダ

材料(1人分)

大根・・・・・・・・・・・・90g
貝割れ菜・・・・・・・・10g

a ┌酢・油・・・・・・・・・各大さじ½
　│しょうゆ・・・・・・・小さじ1
　└こしょう・・・・・・・少量

作り方

❶大根はせん切りにし、貝割れ菜は根を切り除く。
❷aを合わせてドレッシングを作る。
❸大根と貝割れ菜を混ぜて器に盛り、②をかける。

167 オニオンスライス (和風ドレッシング)

材料(1人分)

玉ねぎ・・・・・・・・・90g
パセリ(みじん切り)・・・少量

a ┌酢・・・・・・・・・・・・小さじ1
　│しょうゆ・・・・・・・小さじ1
　└油・・・・・・・・・・・・小さじ1

作り方

❶玉ねぎは薄切りにして冷水に放し、水けをきって器に盛る。
❷aを合わせたドレッシングをかけ、パセリを散らす。

168 オニオンスープ

材料(1人分)

玉ねぎ・・・・・・・・・90g
バター・・・・・・・・・大さじ½
小麦粉・・・・・・・・・大さじ⅔
湯・・・・・・・・・・・・1ヵ

顆粒ブイヨン・・・・・小さじ½
こしょう・・・・・・・少量
粉チーズ・・・・・・・小さじ½
パセリ(みじん切り)・・・少量

作り方

❶玉ねぎは薄切りにする。
❷なべにバターを熱して玉ねぎを入れ、弱火で焦がさないように混ぜながらじっくりといためる。
❸全体が褐色に色づいてきたら小麦粉をふり入れて、粉っぽさがなくなるまでさらにいためる。

❹湯に顆粒ブイヨンをとかす。
❺③に④を少しずつ混ぜながら注ぎ入れる。中火にして煮立ったらアクを除き、火を弱めて⅘になるまで煮る。
❻こしょうで調味して器に盛り、粉チーズ、パセリを散らす。

169 玉ねぎのリング揚げ

材料(1人分)

玉ねぎ・・・・・・・・・90g
から揚げ粉(市販品)・・大さじ2

水・・・・・・・・・・・・適量
揚げ油・・・・・・・・・適量
パセリ・・・・・・・・・少量

作り方

❶玉ねぎは1cm厚さの輪切りにし、ばらばらにする。
❷から揚げ粉を水でとき、①にからめる。
❸油を180℃に熱して②を1つずつ入れて揚げる。皿に盛ってパセリを飾る。

170 なすの焼き物

材料(1人分)

なす・・・・・・・・・・100g
削りガツオ・・・・・・少量

おろししょうが・・・¼かけ分
しょうゆ・・・・・・・小さじ⅔

作り方

❶なすは焼いた後に皮がむきやすいように、皮に少し切り込みを入れる。焼き網を充分に熱した上にのせる。
❷熱が逃げないように①のなすにアルミ箔をかぶせ、箸でまめにひっくり返しながら強火で焼く。
❸皮がすっかり焦げ、菜箸で押してやわらかくなり、中まで火が通ったら冷水にさっとつける。
❹へたの側から皮を手早くむき、水けを軽く絞る。
❺へたを落として食べやすい大きさに切る。
❻皿に盛り、削りガツオをかけ、おろししょうがをのせる。
❼食べるときにしょうゆをかける。

171 なすの煮物

材料(1人分)

なす・・・・・・・・・・100g
だし・・・・・・・・・・¼ヵ

砂糖・・・・・・・・・・小さじ1強
しょうゆ・・・・・・・小さじ1強

作り方

❶なすはへたを除いて縦半分に切り、皮に鹿の子に切り目を入れる。水にさらしてアクを除き、水けを切る。
❷なべにだしと残りの調味料を入れて煮立て、なすを皮が下になるように加え並べる。火を弱め、やわらかくなるまで煮る。

172 なすの素揚げ

材料(1人分)

なす・・・・・・・・・・100g
揚げ油・・・・・・・・・適量
青じそ・・・・・・・・・1枚

おろししょうが・・・¼かけ分
しょうゆ・・・・・・・小さじ⅔

作り方

❶なすは171(なすの煮物)の①と同様に切って水にさらし、水けをふきとる。
❷油を170℃に熱し、なすを2〜3分揚げる。
❸皿に青じそを敷いてなすを盛り、しょうがを添えてしょうゆをかける。

173 きゅうりもみ

材料(1人分)

┌きゅうり・・・・・・・100g
│塩・・・・・・・・・・・・M1弱
└水・・・・・・・・・・・・大さじ½

しょうゆ・・・・・・・小さじ½

作り方

❶きゅうりは小口から薄切りにして、塩と水をふり、しばらくおいてしんなりとさせる。
❷①の汁けをかたく絞り、器に盛り、しょうゆをかける。

家庭のおかず編　第3群　野菜料理（きゅうり・白菜・かぶ）

174　きゅうりの梅肉あえ

材料（1人分）

きゅうり・・・・・・・・・・・・100g　しょうゆ・・・・・・・・・・・少量
梅干し・・・・・・・・・・・・½個

作り方

❶きゅうりは塩少量（分量外）をふって板ずりし、包丁の柄でたたき、手で食べやすい大きさに割る。
❷梅干しは手であらくちぎってしょうゆと混ぜ、①をあえる。

175　きゅうりの甘酢いため

材料（1人分）

きゅうり・・・・・・・・・・・・100g	酢・・・・・・・・・・・・大さじ½
にんじん・・・・・・・・・・・・5g	砂糖・・・・・・・・・・・・大さじ½
しょうが・・・・・・・・・・・少量	塩・・・・・・・・・・・・M1弱
油・・・・・・・・・・・・小さじ1	赤とうがらし・・・・・・少量

a

作り方

❶きゅうりは縦4つ割りにして種を除き、3㎝長さに切る。
❷にんじんとしょうがはそれぞれせん切りにする。
❸赤とうがらしは小口切りにし、ほかのaと混ぜ合わせる。
❹フライパンに油を熱し、しょうがを入れていためる。香りが立ったらにんじん、きゅうりを加えて大きく混ぜながらいためる。③をまわし入れて強火でいため合わせる。

176　白菜のお浸し

材料（1人分）

| 白菜・・・・・・・・・・・・100g | だし・・・・・・・・・・・・大さじ1 |
| | しょうゆ・・・・・・・・小さじ⅔ |

a

作り方

❶白菜は沸騰湯でゆでてざるにとり、手早くさましてざく切りにし水けを絞る。
❷aを合わせる。
❸①の白菜を器に盛って②をかける。

177　白菜の甘酢いため

材料（1人分）

白菜・・・・・・・・・・・・100g	酢・・・・・・・・・・・・大さじ½
にんじん・・・・・・・・・・・・5g	砂糖・・・・・・・・・・・・大さじ½
しょうが・・・・・・・・・・・少量	塩・・・・・・・・・・・・M1弱
油・・・・・・・・・・・・小さじ1	赤とうがらし・・・・・・少量

a

作り方

❶白菜は、軸は4〜5㎝長さ、1㎝幅の短冊切りにし、葉はざく切りにする。
❷にんじんとしょうがはそれぞれせん切りにする。
❸赤とうがらしは小口切りにする。
❹aを混ぜ合わせる。
❺フライパンに油を熱し、しょうがを入れていためる。香りが立ったら②のにんじん、①の白菜を加えて大きく混ぜながらいためる。④をまわし入れて強火でいため合わせる。

178　白菜のミルク煮

材料（1人分）

白菜・・・・・・・・・・・・100g	牛乳・・・・・・・・・・・・¼㌢
ボンレスハム薄切り・・¼枚	塩・・・・・・・・・・・・M⅔弱
油・・・・・・・・・・・・小さじ1	砂糖・・・・・・・・・・・小さじ½
かたくり粉・・・・・・小さじ½	酒・・・・・・・・・・・・小さじ½

a

作り方

❶白菜は大きめのそぎ切りにする。
❷ハムは一口大に切る。
❸なべに油を熱し、白菜を軸のほうから順に入れていためる。
❹白菜がしんなりとしてきたら②のハムを加えていため合わせる。
❺aを加え、煮立ったら火をやや弱めて白菜がやわらかくなるまで煮る。
❻かたくり粉を倍容量の水（分量外）でといて⑤にまわし入れ、大きく混ぜてとろみがついたら火から下ろす。

179　かぶの酢の物

材料（1人分）

かぶ・・・・・・・・・・・・75g	酢・・・・・・・・・・・・大さじ½
塩・・・・・・・・・・・・M1弱	砂糖・・・・・・・・・・・小さじ⅔
水・・・・・・・・・・・・大さじ½	塩・・・・・・・・・・・・M⅓
わかめ・・・・（もどして）10g	しょうゆ・・・・・・・・小さじ⅓

a

作り方

❶かぶは皮をむいて薄切りにし、塩と水をふってしんなりとしたら汁けを絞る。わかめは一口大に切る。
❷かぶとわかめを混ぜ、aを混ぜ合わせてあえる。

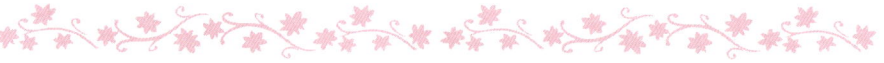

180 菊花かぶ

材料（1人分）

かぶ・・・・・・・・・・・75g		
2％濃度の塩水・・・・・適量	a	だし・酢・・・・・各大さじ½
		砂糖・・・・・・・・・小さじ½
		赤とうがらし・・・・・少量
		こんぶのせん切り・・少量

作り方

❶かぶは茎を除いて皮をむき、葉つき側を下にして切り離さないように細かい格子状の深い切り込みを入れる。
❷塩水につけてしばらくおき、しんなりとしたら汁けをかたく絞る。赤とうがらしは種を除き、小口切りにする。
❸aを混ぜる。
❹❸に❷のかぶをつけ、20～30分おいて味をなじませる。
＊2％濃度の塩水は、水1㌍に対して塩小さじ⅔をとかす。

181 かぶの煮物

材料（1人分）

かぶ・・・・・・・・・・・75g		だし・・・・・・・・・・⅓㌍
		しょうゆ・・・・・・・小さじ1
		みりん・・・・・・・小さじ1強

作り方

❶かぶは茎を少し残して皮をむき、縦半分に切る。
❷なべにだし、しょうゆ、みりんを入れて火にかけ、煮立ったらかぶを加える。中火にして、かぶがやわらかくなるまで15分ほど煮る。

182 ごぼうのサラダ

材料（1人分）

ごぼう・・・・・・・・・60g		マヨネーズ・・・・・大さじ⅔
にんじん・・・・・・・・15g		しょうゆ・・・・・・小さじ⅓
		チャービル・・・・・・・・少量

作り方

❶ごぼうはたわしでよくこすって洗い、皮をこそげとる。4㎝長さの太めのせん切りにし、酢水（分量外）にさらしてアクを除く。
❷にんじんは4㎝長さのせん切りにする。
❸ごぼうの水けをきり、沸騰湯ににんじんとともに入れてゆで、ざるにあげて水けをきる。
❹❸が冷めたら、マヨネーズとしょうゆであえる。
❺器に盛ってチャービルをのせる。

183 たたきごぼう

材料（1人分）

ごぼう・・・・・・・・・60g		白練りごま・・・・・・小さじ1
	だし・・・・・・・・¼㌍		酢・・・・・・・・・・小さじ1
a	砂糖・・・・・・・大さじ¼	b	砂糖・・・・・・・・小さじ1
	塩・・・・・・・・・M¼		しょうゆ・・・・・・小さじ⅓
	しょうゆ・・・・・小さじ½		

作り方

❶ごぼうは182（ごぼうのサラダ）の❶と同様に洗い、皮をこそげとる。4㎝長さに切って、太いものは包丁の柄でたたいて割り、酢水（分量外）にさらしてアクを除く。
❷なべにaと水をきったごぼうを入れて中火にかける。
❸ごぼうの色が変わり、中まで火が通ったら火を止めて、そのままさます。
❹bを混ぜ合わせてあえ衣を作る。
❺❸のごぼうの汁をきり、❹であえて器に盛る。

184 ごぼうのきんぴら

材料（1人分）

ごぼう・・・・・・・・・60g		砂糖・・・・・・・・・小さじ½
油・・・・・・・・・・小さじ1	a	しょうゆ・・・・・小さじ1強
		酒・・・・・・・・・・小さじ1
		赤とうがらし・・・・・少量

作り方

❶ごぼうは182（ごぼうのサラダ）の❶と同様に洗い、皮をこそげとって太めのせん切りにし、水にさらしてアクを除き、水けをきる。赤とうがらしは種を除いて小口切りにする。
❷なべに油を熱し、ごぼうを入れていため、しんなりとしたらaを加えて汁けがなくなるまでいためる。

185 酢ばす

材料（1人分）

はす・・・・・・・・・・60g		だし・・・・・・・・・大さじ2
		酢・・・・・・・・・・大さじ1
	a	砂糖・・・・・・・・小さじ1
		塩・・・・・・・・小さじ⅓弱
		赤とうがらし・・・・・少量

作り方

❶はすは皮をむいて2～3㎜厚さの輪切りにし、酢水（分量外）にさらしてアクを除く。
❷赤とうがらしは種を除いて小口切りにする。
❸なべにaを合わせ入れて火にかけ、煮立ったら、❶のはすの水けをきって加える。
❹はすが透き通ってきたらすぐに火から下ろし、器に移しそのままさます。
＊常備菜として作りおいてもよい。
＊はすのシャリッとした歯ざわりが残るよう、煮すぎないように火から下ろしたらすぐに器に移す。

175

家庭のおかず編　第3群　野菜・芋料理（はす・じゃが芋・さつま芋）

186　はすの煮物

材料（1人分）

はす‥‥‥‥‥‥‥60g

a｛ だし‥‥‥‥¼ﾀﾞ　酒‥‥大さじ½
　 しょうゆ‥‥‥小さじ⅔
　 砂糖‥‥‥‥‥小さじ⅔

作り方

❶はすは皮をむいて乱切りにし、酢水（分量外）にさらしてアクを除く。

❷なべにaを入れて煮立て、①のはすを水けをきって加える。弱火で汁が少なくなるまで煮る。

187　はすのきんぴら

材料（1人分）

はす‥‥‥‥‥‥‥60g
油‥‥‥‥‥‥小さじ1

a｛ 砂糖‥‥‥‥‥小さじ1弱
　 しょうゆ‥‥‥小さじ1
　 酒‥‥‥‥‥大さじ½
　 赤とうがらし‥‥‥少量

作り方

❶はすは皮をむいて2～3㎜厚さの輪切りにし、酢水（分量外）にさらしてアクを除く。赤とうがらしは種を除いて小口切りにする。

❷なべに油を熱し、はすを入れていため、油がまわったらaを加えていため上げる。

188　粉吹き芋

材料（1人分）

じゃが芋‥‥‥‥‥110g　こしょう‥‥‥‥‥少量
塩‥‥‥‥‥‥M⅔　パセリ‥‥‥‥‥‥少量

作り方

❶じゃが芋は皮をむいて一口大に切り、水にさらす。

❷なべに水けをきった①のじゃが芋を入れ、水をひたひたになるまで加える。0.3％の塩水になるように塩（分

量外）を加えて中火にかけ、煮立ったら火を弱めて芋がやわらかくなるまでゆでる。

❸湯を捨てて再度中火にかけ、なべを揺すりながら芋を焦がさないようにして残った水けをとばし、芋に粉を吹かせる。

❹塩とこしょうで調味し、皿に盛ってパセリを添える。
＊0.3％の塩水は、水1ﾀﾞに対して塩M½を加える。

189　ポテトサラダ

材料（1人分）

じゃが芋‥‥‥‥‥110g　塩‥‥‥‥‥‥‥M⅓
にんじん‥‥‥‥‥10g　マヨネーズ‥‥‥大さじ1⅔
きゅうり‥‥‥‥‥20g

作り方

❶じゃが芋は皮をむいて一口大に切り、水にさらしてアクを除く。

❷にんじんは2㎜厚さのいちょう切りにする。

❸なべに水けをきった①のじゃが芋と②のにんじんを入れ、水をひたひたになるまで加える。0.3％の塩水になるように塩（分量外）を加えて中火にかけ、煮立ったら火を弱めて芋がやわらかくなるまでゆでる。

❹湯を捨てて再度中火にかけ、なべを揺すりながら芋を焦がさないようにして残った水けをとばし、芋に粉を吹かせる。

❺きゅうりは小口から薄切りにし、塩をふってしんなりとさせ、汁けを絞る。

❻④と⑤を混ぜ、マヨネーズであえる。

190　フライドポテト

材料（1人分）

じゃが芋‥‥‥‥‥110g　塩‥‥‥‥‥‥‥M⅔弱
揚げ油‥‥‥‥‥‥適量　パセリ‥‥‥‥‥‥少量

作り方

❶じゃが芋はよく洗って皮つきのままくし形切りにする。

水にさらしてアクを除き、水けをよくきる。

❷油を160～170℃に熱し、①のじゃが芋をきつね色になるまで揚げる。

❸②の油をきって塩をふる。

❹皿に盛り、パセリを添える。

191　ふかし芋

材料（1人分）

さつま芋‥‥‥‥‥90g　塩‥‥‥‥‥‥‥M¼

作り方

❶さつま芋は皮つきのままよく洗って水けをふきとり、蒸気の上がった蒸し器に入れ、20～25分ほど蒸す。

❷芋がやわらかくなり、竹串がすっと通るようになったら皿にとって熱いうちに塩をふる。

192　さつま芋とりんごの重ね煮

材料（1人分）

さつま芋‥‥‥‥‥90g　バター‥‥‥‥‥大さじ½
りんご‥‥‥‥‥‥40g　水‥‥‥‥‥‥‥少量
砂糖‥‥‥‥‥大さじ⅔

作り方

❶さつま芋は皮つきのまま3～4㎜厚さの輪切りにし、水にさらしてアクを除く。

❷りんごは皮つきのまま3～4㎜幅のいちょう切りにする。

❸浅なべの内側にバター小さじ1（分量外）を塗り、①のさつま芋の⅓量と②のりんごの⅓量を入れ、砂糖小さじ⅔とバター小さじ½をのせる。

❹同じようにしてくり返し、三層に重ねる。

❺④に水を加え、落としぶたをして中火で煮汁がごく少量になるまで煮る。

193 さつま芋の天ぷら

材料（1人分）

さつま芋‥‥‥‥‥‥90g
揚げ油‥‥‥‥‥‥適量
塩‥‥‥‥‥‥M½弱
とき卵‥‥‥‥‥‥¼個分
冷水‥‥‥‥‥‥大さじ2
小麦粉‥‥‥‥‥大さじ2½

作り方

❶さつま芋は皮つきのまま5～6㎜厚さの輪切りにし、水にさらしてアクを除く。
❷冷水ととき卵を合わせた中に小麦粉をふり入れ、さっくりと混ぜて衣を作る。
❸油を170℃に熱し、①の芋に②の衣をつけて入れ、ときどき返しながらうすいきつね色に色づくまでゆっくりと揚げる。
❹皿に盛って塩をふる。

194 里芋の含め煮

材料（1人分）

里芋‥‥‥‥‥‥140g
だし‥‥‥‥‥‥½ｶ
さやえんどう‥‥‥3枚
砂糖‥‥‥‥‥‥大さじ1
a 塩‥‥‥‥‥‥M1
しょうゆ‥‥‥‥小さじ⅓

作り方

❶里芋は皮をむき、大きいものは2つに切って水洗いする。
❷たっぷりの湯を沸かし、里芋を3分くらいゆでて水にとり、ぬめりを洗い流す。
❸なべに②の里芋とだしを入れて中火にかけ、煮立ったらaを加えて中火から弱火で煮汁がごく少量になり、芋がやわらかくなるまでゆっくりと煮含める。
❹さやえんどうは筋を除いてゆでる。
❺器に③の里芋を盛り、④のさやえんどうを添える。

195 里芋の煮ころがし

材料（1人分）

里芋‥‥‥‥‥‥140g
だし‥‥‥‥‥‥½ｶ
砂糖‥‥‥‥‥‥大さじ1
しょうゆ‥‥‥‥大さじ⅔

作り方

❶里芋は皮をむき、大きいものは2つに切って水洗いする。
❷たっぷりの湯を沸かし、里芋を3分くらいゆでて水にとり、ぬめりを洗い流す。
❸なべに②の里芋とだしを入れて中火にかけ、煮立ったら砂糖としょうゆを2度に分けて加え、中火から弱火で煮汁がごく少量になり、芋がやわらかくなるまでゆっくりと煮含める。
❹やや強火にして煮汁を煮つめ、芋にからめるようにして照りをつける。
＊里芋のぬめりが好きならば、下ゆでせずに煮てもよい。
＊里芋は煮ているときに吹きこぼれやすいので、火加減に注意する。

196 里芋とイカの煮物

材料（1人分）

里芋‥‥‥‥‥‥140g
イカ‥‥‥‥‥‥50g
だし‥‥‥‥‥‥½ｶ
砂糖‥‥‥‥‥‥大さじ1⅓
しょうゆ‥‥‥‥大さじ1弱
さやいんげん‥‥‥少量

作り方

❶里芋は皮をむき、大きいものは2つに切って水洗いする。たっぷりの湯を沸かし、里芋を3分くらいゆでて水にとり、ぬめりを洗い流す。
❷イカはわたを除いて水洗いし、胴は1㎝幅の輪切りにし、げそは3㎝長さに切る。
❸なべに①の里芋とだしを入れて中火にかけ、煮立ったらイカを加えてひと混ぜする。砂糖としょうゆを2度に分けて加え、中火から弱火で芋がやわらかくなるまでゆっくりと煮る。
❹やや強火にして煮汁を煮つめ、芋にからめるようにして照りをつける。
❺沸騰湯に塩少量（分量外）を加え、さやいんげんを筋を除いてゆで、7～8㎜幅の斜め切りにする。④に散らし入れ、さっと煮て器に盛る。

197 長芋の酢の物

材料（1人分）

長芋‥‥‥‥‥‥60g
わかめ‥‥（もどして）20g
酢・だし‥‥‥各大さじ1
a 塩‥‥‥‥‥‥M½弱
砂糖‥‥‥‥‥‥小さじ¼

作り方

❶長芋は皮をむいてせん切りにし、器に盛る。
❷aを混ぜ合わせて合わせ酢を作る。わかめは一口大に切る。
❸①に合わせ酢をかけ、わかめを添える。

198 山かけ

材料（1人分）

長芋‥‥‥‥‥‥60g
マグロの赤身‥‥‥40g
青じそ‥‥‥‥‥‥1枚
しょうゆ‥‥‥‥小さじ1

作り方

❶長芋は皮をむいて目の細かいおろし金ですりおろす。
❷マグロはぶつ切りにする。
❸器に青じそを敷き、マグロをのせて①の長芋をかける。
❹食べるときにしょうゆをかける。

山芋メモ

丸形の大和芋、扁平のいちょう芋、棒状の長芋、すべてが山芋です。切るとぬめりが出るので、皮をむく時は芋を乾かしてから、すりおろす時は手に持つ部分をむき残しておくと滑りません。手にかゆみが出たら、酢水をつけると治ります。

家庭のおかず編 第3群 芋・きのこ・海藻料理（長芋・きのこ類・海藻類）

199 とろろ汁

材料（1人分）

長芋・・・・・・・・・・60g	だし・・・・・・・・・½ガ弱
青のり・・・・・・・・少量	a 塩・・・・・・・・M1弱
	しょうゆ・・・・小さじ½

作り方
❶長芋は皮をむいて目の細かいおろし金ですりおろす。
❷①にaを加えて混ぜ、調味する。
❸器に盛って青のりをふる。

200 しいたけ（生）の網焼き

材料（1人分）

生しいたけ・・・・・45g	おろし大根・・・・・30g
青じそ・・・・・・・・1枚	しょうゆ・・・・小さじ1弱

作り方
❶しいたけは軸を除き、焼き網を充分に熱した上にのせ両面を焼く。
❷皿に青じそを敷いてしいたけを盛り、おろし大根を添える。
❸食べるときにしょうゆをかける。

201 えのきとしめじのホイル焼き

材料（1人分）

えのきたけ・・・・・35g	バター・・・・・大さじ½
ぶなしめじ・・・・・50g	レモン（くし形切り）・・・⅛個
塩・・・・・・・・M⅔	

作り方
❶えのきたけとぶなしめじはそれぞれ石づきを除き、小房に分ける。
❷アルミ箔に①をのせ、塩とバターを散らしてぴっちりと包む。焼き網で約5分焼き、皿に盛ってレモンを添える。

202 マッシュルームのマリネ

材料（1人分）

マッシュルーム・・・・・・70g	酢・・・・・・・・・大さじ½
ピーマン・・・・・・10g	油・・・・・・・・・大さじ½
赤ピーマン・・・・・10g	a 白ワイン・・・・・小さじ1
玉ねぎ・・・・・・・20g	塩・・・・・・・・・M½
	こしょう・・・・・・少量

作り方
❶マッシュルームは石づきを除き、縦半分に切る。ピーマン、赤ピーマンは5㎜角に切り、玉ねぎはみじん切りにする。
❷aは合わせておく。
❸①をaであえて、20〜30分おき、味をなじませる。

203 わかめサラダ

材料（1人分）

わかめ・・・（もどして）50g	酢・・・・・・・・・大さじ½
トマト・・・・・・・50g	油・・・・・・・・・大さじ½
きゅうり・・・・・・25g	a しょうゆ・・・・・小さじ½
レタス・・・・・・・25g	塩・・・・・・・・・M½弱
	こしょう・・・・・・少量

作り方
❶わかめは、食べやすい大きさに切る。トマトはくし形切りにし、きゅうりは斜め薄切りにする。レタスは食べやすい大きさに手でちぎって、冷水に放してパリッとさせておく。
❷①を器に彩りよく盛り、aを混ぜ合わせてかける。

204 ひじきの煮物

材料（1人分）

ひじき（乾）・・・・・10g	だし・・・・・・・・¼ガ
にんじん・・・・・・10g	しょうゆ・・・・大さじ½
油揚げ・・・・・・¼枚	a 砂糖・・・・・・・小さじ½
サクラエビ・・・・・・2g	酒・・・・・・・・・小さじ1

作り方
❶ひじきは水でもどしてよく洗い、水けをきる。
❷にんじんは5㎜幅の短冊切りにする。
❸油揚げはざるにのせて熱湯をまわしかけ、油抜きをしてにんじんと同様の大きさに切る。
❹なべにaを入れて煮立て、①のひじきと②のにんじん、③の油揚げを加えて煮汁がごく少量になるまで煮る。
❺サクラエビを加えてひと煮する。

205 海藻サラダ

材料（1人分）

海藻ミックス	酢・・・・・・・・・大さじ½
・・・・・・（もどして）50g	a しょうゆ・・・・・小さじ1
	ごま油・・・・・・小さじ½

作り方
❶海藻は水洗いして水けをきり、器に盛る。
❷aを合わせてドレッシングを作り、①にかける。
＊市販の海藻ミックスを使うと簡単。

乾物の保存法
　乾物のひじき、わかめ、切りこんぶなどは長期に保存できますが、早めに使った方がおいしく食べられます。保存する時は、開封した袋のまま放置せずに密封した容器に防湿剤とともに入れ、冷蔵庫もしくは冷暗所に。

206 焼きおにぎり（胚芽精米ごはん）

材料（1人分）

胚芽精米ごはん・・・・・100g	a	しょうゆ・・・・・・・小さじ1/3
塩・・・・・・・・・・・・・M1/3		みりん・・・・・・・・小さじ1/3
油・・・・・・・・・・・小さじ1/4	青じそ・・・・・・・・・・・・・1枚

作り方
❶胚芽精米ごはんに塩を混ぜて好みの形に握る。
❷フライパンに油を熱して①を入れ、両面を焼いてはけでaを塗る。
❸皿に青じそを敷き、②を盛る。

207 卵雑炊（胚芽精米ごはん）

材料（1人分）

胚芽精米ごはん・・・・100g	a	しょうゆ・・・・・小さじ1/3
生しいたけ・・・・・・20g		塩・・・・・・・・M1弱
卵・・・・・・・・・・1/2個		みりん・・・・・・小さじ1
だし・・・・・・・・・1カ	三つ葉・・・・・・・・・少量

作り方
❶胚芽精米ごはんは水洗いしてぬめりをとり、ざるにあげて水けをきる。
❷生しいたけは軸を除いて薄切りにし、三つ葉は刻む。
❸なべにだしを入れて煮立て、aを加え、②のしいたけを加えてひと煮する。
❹①のごはんを加え、煮立ったら卵を割りほぐしてまわし入れる。
❺ひと混ぜして火を止め、②の三つ葉を散らす。
＊さらりと仕上げるには、ごはんを入れてからあまりかき混ぜるとご飯粒がつぶれて粘りが出るので、ひと混ぜする程度にする。

208 チャーハン（胚芽精米ごはん）

材料（1人分）

胚芽精米ごはん・・・・200g		卵・・・・・・・・・・・1/2個
焼き豚・・・・・・・・25g		塩・・・・・・・・・・少量
ねぎ・・・・・・・・・15g		油・・・・・・・・大さじ1/2
生しいたけ・・・・・・30g	油・・・・・・・・・・大さじ1 1/3
グリーンピース（冷凍）・・・20g	塩・・・・・・・・小さじ1/3弱
	こしょう・・・・・・・・少量
	しょうゆ・・・・・・・小さじ1/3

作り方
❶焼き豚は1cm幅に切り、ねぎはみじん切りにする。生しいたけは軸を除いて薄切りにする。
❷グリーンピースは熱湯をかけて解凍する。
❸卵は塩少量を加えてときほぐす。フライパンに油大さじ1/2を熱し、卵を入れ手早くいため、皿にとる。
❹あいたフライパンに油大さじ1 1/3を熱して①のねぎを入れていため、香りが立ったら、しいたけ、焼き豚、胚芽精米ごはんの順に加えいためる。塩とこしょうで調味し、②と③を加え混ぜる。しょうゆをなべ肌からまわし入れて香りをつけ、皿に盛る。

209 茶がゆ（胚芽精米）

材料（1人分）

胚芽精米・・・・・・・・70g	塩・・・・・・・・・・M2/3弱
緑茶・・・・・・・・・・2 1/2カ	

作り方
❶胚芽精米は炊く30分以上前にさっと洗い、ざるにあげて水けをきる。
❷緑茶をなべに入れて火にかけ、煮立ったら①を加える。
❸再度煮立ったら底のほうから混ぜながら、弱火にして40分煮て、塩を加え混ぜる。

210 栗ごはん（胚芽精米）

材料（6人分）

胚芽精米・・・3合弱（420g）	塩・・・・・・・・小さじ1/2強
栗・・・・・・・・・18〜20個	酒・・・・・・・・・大さじ2

作り方
❶胚芽精米は炊く30分以上前にさっと洗い、ざるにあげて水けをきる。
❷栗は鬼皮と渋皮をむき、大きいものは2つに切り、水にさらす。
❸①に塩と酒を加えて普通に水加減し、②を加え普通に炊く。

211 カレーピラフ（胚芽精米）

材料（6人分）

胚芽精米・・・3合弱（420g）	トマトケチャップ・・・・大さじ2
玉ねぎ・・・・・・・・250g	マッシュルーム（缶詰め・スライス）
油・・・・・・・・・大さじ3	・・・・・・・・・・・100g
ス	水・・・・・・・・・3合	ツナ油漬け缶詰め・・・150g
ー	顆粒ブイヨン・・大さじ1/2	ミックスベジタブル（冷凍）
プ	塩・・・・・・・・小さじ1 2/3	・・・・・・・・・・・60g
	カレー粉・・・・・・大さじ1	

作り方
❶胚芽精米はさっと洗い、ざるにあげて水けをきる。
❷玉ねぎはみじん切りにする。
❸フライパンに油を熱し、玉ねぎを入れていため、①の米を加えて米が熱くなるまでいためる。
❹③にスープを温めて加え、塩、カレー粉、トマトケチャップを加えて炊飯器に移し、普通に炊く。
❺ミックスベジタブルは熱湯をかけて解凍する。
❻④が炊き上がったら汁けをきったマッシュルーム、油をきったツナ、⑤を加えてそのまま蒸らし、大きく混ぜる。

家庭のおかず編　第4群　穀物料理（精白米ごはん・精白米・玄米）

212　おにぎり （精白米ごはん）

材料（1人分）

精白米ごはん‥‥‥‥100g　のり‥‥‥‥‥‥‥少量
タラコ‥‥‥‥‥‥‥10g　塩‥‥‥‥‥‥‥‥少量

作り方

❶焼き網を熱し、タラコをこんがりと焼く。
❷手に塩をつけ、炊きたてのごはんに❶を入れて丸く握る。
❸四角に切ったのりを❷の表面にのせる。

213　お茶づけ （精白米ごはん）

材料（1人分）

精白米ごはん‥‥‥‥100g　刻みのり‥‥‥‥‥少量
番茶‥‥‥‥‥‥‥‥1ダ　三つ葉‥‥‥‥‥‥少量
梅干し‥‥‥‥‥‥‥½個

作り方

❶三つ葉を1cm幅に切る。
❷炊きたてのごはんを器に盛り、番茶をかけ、❶、刻みのり、梅干しをのせる。

214　混ぜずし （精白米ごはん）

材料（1人分）

精白米ごはん‥‥‥‥100g　甘酢しょうが‥‥‥‥20g
きゅうり‥‥‥‥‥‥50g　塩ザケ‥‥‥‥‥‥½切れ
塩‥‥‥‥‥‥‥‥M⅔　┌酒‥‥‥‥‥‥小さじ½
水‥‥‥‥‥‥‥‥少量　└白ごま‥‥‥‥小さじ⅓

作り方

❶焼き網を熱してサケを焼き、酒をふり、あら熱がとれたら、皮と骨を除いてほぐす。
❷きゅうりは小口切りにし、塩と水をふってしんなりしたら汁を絞っておく。
❸炊きたてのごはんに❶❷を入れ、甘酢しょうがをせん切りにして加え混ぜ、皿に盛り、白ごまをふる。

215　おかゆ （精白米）

材料（1人分）

精白米‥‥‥‥‥‥‥65g　塩‥‥‥‥‥‥‥‥M⅔
水‥‥‥‥‥‥‥‥‥1ダ

作り方

❶米は炊く30分以上前にといでざるにあげ、水けをきっておく。
❷なべに水を入れて沸かし、❶を加えて40分ほど煮、塩を加えて調味する。

216　ピースごはん （精白米）

材料（6人分）

精白米‥‥‥3合弱（390g）　┌グリーンピース‥‥65g
酒‥‥‥‥‥‥‥‥大さじ1　└塩‥‥‥‥‥‥大さじ⅓強

作り方

❶水2ダ（分量外）に塩を入れて煮立たせ、グリーンピースを入れてゆで、水けをきっておく。
❷米は炊く30分以上前にといで、ざるにあげて水けをきる。
❸米にグリーンピースのゆで汁、酒、水適量（分量外）を加えて普通に水加減し、炊き上げる。
❹炊き上がったらグリーンピースを入れて蒸らす。

217　パエリヤ （精白米）

材料（6人分）

精白米‥‥‥3合弱（390g）　にんにく‥‥‥‥‥1かけ
鶏もも肉（皮つき）‥‥250g　┌水‥‥‥‥‥‥1½ダ弱
エビ‥‥‥‥‥‥‥‥6尾　│顆粒ブイヨン‥小さじ1⅓
イカ‥‥‥‥‥‥‥150g　│オリーブ油‥‥‥大さじ2
┌ムール貝‥‥‥‥‥12個　サフラン‥‥‥ひとつまみ
└白ワイン‥‥‥‥大さじ2　塩‥‥‥‥‥‥‥M1強
ピーマン‥‥‥‥‥‥60g　こしょう‥‥‥‥‥少量
赤ピーマン‥‥‥‥‥60g　パセリ‥‥‥‥‥‥少量

作り方

❶サフランは湯1合（分量外）に入れて色出しする。米はといでざるにあげ、水けをきっておく。
❷なべに水、顆粒ブイヨンを入れて煮立たせ、火を止める。
❸エビは背わたを除き、尾の先を切り落として中の水を出す。鶏肉は食べやすい大きさに切り、イカは1cm幅の輪切りにする。
❹ムール貝は白ワインをふり、酒蒸しにしておく。
❺ピーマンと赤ピーマンは種を除いて、太めのせん切りにする。にんにくはみじん切りにする。
❻フライパンにオリーブ油とにんにくを入れて火にかけ、香りが立ったら鶏肉、エビ、イカを加え、焼き色がつくまで焼く。
❼❻にピーマン、赤ピーマンを入れていため、塩、こしょうで調味する。
❽❼に米を加えて全体に油がなじむまでいためる。
❾米が透き通ったら❷とサフランを色出しした湯、ムール貝の蒸し汁を加えて、炊飯器で普通に炊く。炊き上がりにムール貝を加え蒸らす。
❿皿に盛り、パセリをみじん切りにして散らす。

218　おかゆ （玄米）

材料（1人分）

玄米‥‥‥‥‥‥‥‥70g　塩‥‥‥‥‥‥‥‥M⅔弱
水‥‥‥‥‥‥‥‥‥4ダ

作り方

❶玄米はさっと洗い、ざるにあげて水をきる。分量の水につけて一晩おく。
❷なべに❶を入れて火にかけ、煮立ったら底のほうから混ぜながら、弱火にして40分煮て、塩を加え混ぜる。

219 あずきごはん(玄米)

材料(4人分)

玄米‥‥‥‥ 2合(280g)　あずき‥‥‥‥‥‥ 40g

作り方

❶玄米は軽くといでおく。

❷あずきは水1½�×(分量外)につけて、一晩おく。

❸あずきをつけ汁ごと小なべに入れて火にかけ、20分ほどゆでる。

❹あずきと煮汁を分け、❶に煮汁を加えて2½�×(分量外)の水加減にして一晩おき、あずきとともに炊く。炊き上がったら水½�×(分量外)を足して混ぜ、10〜15分蒸らす。

220 五目炊き込みごはん(玄米)

材料(4人分)

玄米‥‥‥‥ 2合(280g)	a	しょうゆ‥‥‥ 大さじ1⅓
水‥‥‥‥ 2½�×		砂糖‥‥‥‥ 大さじ1
油揚げ‥‥‥‥‥ 1枚		だし‥‥‥‥ 1�×
にんじん‥‥‥‥ 30g		塩‥‥‥‥ 小さじ⅔
こんにゃく‥‥‥ 60g	b	しょうゆ‥‥‥ 小さじ1
ごぼう‥‥‥‥ 80g		酒‥‥‥‥ 小さじ1
生しいたけ‥‥‥ 2枚	さやいんげん‥‥‥ 30g	
鶏胸肉(皮なし)‥‥ 100g		

作り方

❶玄米はといで水けをきり、なべに入れて水を加え、30分以上おく。

❷油揚げは熱湯をかけて油抜きし、5㎜幅の短冊切りにする。にんじんは太めのせん切りにする。こんにゃくは沸騰湯でゆでて5㎜幅の短冊切りにする。

❸ごぼうは笹がきにし、水にさらしてアクを除く。しいたけは軸を除いて薄切りにし、鶏胸肉は食べやすい大きさに切る。

❹沸騰湯に塩少量(分量外)を加え、さやいんげんをゆでて5㎜幅の斜め切りにする。

❺なべに、a、❷❸を入れて汁けがなくなるまで煮る。

❻❶の米にb、❺を入れ普通に炊く。

❼❻を器に盛り、❹を散らす。

221 赤飯(もち米)

材料(6人分)

もち米‥‥‥ 3合弱(390g)	a	塩‥‥‥‥ 大さじ⅓強
あずき‥‥‥‥‥ 65g		酒‥‥‥‥ 大さじ1
黒ごま‥‥‥‥ 小さじ1		

作り方

❶あずきはさっと洗って、2�×弱の水(分量外)に浸して半日ほどおく。

❷❶をつけ汁ごと火にかけ、煮立ったら5〜6分ゆでて、さます。ゆで汁と水をあわせて270㎖にする。

❸もち米は炊く30分以上前にといで、ざるにあげて水けをきる。

❹❸を炊飯器に入れ、❷のあずきとゆで汁、aを加えて、炊き上げる。

❺器に盛り、黒ごまをふる。

222 雑煮(もち)

材料(1人分)

もち‥‥‥‥‥ 105g	a	だし‥‥‥‥ 1�×
鶏もも肉(皮つき)‥‥ 30g		塩‥‥‥‥ M½弱
小松菜‥‥‥‥ 50g		酒‥‥‥‥ 小さじ1
生しいたけ‥‥‥ 1枚		しょうゆ‥‥‥ 小さじ½
にんじん‥‥‥ 10g		

作り方

❶沸騰湯に塩少量(分量外)を入れ、小松菜をゆで、冷水にとってさまし、水けを絞って3㎝長さに切る。

❷鶏もも肉は食べやすい大きさに切る。生しいたけは軸を除き、かさに飾り包丁を入れる。にんじんはねじ梅(111参照)にする。

❸もちは焼き網かオーブントースターでこんがりと焼く。

❹なべにaを入れて煮立て、鶏肉を加える。

❺再び煮立ちかけたら、しいたけ、にんじんを加え、火を弱めて鶏肉に火が通るまで煮る。

❻器に❸を盛り、❺の汁を注ぎ、鶏肉、しいたけ、にんじん、小松菜を添える。

223 かけそば

材料(1人分)

そば(ゆで)‥‥‥ 180g		だし‥‥‥‥ 1½�×
ねぎ(小口切り)‥‥ 10g		しょうゆ‥‥‥ 大さじ1⅓
		みりん‥‥‥ 大さじ1⅓

作り方

❶なべにみりんを入れて火にかけてアルコール分をとばし、しょうゆとだしを加えてひと煮する。

❷たっぷりの沸騰湯でそばを温め、水けをきり、器に入れる。❶を注ぎ、ねぎをのせる。

224 おろしそば

材料(1人分)

そば(ゆで)‥‥‥ 180g		だし‥‥‥‥ ½�×
大根‥‥‥‥ 100g		しょうゆ‥‥‥ 大さじ1½
貝割れ菜‥‥‥‥ 20g		みりん‥‥‥ 大さじ1

作り方

❶なべにみりんを入れて火にかけ、アルコール分をとばす。だし、しょうゆを加えてひと煮し、そのまま、さます。

❷大根はすりおろして軽く汁を絞る。

❸貝割れ菜は根元を切り落とす。

❹たっぷりの沸騰湯でそばを温めて冷水にとり、手早くさましてざるにあげ、水けをきって器に盛る。

❺❶の汁を注ぎ、❷のおろし大根と❸の貝割れ菜をのせる。

＊好みで温かく仕上げてもよい。その場合、汁は223のかけそばと同様に作る。

家庭のおかず編　第4群　穀物料理(玄米・もち米・もち・そば)

家庭のおかず編

第4群　穀物料理（そば・うどん・そうめん）

225 たぬきそば

材料（1人分）

そば（ゆで）・・・・・・・ 180g	だし・・・・・・・・・・ 1½ᵈᵞ
ほうれん草・・・・・・・・ 50g	a しょうゆ・・・・・・・ 大ᵈᵞ1
にんじん・・・・・・・・・ 10g	みりん・・・・・・・・・ 大ᵈᵞ1
揚げ玉・・・・・・・・・・ 10g	塩・・・・・・・・・・・・ 少量

作り方

❶沸騰湯に塩少量（分量外）を入れ、ほうれん草をゆで、冷水にとってさまし、水けを絞って3㎝長さに切る。にんじんはねじ梅（111参照）にする。

❷aをなべに入れて煮立たせ、にんじんを加え、やわらかくなるまで煮る。

❸たっぷりの沸騰湯でそばを温め、水けをきり、器に入れる。②の汁をかけて、ほうれん草、にんじん、揚げ玉をのせる。

226 かけうどん

材料（1人分）

うどん（ゆで）・・・・・ 225g	だし・・・・・・・・・・ 1½ᵈᵞ
ほうれん草・・・・・・・・ 50g	a しょうゆ・・・・・・・ 大ᵈᵞ1
ねぎ（小口切り）・・・・・ 10g	みりん・・・・・・・・・ 大ᵈᵞ1
	塩・・・・・・・・・・・・ 少量

作り方

❶沸騰湯に塩少量（分量外）を入れ、ほうれん草をゆで、冷水にとってさまし、水けを絞って3㎝長さに切る。

❷aはなべに入れて煮立たせる。

❸たっぷりの沸騰湯でうどんを温め、水けをきって器に入れ、②をかけ、①、ねぎをのせる。

227 煮込みうどん

材料（1人分）

うどん（ゆで）・・・・・ 225g	生しいたけ・・・・・・・・ 1枚
だし・・・・・・・・・・ 1½ᵈᵞ	ちくわ・・・・・・・・・ 30g
しょうゆ・・・・・・ 大ᵈᵞ1⅓	鶏胸肉（皮つき）・・・・ 30g
みりん・・・・・・・ 大ᵈᵞ1⅓	ねぎ（薄い斜め切り）
ほうれん草・・・・・・・・ 30g	・・・・・・・・・・・・ 少量

作り方

❶なべにみりんを入れて火にかけてアルコール分をとばし、しょうゆとだしを加えてひと煮する。

❷沸騰湯に塩少量（分量外）を入れ、ほうれん草をゆで、冷水にとってさまし、水けを絞って2㎝長さに切る。

❸生しいたけは軸を除き、かさに飾り包丁を入れる。ちくわはそぎ切りにし、鶏胸肉は一口大に切る。

❹なべに①の汁を入れて火にかけ、煮立ったら③のしいたけとちくわ、鶏肉を加えて肉に火が通るまで煮る。

❺うどんを加えて大きく混ぜ、さっと煮て器に盛り、ねぎと②のほうれん草をのせる。

228 焼きうどん

材料（1人分）

うどん（ゆで）・・・・・ 225g	油・・・・・・・・・・ 大ᵈᵞ⅔
豚もも薄切り肉・・・・・ 50g	しょうゆ・・・・・・・ 小ᵈᵞ1
キャベツ・・・・・・・・ 60g	塩・・・・・・・・・ 小ᵈᵞ⅓弱
にんじん・・・・・・・・ 15g	酒・・・・・・・・・・ 小ᵈᵞ⅓
玉ねぎ・・・・・・・・・ 20g	

作り方

❶豚肉は一口大に切る。

❷キャベツはざく切りにし、にんじんはいちょう切り、玉ねぎは薄切りにする。

❸フライパンに油を熱し、豚肉を入れていためる。肉の色が変わったら②の野菜を加え、いためる。

❹野菜がしんなりとしたら、うどんをほぐしながら加えいため、全体に油がまわったらしょうゆ、塩、酒をま

わしかけて調味する。

＊ゆでうどんがくっついてほぐれにくいときには、さっと水か湯にくぐらせるとよい。

229 冷やしそうめん

材料（1人分）

そうめん・・・・・・・・ 88g	だし・・・・・・・・・・ ½ᵈᵞ
万能ねぎ・・・・・・・・ 10g	a しょうゆ・・・・・・ 大ᵈᵞ½
	みりん・・・・・・・・ 大ᵈᵞ½

作り方

❶万能ねぎは小口切りにする。

❷なべにaを煮立て、さましておく。

❸そうめんは沸騰湯でゆで、冷水にとってさまし、水けをきり、器に盛る。①②を添える。

230 五目そうめん

材料（1人分）

そうめん・・・・・・・・ 88g	しいたけのもどし汁 ¼ᵈᵞ
万能ねぎ・・・・・・・・ 10g	a しょうゆ・・・・・・ 小ᵈᵞ¼
卵・・・・・・・・・・ ½個	砂糖・・・・・・・・・ 小ᵈᵞ⅓
塩・・・・・・・・・・ 少量	鶏ささ身・・・・・・・ ½本
油・・・・・・・・・・ 小ᵈᵞ½	酒・・・・・・・・・・ 小ᵈᵞ1
干ししいたけ・・・・・・ 1枚	だし・・・・・・・・・・ ½ᵈᵞ
きゅうり・・・・・・・・ 20g	b しょうゆ・・・・・・ 大ᵈᵞ½
むきエビ・・・・・・・・ 3尾	みりん・・・・・・・・ 大ᵈᵞ½

作り方

❶そうめんは沸騰湯でゆで、冷水にとってさまし、水けをきる。万能ねぎは小口切りにする。

❷鶏ささ身は耐熱容器に入れ、酒をふってラップをし、電子レンジで1分加熱し、手で裂いておく。きゅうりはせん切りにする。

❸卵はときほぐし、塩を入れて混ぜる。フライパンに油を入れて熱し、薄焼き卵を作り、せん切りにする。

❹むきエビは背わたを除き、沸騰湯でゆでておき、干し

182

しいたけはもどしてaで汁けがなくなるまで煮て、薄切りにする。
⑤なべにbを煮立て、さましておく。
⑥そうめんを器に盛り、②③④を彩りよく盛り、万能ねぎと⑤を添える。

231　にゅうめん

材料(1人分)
そうめん・・・・・・・・・88g	a	だし・・・・・・・・・・1½㌢
タイ・・・・・・・・・・½切れ		しょうゆ・・・・・小㌥1
生しいたけ・・・・・・1枚		塩・・・・・・・・小㌥⅓強
ねぎ・・・・・・・・・・10g		

作り方
①タイは食べやすい大きさに切り、表面が白くなる程度に沸騰湯にくぐらせる。
②しいたけは軸をとり除き、かさに飾り包丁を入れる。ねぎは小口切りにする。
③そうめんは沸騰湯でゆで、冷水にとってさまし、水けをきる。
④なべにaを入れて煮立て、①、しいたけを加え、中まで火を通す。仕上がりに③を加え、ひと煮する。
⑤器に④のそうめんと汁を盛り、タイ、しいたけ、ねぎをのせる。

232　冷やし中華

材料(1人分)
中華めん(生)・・・・110g		水・・・・・・・・・・・¼㌢
ごま油・・・・・・・・小㌥¼		中国風顆粒だし・・小㌥¼
ハム薄切り・・・・・・・1枚	a	しょうゆ・・・・・大㌥1
きゅうり・・・・・・・50g		酢・・・・・・・・・大㌥1
もやし・・・・・・・・30g		砂糖・・・・・・・・小㌥1
┌卵・・½個　塩・・少量		ごま油・・・・・・小㌥½
└油・・・・・・・・小㌥¼		

作り方
①ハムはせん切りにする。
②きゅうりは斜め薄切りにしてせん切りにする。
③もやしはひげ根を除き、沸騰湯に入れさっとゆで、ざるに広げて手早くさます。
④卵はときほぐし、塩を入れて混ぜる。フライパンに油を入れて熱し、薄焼き卵を作り、せん切りにする。
⑤中華めんは沸騰湯でゆで、冷水にとって洗う。水けをきってごま油をふり混ぜる。
⑥aを混ぜ合わせてかけ汁を作る。
⑦皿に⑤の中華めんを盛り、①②③④を彩りよくのせて⑥のかけ汁をかける。
＊具はほかに焼き豚、ゆでエビ、鶏肉、クラゲ、糸寒天、しいたけなど好みのものでよい。
＊ときがらしを添えてもよい。

233　ソース焼きそば

材料(1人分)
中華めん(蒸し)・・・・160g	水・・・・・・・・・・・少量
豚もも薄切り肉・・・・40g	ウスターソース・・・大㌥1
キャベツ・・・・・・・70g	トマトケチャップ・・・大㌥1
玉ねぎ・・・・・・・・40g	しょうゆ・・・・小㌥1強
にんじん・・・・・・・15g	青のり・・・・・・・・少量
油・・・・・・・・・・大㌥1	

作り方
①豚もも肉は一口大に切り、キャベツはざく切りにする。玉ねぎは薄切りにし、にんじんは5㎜幅の短冊切りにする。
②フライパンに油を熱し、豚肉を入れていため、色が変わったら野菜を加えていため合わせる。
③野菜がしんなりとしたら中華めんと水を加えて水けがなくなるまでいためる。
④ウスターソース、トマトケチャップ、しょうゆをまわし入れて調味し、皿に盛って青のりをふる。

234　ラーメン

材料(1人分)
中華めん(生)・・・・・・110g		水・・・・・・・・・・・2㌢
焼き豚薄切り・・・・・・・2枚		中国風顆粒だし・・大㌥⅔
ほうれん草・・・・・・・50g	a	酒・・・・・・・・・小㌥1
ねぎ・・・・・・・・・・10g		しょうゆ・・・・・小㌥1
		ごま油・・・・・・小㌥1
		塩・こしょう・・・・各少量

作り方
①沸騰湯に塩少量(分量外)を入れ、ほうれん草をゆで、冷水にとり、水けを絞って3㎝長さに切る。
②ねぎは小口切りにする。
③なべにaを入れ煮立てる。
④中華めんを沸騰湯でゆで、水けをきって器に盛り、③のスープを注ぎ、①②、焼き豚をのせる。

中華・エスニック調味料の塩分とエネルギー

いため物やスープなどに複雑な旨みとコクを加えてくれる調味料が、近年バラエティ豊かになりました。塩分の高いものが多いため、摂りすぎに注意しましょう。以下は大さじ1杯の重量、塩分、エネルギー量です。

オイスターソース	19g	2.3g	26kcal	XO醤	15g	0.5g	85kcal
豆板醤	20g	3.3g	14kcal	芝麻醤	18g	0g	108kcal
甜麺醤	20g	1.5g	52kcal	豆鼓	12g	1.5g	29kcal
コチュジャン	20g	1.5g	42kcal	ナンプラー	18g	3.9g	10kcal

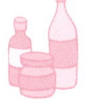

家庭のおかず編　第4群　穀物料理(そうめん・中華めん)

183

家庭のおかず編

第4群 穀物料理（スパゲティ・マカロニ・小麦粉）

---

235 スパゲティ・ナポリタン

材料（1人分）

スパゲティ（乾）・・・・・・85g		玉ねぎ・・・・・・・・・・・・50g	
ハム薄切り・・・・・・・・・1枚		油・・・・・・・・・・・・大さじ1½	
ピーマン・・・・・・・・・30g		トマトケチャップ・・大さじ2	
マッシュルーム水煮缶詰め		塩・・・・・・・・・・・・・M1弱	
・・・・・・・・50g			

作り方

❶沸騰湯に塩（分量外/0.9%塩水にする）を入れ、スパゲティをかためにゆでる。

❷ハムは一口大に切る。

❸ピーマンは薄い輪切りにし、マッシュルームは縦に薄く切る。玉ねぎは薄切りにする。

❹フライパンに油を熱し、②と③を入れていためる。しんなりとしたら①を加えて全体に油がなじむまでいためる。

❺トマトケチャップと塩で調味し、皿に盛る。

＊0.9%の塩水は、水5ダに対して塩大さじ½をとかす。

---

236 明太子スパゲティ

材料（1人分）

スパゲティ（乾）・・・・・・85g		明太子・・・・・・・・・・60g	
貝割れ菜・・・・・・・・20g		酒・・・・・・・・・・・大さじ½	
のり・・・・・・・・・・少量		油・・・・・・・・・・・大さじ1	

作り方

❶明太子は薄皮をむいてほぐし、酒と油を加えてなめらかにときのばす。

❷貝割れ菜は根を切り落とす。のりはもみほぐす。

❸スパゲティは235（スパゲティ・ナポリタン）の①と同様にゆでる。

❹③のスパゲティの湯をきって熱いうちに①の明太子ペーストとあえ混ぜる。

❺皿に盛って、②の貝割れ菜ともみのりをのせる。

＊辛味が苦手な人や子ども向けには、明太子のかわりに普通のタラコを使ってもよい。

---

237 スパゲティ・ミートソース

材料（1人分）

スパゲティ（乾）・・・・・・85g		赤ワイン・・・・・・・・・⅓ダ	
牛ひき肉・・・・・・・・50g		トマト水煮缶詰め	
玉ねぎ・・・・・・・・・40g		・・・・・・・・・・200g	
にんにく・・・・・・・・少量		顆粒ブイヨン・・・・小さじ½	
油・・・・・・・・・・・大さじ⅔		ロリエ・・・・・・・・・½枚	
パセリ（みじん切り）・・・少量		塩・・・・・・・・・・・・M1強	

作り方

❶玉ねぎとにんにくはみじん切りにし、トマトの水煮は種を除いて刻む。

❷なべに油とにんにくを入れて火にかけ、香りが立ったら①の玉ねぎを加えていため、さらに牛ひき肉を加えてパラパラになるまでいためる。

❸②に赤ワインと①のトマトの水煮、顆粒ブイヨン、ロリエ、塩を加え、アクをすくい除きながら汁けが少なくなるまで煮る。

❹スパゲティは235（スパゲティ・ナポリタン）の①と同様にゆで、湯をきって熱いうちに皿に盛る。

❺③のソースをかけ、パセリをふる。

---

238 マカロニサラダ

材料（1人分）

マカロニ（乾）・・・・・42g			酢・・・・・・・・・小さじ1
にんじん・・・・・・・・20g			油・・・・・・・・・小さじ1
	きゅうり・・・・・・50g	a	塩・・・・・・・・・M½弱
	玉ねぎ・・・・・・10g		こしょう・・・・・・少量
	塩・・・・・・・・M⅔		マヨネーズ・・・大さじ1
		b	塩・・・・・・・・・M½弱
			こしょう・・・・・・少量

作り方

❶沸騰湯に塩少量（分量外）を入れ、マカロニをゆでて湯をきり、熱いうちにaで下味をつけておく。

❷にんじんはせん切りにし、きゅうりは小口切り、玉ねぎは薄切りにする。

❸きゅうりと玉ねぎに塩をふり、しんなりしたら水洗いして水けを絞り、にんじんは沸騰湯でゆでてさます。

❹①③をbであえる。

---

239 ホットケーキ

材料（1人分）

	小麦粉・・・・・・・・45g		バター・・・・・・・・10g
a	ベーキングパウダー		油・・・・・・・・・小さじ1
	・・・・・・・小さじ½		バター・・・・・・・・15g
とき卵・・・・・・・・¼個分			メープルシロップ
砂糖・・・・・・・・大さじ½			・・・・・・・大さじ1
牛乳・・・・・・・・・¼ダ			

作り方

❶ボールにとき卵、砂糖、牛乳を加えて泡立て器でよく混ぜる。

❷aはふるっておき、バターはとかしておく。①にa、バターを加えよく混ぜる。

❸ラップをして、30分休ませる。

❹フライパンをよく熱し、油を入れてなじませ、③を流し、弱火でじっくりと焼く。

❺表面にブツブツと穴があいてきたら裏返し、両面こんがりときつね色になるまで焼く。

❻皿に盛り、バターをのせ、メープルシロップをかける。

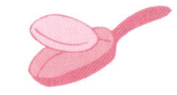

240　焼きビーフン

材料（1人分）

┌ ビーフン（乾）······ 63g	もやし············ 30g
│ ごま油········ 小さじ1	油········· 大さじ²⁄₃
│ 豚もも薄切り肉···· 50g	┌ 水·········· ¼ヵ
│ 塩·········· M¼	│ 中国風顆粒だし·· 小さじ¼
└ こしょう······ 少量	a│ しょうゆ···· 大さじ½
ゆで竹の子······ 30g	│ 酒······· 大さじ½
ピーマン········ 15g	│ 塩·········· M1
きくらげ········ 適量	└ こしょう···· 少量

作り方

❶豚もも肉は一口大に切り、塩、こしょうをふる。
❷竹の子、ピーマンはせん切りにし、きくらげはもどして石づきを除いておく。もやしはひげ根を除いておく。
❸ビーフンは熱湯でもどし、水にさらして洗い、水けをきって、ごま油をまぶしておく。
❹フライパンに油を熱し、❶を入れていため、色が変わりかけたら竹の子、きくらげ、ピーマン、もやしの順に加えていためる。
❺❹に❸を加えていため、aで調味する。

パン食はエネルギーや塩分に注意

　パンは、ごはんと違って製造の過程で塩分や油脂、砂糖などが加えられているものがほとんどです。バターやマヨネーズなどさらに塩分を含んだ油脂類の摂りすぎには注意が必要です。以下は100gあたりのパンのエネルギー量と塩分です。おかず選びの参考にしてください。

食パン　264kcal 1.3g　　ロールパン 316kcal 1.2g
ライ麦パン 264kcal 1.2g　　ナン 262kcal 1.3g
フランスパン 279kcal 1.6g
クロワッサン 448kcal 1.2g
デニッシュペストリー 396kcal 1.2g

241　春雨サラダ

材料（1人分）

春雨（乾）······ 23g	┌ ごま油···· 小さじ½
ハム········ ½枚	│ 酢········ 大さじ½
きゅうり········ 25g	a│ しょうゆ·· 小さじ½
にんじん········ 10g	│ 砂糖···· 小さじ½
塩·········· 少量	│ 塩········ 少量
白ごま······ 小さじ⅓	└ こしょう·· 少量

作り方

❶春雨は沸騰湯でゆでてもどし、湯をきって食べやすい長さに切る。
❷ハム、きゅうり、にんじんはせん切りにする。にんじんは塩をふってしんなりしたら水洗いし、水けを絞っておく。
❸ボールにaを合わせてドレッシングを作り、❶❷をあえる。器に盛って、白ごまをふる。

242　バタートースト

材料（1人分）

食パン·········· 60g　　バター········ 大さじ½

作り方

❶オーブントースターを予熱する。
❷食パンを入れて2～3分焼き、焼き色がついたら熱いうちにバターを塗る。

＊食パン60gは、6枚切り1枚程度。

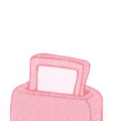

243　フレンチトースト

材料（1人分）

食パン········ 60g	┌ とき卵···· ½個分
バター···· 大さじ²⁄₃	a│ 砂糖···· 大さじ½
	└ 牛乳······ ⅓ヵ

作り方

❶とき卵、砂糖、牛乳を混ぜる。食パンを半分に切って卵液につけてしみ込ませる。
❷フライパンにバターを熱し、❶のパンを入れて両面をさっと焼く。

＊好みでシナモンシュガーをふる。

244　オープンサンド

材料（1人分）

食パン·········· 60g	ツナ油漬け缶詰め···· 30g
バター···· 大さじ½	マヨネーズ···· 大さじ1
┌ キャベツ····· 50g	サニーレタス···· 15g
└ 塩···· M½弱	ハム薄切り····· 1枚

作り方

❶キャベツはざく切りにして塩をふり、しんなりとしたら汁けを絞る。
❷ツナは油をきってほぐし、❶のキャベツと合わせてマヨネーズであえる。
❸サニーレタスは食べやすい大きさにちぎる。
❹ハムは半分に切る。
❺食パンの片面にバターを塗り、レタス、ハム、❷をのせる。

＊具は、トマト、きゅうり、チーズ、コンビーフなど好みのものでよい。
＊パンは胚芽パン、全粒粉パンなどでもおいしい。

栄養価一覧

家庭のおかず編

1人分あたりの成分値

〈 〉内は掲載ページ

料理番号と料理名	エネルギー kcal	たんぱく質 g	脂質 g	炭水化物 g	カルシウム mg	リン mg	鉄 mg	亜鉛 mg	A μgRE	E mg	K μg	B₁ mg	B₂ mg	C mg	コレステロール mg	食物繊維総量 g	食塩相当量 g	第1群	第2群	第3群	第4群	計
鶏卵																						
1 生卵 〈104〉	85	7.0	5.7	0.4	29	103	1.0	0.7	85	0.6	7	0.03	0.24	0	231	0	0.2	◆			1.1	1.1
2 ゆで卵	83	6.8	5.7	0.2	28	99	0.9	0.7	83	0.6	7	0.03	0.24	0	231	0	0.2	◆			1.0	1.0
3 揚げ卵	159	6.8	13.9	0.2	28	99	1.0	0.7	83	1.4	18	0.03	0.24	0	231	0	0.2	◆			2.1	2.1
4 目玉焼き	102	8.8	7.2	0.2	30	99	1.0	0.7	89	0.5	7	0.03	0.24	0	231	0	0.5	◆			1.3	1.3
5 ポーチトエッグ	127	8.3	9.2	2.4	72	197	1.0	0.8	197	0.1	15	0.03	0.24	+	239	0	0.6	◆			1.7	1.7
6 スクランブルエッグ	133	7.1	10.8	3.1	83	133	1.0	0.7	83	0.8	7	0.04	0.25	1	245	0	0.6	◆			1.8	1.8
7 厚焼き卵	142	8.6	9.7	5.5	291	184	1.4	0.8	101	0.6	3.5	0.04	0.26	1	245	0	1.0	◆			1.8	1.8
8 オムレツ	133	7.1	10.6	2.2	40	108	1.0	0.7	117	0.6	11	0.04	0.25	0.1	231	0	0.7	◆			1.7	1.7
9 茶わん蒸し	61	7.1	2.4	3.1	41	111	1.4	0.8	14	0.2	1	0.04	0.26	1	131	0	0.6	◆	0.1	0.1	0.7	1.8
10 卵とじ	122	9.1	7.1	7.5	90	178	1.3	0.9	21	0.3	11	0.06	0.30	4	231	0.2	1.5	◆		0.1	1.6	1.7
11 カニたま	218	13.6	15.3	5.3	60	193	1.7	1.2	120	1.1	25	0.05	0.37	9	357	0.1	1.6	◆	0.2	0.2	2.3	2.7
うずらの卵 〈105〉																						
12 五目いため	138	5.1	9.2	5.5	54	130	1.7	1.0	243	1.3	51	0.06	0.24	8	330	0.9	1.2	◆		0.5	1.2	1.7
ピータン 〈105〉																						
13 ピータン豆腐	176	11.9	12.0	3.6	206	156	2.3	1.3	80	1.4	24	0.08	0.14	1	238	0.6	1.2		◆	0.2	0.3	2.2
普通牛乳 〈106〉																						
14 カフェオレ	126	6.2	6.6	9.6	201	177	+	0.7	67	0.2	3	0.05	0.28	1	22	0	0.2	◆			1.4	1.4
15 ホットココア	171	7.1	8.1	20.1	225	356	0.9	1.5	73	0.5	5	0.06	0.29	2	22	2.9	0.4	◆			2.1	2.1
16 バナナミルク	181	6.9	6.6	24.4	207	187	0.2	0.8	75	0.4	8	0.08	0.33	5	22	0.4	0.2	◆		0.9	0.7	1.6
17 チーズトースト	362	16.1	16.4	37.1	302	332	1.8	1.2	187	1.4	13	0.16	0.31	1	45	2.3	2.0	◆	◆		2.2	4.5
カテージチーズ																						
チーズ 〈106〉																						
18 カナッペ	100	5.4	4.0	11.2	293	491	0.1	0.4	103	0.1	3	0.02	0.22	12	16	0.2	1.6		◆		1.3	1.7
プロセスチーズ 〈106〉																						
19 ピザ	240	8.9	8.4	28.4	564	407	1.2	1.3	152	0.6	11	0.13	0.22	4	29	2.0	3.0		◆		2.0	3.0
20 ディップ	90	6.0	6.1	2.8	78	170	0.3	0.4	29	0.2	7	0.02	0.13	7	17	0.2	0.2		◆	0.1	0.4	2.0
カマンベールチーズ 〈107〉																						
21 ブルーツゲサラダ	125	7.1	8.1	20.1	225	187	0.8	0.8	39	0.3	11	0.11	0.20	16	52	1.0	0.4		◆	◆	1.4	1.6
22 チーズドレッシングのサラダ	125	5.6	9.8	2.9	351	128	0.6	0.5	65	1.3	42	0.04	0.09	21	42	0.9	0.6		◆	0.5	0.4	0.9
ヨーグルト 〈107〉																						
23 ヨーグルト(全脂無糖)	65	4.8	3.9	6.3	234	132	+	0.5	49	0.1	2	0.05	0.19	1	16	0	0.1	◆			0.5	0.5
24 ジャムヨーグルト	164	5.9	4.1	27.0	187	141	0.2	0.4	52	0.1	1	0.05	0.21	2	16	0.4	0.2	◆		1.0	1.0	2.0
25 ヨーグルトドリンク風味	100	5.4	4.0	11.2	293	491	0.3	0.4	95	0.8	1	0.02	0.22	12	16	0.2	0.2	◆			1.3	1.3
魚料理																						
アジ 〈108〉																						
26 たたき	89	14.2	2.3	2.0	42	232	0.7	0.6	12	0.4	46	0.10	0.19	7	50	0.2	0.6		◆		1.0	2.0
27 南蛮漬け	168	14.7	5.7	11.7	592	343	3.1	1.0	76	0.6	11	0.13	0.24	6	51	0.6	1.5		◆	1.5	1.5	3.2
28 フライ	272	17.0	17.6	9.9	283	364	1.0	0.8	11	4.5	36	0.11	0.21	1	60	0.7	1.0		◆	1.0	2.0	3.4
イワシ 〈108〉																						
29 刺し身	124	11.1	7.4	2.0	409	244	0.4	0.6	36	2.0	1	0.08	0.11	0	34	0	1.2		◆		0.6	2.0
30 梅煮	140	11.3	7.4	5.2	925	244	0.4	1.0	39	2.0	1	0.03	0.21	1	77	1.0	2.3		◆	0.3	2.0	1.8
31 つみれ	216	12.9	14.8	5.2	526	186	0.4	0.7	22	1.0	55	0.22	0.04	15	20	1.0	0.9		◆	0.2	1.2	2.7
サケ 〈109〉																						
32 ホイル焼き	139	20.6	4.8	2.8	333	379	1.5	0.4	15	0.4	22	0.21	0.22	9	55	1.6	1.5		◆	0.5	0.5	1.8
33 マリネ★	252	21.0	14.3	7.7	568	426	0.8	0.7	30	2.0	28	0.21	0.21	12	54	1.0	1.8		◆	1.5	1.2	3.2
34 石狩なべ	291	26.8	21.7	14.3	1493	363	3.3	1.7	44	3.4	251	0.41	0.33	28	56	2.6	3.5		◆	1.5	1.3	3.6
サバ 〈109〉																						
35 しめサバ★	174	17.1	9.7	2.6	590	327	1.6	1.0	11	1.0	10	0.08	0.25	1	37	0.1	1.1		◆		0.7	2.1
36 みそ煮	200	17.6	9.9	6.8	544	317	1.2	1.0	51	0.8	6	0.13	0.24	0	108	1.0	1.7		◆	0.2	0.5	2.5
37 甘酢あんかけ	246	17.1	13.7	9.6	557	329	1.8	1.0	4	1.5	5	0.14	0.14	24	60	1.4	2.0		◆	1.0	0.7	3.1
エビ 〈110〉																						
38 塩焼き	88	18.5	0.3	0	540	241	1.4	0	7	0	0	0.03	0.04	0	160	0	1.4		◆		0.2	1.2
39 チリソースいため	192	19.3	6.4	9.7	849	342	0.5	1.5	3	2.0	150	0.10	0.05	+	0.1	0.8	2.3		◆	0.3	1.0	2.4
40 フライ	299	22.1	17.7	10.9	520	337	0.7	1.7	30	4.6	55	0.11	0.10	0	208	1.0	0.2		◆	0.1	2.3	3.7

★=データは素材に吸収された調味料分のみ計算

1人分あたりの成分値

料理番号と料理名（（ ）内は掲載ページ）

料理番号と料理名	エネルギー kcal	たんぱく質 g	脂質 g	炭水化物 g	カルシウム mg	鉄 mg	亜鉛 mg	A（レチノール当量）μg	E mg	K μg	B1 mg	B2 mg	C mg	添加ショ糖 g	食物繊維 g	塩分相当量 g	第1群	第2群	第3群	第4群	計
魚介料理																					
イカ (110)																					
41 刺し身	89	17.0	0.1	1.1	23	0.2	1.5	2.0	2.0	1	0.05	0.04	1	0	0.1	+		1.1			1.1
42 バター焼き	134	16.6	6.0	1.5	32	0.3	1.5	93	2.2	8	0.06	0.05	1	0	0.1	0.6		1.6		0.1	1.7
43 リング揚げ	264	17.7	14.6	13.9	49	0.9	2.2	27	4.5	27	0.07	0.05	1	0	0.4	1.3		3.3			3.3
アサリ (111)																					
44 みそ汁	30	3.2	0.7	2.6	47	1.4	0.3	4	0.2	5	0.01	0.06	1	0.2	0.5	1.7		0.1	0.3		0.4
45 酒蒸し	42	5.1	0.3	1.3	54	2.0	0.4	3	0.2	14	0.02	0.14	+	0	0.2	0.5		0.5			0.5
46 砂抜き	30	3.6	0.3	0.7	41	0.9	0.3	1	0.1	+	0.01	0.07	0	0	-	2.3		0.4			0.4
ホタテ (貝柱) (111)																					
47 刺し身	88	15.0	0.1	5.8	6.2	0.8	1.8	16	0.7	+	0.07	0.13	2	0	0	0.4		1.1			1.1
48 青菜とのいため物	150	15.1	6.7	6.9	107	2.7	1.9	220	3.1	218	0.09	0.20	32	0	1.8	1.5		1.6	0.2	0.5	1.9
49 グラタン	416	21.1	25.1	24.8	1006	1.1	6.4	243	3.3	17	0.13	0.48	19	0	0.8	1.9	2.3	2.2	0.3		5.2
牛もも肉 (112)																					
50 ソテー	210	15.9	14.7	1.9	9	1.2	4.1	16	0.5	16	0.08	0.20	4	0	0	0.5		2.5		0.1	2.6
51 チンジャオロースー	289	19.0	17.3	11.7	28	1.8	4.4	210	2.4	35	0.10	0.24	28	0	1.5	2.6		2.5	0.2	0.8	3.6
52 しゃぶしゃぶ	266	23.1	13.2	13.3	108	3.3	4.6	254	3.3	34	0.11	0.35	34	0	2.2	3.7	0.1	2.8	0.6	0.3	3.3
牛肩肉 (112)																					
53 すき焼き	388	22.0	24.7	16.2	139	3.3	5.1	142	1.7	150	0.20	0.35	56	0	4.3	3.3	0.1	3.3	0.5	0.6	4.9
牛バラ肉 (113)																					
54 オイスターソースいため	358	15.2	24.4	15.8	49	3.1	3.5	36	0.6	16	0.07	0.19	20	0	2.5	1.9		4.4	0.2	0.4	4.5
牛バラ肉 (113)																					
55 焼き肉	594	14.1	50.5	15.2	44	1.2	3.1	35	2.0	44	0.12	0.19	74	0	1.9	1.6		7.4		0.1	7.4
牛肩ロース肉																					
56 焼き肉	374	15.2	31.0	3.0	25	1.4	4.6	359	1.1	59	0.10	0.13	59	0	1.0	1.5		4.7		0.1	4.8
牛ビーフストロガノフ																					
57 ビーフストロガノフ	568	16.2	46.5	18.6	280	3.7	6.3	344	2.2	31	0.16	0.27	49	0	3.3	2.5	1.5	4.0	0.6	0.4	4.9
豚もも肉 (113)																					
58 豚もも肉	237	19.3	15.3	4.2	319	6	2.0	3.1	0.2	20	0.74	0.19	20	0	3.2	1.9		2.9		0.1	2.9
59 ソテー	261	19.8	15.4	8.8	597	44	2.1	298	1.7	62	0.86	0.22	39	0	2.4	2.5		2.8	0.3	0.5	3.3
60 野菜とのいため物	234	19.3	13.7	5.6	556	400	1.2	202	0.9	18	0.21	0.19	18	0	2.0	1.6		2.2	0.2	0.1	2.6
豚ロース肉																					
61 立田揚げ	481	21.4	36.8	12.4	417	31	1.1	51	4.9	18	0.66	0.26	17	0	2.2	1.6		4.1			4.1
62 しょうが焼き	330	19.1	23.4	7.9	725	500	1.1	4	3.5	62	0.70	0.26	43	0	1.9	2.6		5.8		0.3	5.8
63 とんかつ	467	23.2	28.1	30.1	1227	832	1.1	464	2.2	45	0.92	0.21	17	0	2.2	2.0		6.1		0.1	6.1
豚肩 (114)																					
64 とんカツ	330	19.1	23.4	7.9	725	500	1.1	4	3.5	62	0.70	0.26	43	0	1.9	2.6		5.8		0.3	5.8
65 酢豚	167	6.1	10.6	11.5	864	526	0.8	57	1.1	58	0.18	0.07	22	0	0.7	2.2		2.1	0.3		2.2
鶏もも肉 (皮なし) (115)																					
66 角煮	491	40.5	9.5	9.5	763	350	1.4	173	2.0	14	0.58	0.17	4	0	0.1	6.0		5.9			6.1
67 野菜とのいため物	210	16.3	13.0	5.2	751	420	0.7	88	2.0	96	0.18	0.08	96	0	1.5	1.9		2.9	0.2	0.2	3.4
鶏もも肉 (皮なし) (115)																					
68 ソテー	147	13.7	8.8	2.4	23	334	1.4	173	0.9	20	0.14	0.20	4	0	0.1	6.0		5.9			6.1
69 フライドチキン	147	13.9	6.4	3.5	303	255	0.6	64	1.1	37	0.19	0.07	6	0	1.4	1.4		1.8	0.3		2.2
70 チキンソテー	297	16.8	21.0	10.2	439	255	1.0	144	0.6	11	0.12	0.16	6	0	1.5	0.7		2.3			2.3
鶏胸肉 (皮なし) (115)																					
71 ソテー	153	17.5	7.2	4.0	308	438	0.4	23	0.3	30	0.18	0.10	23	0	0	0.5		1.7			1.7
72 照り焼き	165	17.5	7.1	4.9	545	303	0.6	8	0.3	5	0.17	0.10	4	0	0.6	1.1		1.8	0.1	0.1	2.1
73 立田揚げ	150	18.1	9.1	0.1	-	-	0	0	-	8	0.11	0.09	0	0	0.6	1.4		1.8		0.1	1.9
鶏ささ身 (116)																					
74 立田揚げ	95	18.2	0.7	3.1	432	477	0	17	190	0	14.09	0.11	0	0	0	0		1.2			1.2
75 刺身	83	17.3	0.6	0.6	298	326	0	5	150	0	17.07	0.09	4	0	0	0		1.0			1.0
76 フライ	292	20.7	18.0	9.7	277	409	0.8	66	50	+	0.08	0.07	2	0	0.8	0.3		3.7			3.7
豚レバー (116)																					
77 照り焼き	250	16.0	12.9	14.6	756	506	2.6	4.9	279	56	0.27	2.39	19	0	2.2	1.4		3.1		0.3	3.1
レバー (117)																					
78 みそいための	220	16.2	12.3	9.2	725	400	2.8	5.08	668	55	0.27	2.43	26	0	2.5	2.6		2.8			2.8
79 香りいため	160	14.4	5.6	11.4	550	316	1.1	4.68	500	20	0.25	2.37	18	0	2.0	1.6		2.0			2.0
鶏レバー																					
80 焼きとり	107	18.2	2.2	0.4	333	232	0	4	210	0	10.27	1.26	6	0	0	0		0.9			0.9
81 甘辛煮	140	13.2	7.2	6.73	573	307	0	11	230	11	28	0.3	16	0	2.0	6.5		1.3			1.3

1人分あたりの成分値

料理番号と料理名（ ）内は掲載ページ

料理番号と料理名	エネルギー kcal	たんぱく質 g	脂質 g	炭水化物 g	ミネラル(無機質) カルシウム mg	ナトリウム mg	カリウム mg	鉄 mg	亜鉛 mg	ビタミン A μg	E mg	K μg	B₁ mg	B₂ mg	C mg	添加エコール糖分 g	食物繊維相当量 g	食品群別摂取点数 第1群	第2群	第3群	第4群	計
肉料理 ( )内は掲載ページ																						
82 鶏レバーのガーリックソテー (117)	142	13.8	8.2	2.1	11	224	249	9.2	1.5	6.4	13000	0.28	1.28	0.1	16		0	259	0.6	0.1	0	0.7	1.8
83 牛ひき肉のソテー (117)	267	16.6	16.4	10.7	6.9	338	609	2.2	4.1	169	0.2	17	0.09	0.22	15	0	1.5	0.9	0	2.0	0.4	3.3
84 ミートボール	297	15.1	17.0	11.9	32	685	905	2.5	3.3	175	4.7	47	0.15	0.20	20	0	2.5	2.0	0	2.0	1.2	3.7
85 ハンバーグ	331	18.6	20.2	11.7	57	575	472	3.2	3.2	514	2.0	53	0.16	0.31	10		2.4	3.3	0	2.0	0.4	4.1
86 肉団子 (118)	246	15.6	16.7	5.7	121	436	431	2.4	4.1	82	1.9	17	0.11	0.22			2.3	3.1		1.8		
87 シューマイ	258	15.0	13.6	16.9	74.4	341	22	16	0.5	10.0	0.47	0.18	54	1.1	0.08	0	1.6	0.6	2.0			3.2
88 なすのひき肉のはさみ焼き (118)	290	16.0	19.1	17.0	123	860	635	4.3	1.9	196	1.2	2.0	3.7	3.6								
89 鶏ひき肉 (118)	99	10.9	4.2	3.8	123	258	169	1.0	0.8	12	0.05	2.3										
89 そぼろ	99	10.9	4.2	3.8	10	258	169	1.0	0.6	12	0.06	0.08	1	3.0	38	0	0.2	1.1	0.4	0	0.1	1.5
90 つくね	187	18.6	7.7	7.4	662	449	75	128	2.2	2.0	78	0.12	0.28	13	0	3.0	114	0.9	2.1	0.1	0.2	3.2
91 秋田風焼き (118)	202	18.8	9.1	8.0	641	274	47	121	0.9	1.7	23	0.06	0.02	+	2.5	55	3.7	0.4	2.3			3.6
肉加工品 ロースハム (119)	116	6.6	9.6	0.9	400	31	6	136	0.5	1.1	0.08	0	1.4									
92 ソテー	116	6.6	9.6	0.9	4	400			6	136		0.5						0.1	0.1	1.4	0.6	2.5
93 ハムエッグ	300	20.1	22.9	0.9	60	749	248	1.9	1.6	165	2.2	19	0.1	0.52	20	0	0.1	3.0	0	1.0	0	3.8
94 サラダ	150	7.4	11.7	4.0	23	598	295	0.5	0.5	80	1.8	37	0.28	0.08	32	0.5	0.9	0.4	0.1	0.5	1.9	
95 ウインナーソーセージ (119)																						
96 ゆで	129	5.3	11.3	1.6	326	82	9	81	0.6	0.4	5.0	0.10	0.06	4	0	0.2	1.5					
97 スープ煮	154	6.1	11.0	8.6	725	271	37	101	0.7	0.6	12.0	0.11	0.06	28	0	0.2	1.9					
豆・豆製品料理 ゆで大豆 (120)																						
98 五目豆	152	9.0	4.1	21.4	560	603	64	1283	1.6	1.0	2.5	0.08	0.08	1	6.0	5.9	0.6	0.8	2.6			
99 ポークビーンズ	211	14.8	8.9	18.3	714	427	61	198	1.6	1.2	210	0.46	0.16	+	16	6.3	0.6	1.4	0.6	2.1		
100 サラダ	172	8.7	10.6	12.2	124	395	615	133	5.8	2.5	58	0.07	0.10	28	0	5.1	1.0	0.4	0.6	0.8	0.2	2.2
101 納豆 (120)																						
101 納豆(しょうゆ)	92	7.3	4.3	6.5	401	307	44	90	1.6	0.9	0	0.5	0.04	0.24	2	0	2.8	1.0	0	0	0.5	1.5
102 ごろ納豆	88	7.4	4.1	6.2	343	389	47	92	1.6	0.9	118	1.0	4	0.04	0.26	4	0	3.2	1.0	0	0.4	0.5	1.9
103 マグロ納豆	140	18.0	4.4	5.9	534	472	31	224	1.7	0.9	0	0.8	0	1.1	527	0.10	0.18	+	1.6	3.4	0	0	0.5	3.6
104 もめん豆腐 (121)																						
すき焼き風煮物	290	17.1	19.0	10.8	750	427	193	2.7	3.0	74	0.16	0.19	6	0	2.4	1.7	0.1	1.1	1.6	4.4		
105 豆腐サラダ	111	7.0	6.7	1.4	563	294	153	9	0.8	51	1.1	52	0.08	0.08	1	0	1.0	0.9	0	0.2	0.4	1.5
106 麻婆豆腐	185	8.4	10.2	13.1	643	296	144	152	1.9	1.2	66	0	12.0	0.10	0.06	4	0	2.2	0.4	0.6	0.9	0.4	2.3
焼き豆腐 (121)																						
107 白菜との煮浸し	255	15.9	16.9	8.2	773	366	146	215	1.5	1.9	18	40.0	14	0.14	0.08	28	0	3.0	2.0	0.1	0.9	0.1	3.1
がんもどき (122)																						
108 いり豆腐風	188	11.7	12.1	6.5	702	267	160	181	2.2	1.3	327	1.7	270	0.11	0.21	17	0	2.1	1.0	0	2.3	0.2	3.6
109 マグロ納豆																						
油揚げ (122)																						
110 油揚げ	94	6.6	6.3	2.7	349	179	141	99	1.6	0.9	+	0.9	0	0.02	0.01	0	0.9	0.2	0	0	0.5	1.4
111 薬焼き	144	7.3	6.3	15.0	569	200	121	212	0.8	1.1	384	1.7	57	0.08	0.07	9	6.0	1.3	1.4	0	0.5	2.0	3.9
112 中国風いため物	210	9.1	13.1	13.4	773	380	192	147	2.7	1.1	182	2.0	84	0.09	0.08	42	0	3.0	1.5	0	1.2	0.4	4.1
113 綱焼き	80	3.9	6.6	0.9	116	128	18	63	0.6	0.5	18	0.6	12	+	0.01	+	0.6	0	0	0	1.2	0.7	1.4
114 小松菜との煮浸し	111	5.6	3.8	6.8	430	569	200	100	2.6	0.6	330	1.7	416	0.05	0.07	31	2.1	+	1.5	0.2	0	2.0	2.5
115 袋煮	285	19.0	18.1	8.0	734	617	147	287	2.3	2.3	140	4.5	136	0.14	0.08	14	0	0.9	3.0	2.0	0.5	0.1	3.6
がんもどき (123)																						
116 含め煮	200	12.5	12.6	8.3	668	405	200	191	2.1	1.3	20	4.5	20	0.05	0.03	0	0	1.2	2.5	0	0.5	1.3	4.5
117 きぎなととの煮もの	195	11.0	12.5	8.9	761	335	217	170	2.8	1.2	6	1.7	33	0.05	0.06	1	+	1.9	2.0	0.1	0.9	0.3	3.3
118 里芋との煮物	289	14.0	12.6	28.6	693	311	143	235	2.6	1.2	1	2.2	14	0.16	0.06	7	+	3.0	2.0	0.1	1.1	0.9	4.1
凍り豆腐 (123)																						
119 凍り豆腐	118	8.5	5.1	10.0	695	329	176	170	2.2	0.9	16	0.9	16	0	0.07	0	0	0.2	0	0.1	0	1.6
120 卵とじ	224	22.5	10.9	7.6	863	412	144	339	2.5	1.8	64	0.09	0.33	3	3	0.45	2.2	0.2	1.4	0.2	0	0.4	2.8
121 こうや豆腐のいため物	245	13.0	13.1	19.0	581	316	122	201	1.6	1.2	237	2.9	91	0.12	0.11	8	1.4	1.6	1.9	0.5	0.4	0.1	3.1

1人分あたりの成分値

料理番号と料理名（( )内は掲載ページ）

料理名	エネルギー kcal	たんぱく質 g	脂質 g	炭水化物 g	ナトリウム mg	カリウム mg	鉄 mg	亜鉛 mg	A レチノール当量 µg	E mg	K µg	B1 mg	B2 mg	C mg	添加ショ糖 g	食物繊維相当量 g	食塩相当量 g	第1群	第2群	第3群	第4群	計
ほうれん草（124）																		●	♥	♣	◆	
122 サラダ	135	4.4	12.1	2.7	251	596	2.2	0.6	223	2.0	180	0.10	0.22	35	0	2.2	0.6			0.2	0.5	1.7
123 お浸し	23	2.8	0.4	2.9	248	580	1.7	0.6	216	0.09	0.17			28	0	2.0	0.6			0.2	0	0.2
124 バターソテー	46	1.8	3.6	2.6	160	555	1.6	0.4	217	2.2	160	0.09	0.16	28	0	2.2	0.4			0.2	0.4	0.6
にんじん（124）																						
125 グラッセ	52	0.4	0.3	9.3	111	190	0.1	0.1	990	0.4	19	0.03	0.03	3	0	2.4	0.3			0.3	0.4	0.7
春菊																						
126 きんぴら	92	1.8	4.1	12.4	474	312	1.2	0.2	0.4	984	1.1	0.09	0.09	0.5	0	2.7	1.2			0.4	0.8	1.2
127 かき揚げ	301	6.3	18.7	26.8	43	239	0.8	0.6	60				0.01	3.8	0	2.4	0.1			0.7	3.1	3.8
128 お浸し	20	2.1	0.2	3.4	286	367	1.3	0.2	91	0.9	91	0.1	0.1	15	0	2.3	0.7			0.2	0	0.2
129 ごま和え	61	3.3	3.5	5.9	248	385	1.9	0.5	163	0.09	0.11			14	0	2.7	0.6			0.3	0	0.4
130 イカとのサラダ	120	11.0	6.8	3.6	415	493	0.8	1.4	98	0.10	0.15			16	0	2.4	1.0			0.3	0.1	0.4
かぼちゃ（西洋）（126）																						
131 煮物	126	2.4	0.1	27.7	366	471	0.5	0.4	584	4.6	29	0.1	0.1	39	0	3.0	0.9			0.4	0.4	1.4
132 ごま和え	294	6.0	10.7	44.0	275	635	1.2	0.8	750	5.0	33	0.12	0.12	48	0	4.3	0.7			0.7	2.1	3.7
133 煮物	372	6.4	17.4	44.0	547	544	1.4	1.0	549	3.5	25	0.15	0.15	39	0	4.2	1.4			0.8	3.4	4.7
134 天ぷら	36	1.9	0.6	6.9	90	360	0.9	0.3	42	0.9	42	0.05	0.09	6	0	1.7	0.2			0.3	0	0.5
にら（126）																						
135 お浸し	12	1.3	0.1	1.9	176	224	0.7	0.2	58	1.6	70	0.03	0.05	10	0	1.5	0.4			0.1	0	0.2
136 卵とじ	56	2.6	2.5	4.2	152	197	0.6	0.5	63	1.9	69	0.03	0.10	15	0	1.3	0.2			0.2	0.2	0.4
さやいんげん（125）																						
137 お浸し	23	2.3	0.2	4.0	221	210	0.6	0.2	70	0.4	43	0.07	0.10	15	0	1.7	0.6			0.2	0	0.3
138 にんにくいため	56	1.8	4.2	3.6	277	263	0.8	0.3	58	0.5	30	0.1	0.1	13	0	2.6	0.7			0.3	0.5	0.7
ブロッコリー（127）																						
139 塩ゆで	119	9.9	5.9	563	369	1.4	0.7	80	8.0	13	0.05	0.10	110	0	3.8	0			0.1	0.3	1.6	
140 塩ゆで（マヨネーズ）	105	3.6	9.0	4.1	123	273	0.7	0.3	31	2.5	104	0.04	0.09	76	0	2.1	0.4			0.1	0.9	1.5
141 バターソテー	70	3.3	5.2	4.0	177	273	0.8	0.4	68	3.3	129	0.16	0.11	93	0	2.7	0.6			0.2	0.6	0.9
青梗菜（127）																						
142 いためもの	44	1.2	2.6	3.4	144	286	0.8	0.2	119	0.7	93	0.24	0.15	21	0	0.8	0.4			0.2	0.5	0.7
143 お浸し	11	0.9	0.1	2.2	259	263	0.9	0.2	129	4.9	19	0.02	0.03	15	0	1.6	0.7			0.1	0	0.1
144 ソテー	64	0.6	5.1	3.0	341	236	1.0	0.3	306	2.1	84	0.03	0.08	19	0	1.5	0.9			0.1	0.6	0.8
145 ミルク煮	143	6.2	9.5	8.5	463	392	1.1	0.4	333	1.9	158	0.14	0.19	14	0	1.4	1.2			0.6	0.4	1.4
146 グリーンアスパラガス（128）																						
	97	2.3	7.9	2.3	392	276	0.5	0.7	30	0.6	49	0.16	0.16	12	0	1.3	1.0			0.1	0.9	1.1
トマト（128）																						
147 ソテー	54	2.0	4.2	4.2	197	204	0.5	0.2	102	1.1	30	0.1	0.1	19	0	1.1	0.5			0.1	0.5	0.7
148 きんぴら	82	2.7	4.2	5.0	515	245	0.7	0.3	61	2.0	14	0.5	0.4	30	0	1.4	1.3			0.1	0.6	0.9
149 チーズ焼き	24	0.9	0.1	5.9	121	264	0.8	0.2	55	0.05	0.04			16	0	1.1	0.3			0.1	0	0.1
150 マリネ	91	1.1	6.2	8.0	200	301	0.6	0.3	40	0.4	0.04	0.02	119	2.3	0	2.0	1.6			0.1	0.8	1.1
小松菜（129）																						
151 チーズ焼き	24	4.3	4.5	6.1	169	277	1.0	1.5	190	0.07	0.07			19	0	1.4	0.8			0.5	0.7	1.1
152 からしあえ	25	2.1	3.8	4.1	417	530	1.5	0.5	173	0.5	58	0.04	0.14	39	0	1.9	0.8			0.3	0	0.5
153 ソテー	70	1.5	5.2	2.8	405	502	1.7	0.4	220	2.0	171	0.06	0.13	39	0	1.9	0.5			0.3	0.4	0.7
154 厚揚げとの煮浸し	118	7.7	5.9	7.8	547	622	2.8	0.8	171	0.9	0.13	0.17	146	3.9	0	2.3	1.4			0.9	0.5	1.5
ピーマン（129）																						
155 焼き物	21	1.6	0.2	3.9	177	153	0.4	0.2	47	2.0	0.03	0.03	0.03	14	0	1.1	0.6			0	0.3	0.3
156 ソテー	71	0.6	6.1	3.6	196	135	0.4	0.2	51	2.0	10	0.02	0.04	21	0	1.4	0.5			0	0.9	0.9
157 いためもの	110	1.6	9.7	3.7	307	164	0.4	0.2	119	2.3	16	0.03	0.05	53	0	2.0	0.8			0.1	1.2	1.4
キャベツ（130）																						
158 コールスローサラダ★	79	1.0	6.2	5.2	281	183	0.3	0.2	216	1.3	65	0.03	0.29	11	0	2.0	0.7			0	0.7	0.9
159 ハムとのいためもの	77	4.7	4.9	5.6	530	194	0.5	0.5	2.0	0.21	0.08			39	0	1.9	1.3			0.4	0.6	1.1
160 スープ煮	77	4.8	3.0	8.7	419	2.8	0.7	87	0.4	0.4	0.08	0.14	62	0	2.0	1.1	0			0.3	0.7	1.0
もやし（130）																						
161 酢の物	28	2.5	0.1	5.7	423	82	0.3	0.2	47	18	0.03	0.03	0.06	6	0	1.3	0.1			0.1	0	0.2
162 ナムル	35	2.7	1.0	4.8	349	157	0.4	0.3	13	0.1	15	0.04	0.07	10	0	1.5	0.6			0.1	0.2	0.2
163 沖縄風いためもの	131	7.5	9.2	5.1	577	292	1.6	1.3	122	2.2	1.5	0.11	0.11	0	0	1.6	0.6			0.1	1.0	1.1

★＝データは素材に吸収された調味料分のみ計算

1人分あたりの成分値　料理番号と料理名

〈 〉内は掲載ページ

料理名	エネルギー kcal	たんぱく質 g	脂質 g	炭水化物 g	ミネラル(無機質)				ビタミン							添加ショ糖 g	食物繊維相当量 g	食品群別摂取点数				
					ナトリウム mg	カリウム mg	鉄 mg	亜鉛 mg	A レチノール当量 μg	E mg	K μg	B_1 mg	B_2 mg	C mg			第1群	第2群	第3群	第4群	計
〈野菜料理〉																					
164 シラスおろし	24	1.8	0.2	4.1	266	234	0.3	0.1	25	0.1	7	0.03	0.02	4		1.1				0.3	0.3
165 ふろふき大根	74	2.1	1.0	13.5	630	274	0.8	0.3	18	0.2	8	0.03	0.03	14	6.5	1.9				0.9	0.9
166 サラダ	80	1.1	6.1	4.9	358	242	0.3	0.3	31	1.4	30	0.03	0.03	15		1.0				0.8	0.8
〈玉ねぎ〉〈131〉																					
167 スライス(和風ドレッシング)	76	1.4	4.1	8.7	344	164	0.2	0.1	4	0.1	10	0.03	0.02	4		1.4				1.0	1.0
168 オニオンスープ	109	2.0	5.4	13.2	317	154	0.3	0.4	40	0.2	6	0.04	0.04	2		0.9	0.3			1.4	1.4
169 リング揚げ	221	3.8	13.6	21.6	353	163	0.4	0.3	40	2	6	0.07	0.05	6		2.8				2.8	2.8
〈なす〉〈132〉																					
170 焼き物	27	1.8	0.1	5.7	231	246	0.4	0.2	17	0.3	10	0.06	0.05	4		2				0.2	0.2
171 煮物	41	1.8	0.1	9.4	416	279	0.4	0.2	48	0.4	10	0.06	0.06	4		2				0.3	0.3
172 素揚げ	155	1.5	14.1	5.7	228	247	0.3	0.2	22	3.5	17	0.06	0.05	4		2.3				0.5	0.5
〈きゅうり〉〈132〉																					
173 きゅうりもみ★	16	1.2	0.1	3.3	406	212	0.4	0.2	40	0.3	41	0.03	0.03	14		1				0.3	0.3
174 梅肉あえ	16	1.1	0.1	3.5	406	222	0.4	0.2	34	0.3	34	0.03	0.03	14		1				0.3	0.3
175 甘酢いため	73	1.4	4.1	8.4	393	227	0.3	0.2	39	0.7	41	0.03	0.03	14	0.5	1.1				0.5	0.5
〈白菜〉〈133〉																					
176 お浸し	17	1.2	0.1	3.6	239	245	0.4	0.2	45	0.4	41	0.03	0.04	4		1.2				0.2	0.2
177 甘酢いため	73	0.9	4.1	8.6	398	247	0.4	0.2	36	0.4	34	0.03	0.03	19	4.5	1.7				0.4	0.4
〈ごぼう〉〈134〉																					
178 ミルク煮	105	3.5	6.3	10	261	313	0.5	0.3	90	0.1	10	0.06	0.10	2		2.3	0.2			0.7	0.9
179 香物のもの★	28	0.8	0.1	6.3	523	198	0.2	0.2	+	0.1	14	0.01	0.01	+		3.4				0.2	0.2
〈かぶ〉〈133〉																					
180 甘酢かぶ★	26	0.6	0.1	6.1	269	261	0.3	0.1	14	0.3	41	0.03	0.03	14	1	1.3				0.2	0.2
181 菊花かぶ★	38	1.3	0.1	7.4	369	254	0.2	0.1	3	0.1	10	0.03	0.03	14		1.1				0.3	0.3
〈ほうれん草〉																					
182 サラダ	100	1.6	5.9	11.0	201	247	0.3	0.2	220	2.3	220	0.04	0.04	14		1.5				0.7	0.7
183 たたきごぼう	95	2.6	2.8	16.2	430	264	0.8	0.4	1	0.5	1	0.06	0.05	2	2	3.8				1.3	1.3
184 きんぴら	93	1.7	4.1	11.8	410	226	0.6	0.3	50	0.6	67	0.10	0.12	14	1.1	3.4				0.5	0.5
〈はす〉〈134〉																					
185 酢ばす★	51	1.3	0.1	11.4	291	14	0.4	0.3	+	0.1	10	0.04	0.01	29		1.4				0.4	0.4
186 煮物	59	1.6	0.1	12.2	260	312	0.5	0.3	16	0.2	10	0.07	0.01	14	0.4	1.4				0.7	0.7
187 きんぴら	99	1.7	4.1	12.9	357	295	0.4	0.3	36	1.1	55	0.10	0.02	14	1	2.5				1.2	1.2
〈じゃが芋〉〈135〉																					
188 粉吹き芋	84	1.8	0.2	19.5	313	458	0.4	0.3	+	0.2	+	0.06	0.02	39		+				1.2	1.2
189 ポテトサラダ	224	2.6	14.6	21.2	340	523	0.7	0.4	162	2.8	35	0.12	0.06	42		2.5				1.1	1.1
190 フライドポテト	124	1.8	4.5	19.4	274	457	0.5	0.4	5	0.6	+	0.10	0.03	39		3				0.6	0.6
〈さつま芋〉〈135〉																					
191 ふかし芋	119	1.1	0.2	28.4	121	423	0.6	0.2	26	0.9	12	0.10	0.03	26		+				1.5	1.5
192 りんごとの重ね煮	208	1.2	5.1	40.2	49	469	0.5	0.3	38	1.6	14	0.11	0.03	28	6.0	1.8	0.2			2.6	2.6
193 天ぷら	305	4.6	11.0	46.5	218	468	0.7	0.4	48	3.4	24	0.14	0.04	26		0	0.4			3.8	3.8
〈里芋〉〈136〉																					
194 含め煮	122	2.8	0.2	28.3	616	983	0.9	0.4	21	0.9	8	0.11	0.05	6		1.8				2.2	2.2
195 煮ころがし	126	3.3	0.8	26.1	718	1006	0.5	0.4	11	1.0	9	0.09	0.06	6		2.7				2.3	2.3
〈長芋〉〈136〉																					
196 イカとの煮物	186	12.8	0.7	32.5	1153	1168	0.9	0.5	+	0.3	1	0.11	0.09	9		1.1	1.1			1.9	3.0
197 酢の物	46	1.7	0.3	10.0	308	266	0.3	0.1	+	+	+	0.06	0.01	6		0.7				0.7	0.7
198 山かけ	94	12.4	0.7	9.1	363	438	0.8	0.8	51	0.1	6	0.08	0.14	5	4	1.1	1.1			0.5	1.6
199 とろろ汁	44	1.9	0.2	9.2	612	334	0.6	0.1	15	0.1	1	0.07	0.02	7		0.8	0.1			0.5	0.6
〈きのこ類〉〈137〉																					
200 しいたけの網焼き	17	1.9	0.2	4.0	291	220	0.3	0.3	18	+	+	0.06	0.08	+		3				0.1	0.1
201 なめたけの煮つけ	29	2.7	0.2	6.0	789	316	0.5	0.5	+	+	+	0.12	0.11	+	0.4	3.3				0.2	0.2
202 マッシュルームのマリネ	27	2.4	1.1	2.7	55	359	0.4	0.5	31	0.4	+	0.07	0.29	0		1				0.2	0.2
〈海藻類〉																					
203 わかめサラダ	81	1.8	6.3	5.9	697	585	0.8	0.3	90	1.2	63	0.07	0.10	14		+				0.5	0.5
204 ひじきの煮物	63	4.2	2.4	10.9	639	692	1.2	0.6	92	0.5	17	0.05	0.05	+		3.2				0.5	0.5
205 海藻サラダ	32	1.1	2.1	4.8	239	320	0.4	0.4	82	0.4	18	0.04	0.06	2		0.9				0.4	0.4

★＝データは素材に吸収された調味料分のみ計算

1人分あたりの成分値

料理番号と料理名（）内は掲載ページ	エネルギー kcal	たんぱく質 g	脂質 g	炭水化物 g	ミネラル（無機質）					ビタミン							食塩相当量 g	添加砂糖 g	コレステロール mg	食物繊維 g	食品群別熱量点数 第1群 第2群 第3群 第4群 計
					カルシウム mg	鉄 mg	亜鉛 mg			A μg	E mg	K μg	B_1 mg	B_2 mg	C mg					

穀物類

胚芽精米ごはん (138)
206 焼きおにぎり
207 卵雑炊
胚芽精米 (138)
208 チャーハン
209 茶パン
料理 210 栗パン
211 カレーごはん
精白米ごはん (139)
212 おにぎり
213 お茶づけ
214 型ずし
精白米 (139)
215 おかゆ
216 ピースごはん
217 パエリア
玄米 (140)
218 おかゆ
219 あずきごはん
220 五目炊きこみごはん
もち米 (140)
221 赤飯
もち (140)
222 雑煮
223 かけそば
そば (141)
224 月見そば
225 たぬきそば
うどん (141)
226 かけうどん
227 煮こみうどん
228 焼きうどん
そうめん (142)
229 そうめん
中華めん (142)
230 五目そば
231 にゅうめん
232 冷やし中華
233 ソース焼きそば
234 ラーメン
スパゲティ (143)
235 ナポリタン
236 明太子スパゲティ
237 ミートソース
マカロニ (143)
238 マカロニサラダ
小麦粉 (143)
239 ホットケーキ
ビーフン (144)
240 焼きビーフン
春雨 (144)
241 春雨サラダ
242 食パン (144)
243 フレンチトースト
244 オーブンサンド

（表の詳細な数値データは省略）

★データは素材に吸収された調味料分のみ計算

■ 標準計量カップ・スプーンによる重量表

（単位＝グラム）

食品名 ＼ 計量器	小さじ (5㎖)	大さじ (15㎖)	カップ (200㎖)
水	5	15	200
酒	5	15	200
酢	5	15	200
しょうゆ	6	18	230
みりん	6	18	230
みそ	6	18	230
天然塩（特殊製法）	5	15	180
食塩	6	18	240
精製塩	6	18	240
上白糖	3	9	130
グラニュー糖	4	12	180
ざらめ	5	15	200
水あめ	7	21	280
はちみつ	7	21	280
ジャム	7	21	250
マーマレード	7	21	270
油	4	12	180
バター	4	12	180
ラード	4	12	170
ショートニング	4	12	160
コーンスターチ	2	6	100
小麦粉（薄力粉）	3	9	110
小麦粉（強力粉）	3	9	110
かたくり粉	3	9	130
上新粉	3	9	130
ベーキングパウダー	4	12	150
ジュウソウ	4	12	190

食品名 ＼ 計量器	小さじ (5㎖)	大さじ (15㎖)	カップ (200㎖)
生パン粉	1	3	40
パン粉	1	3	40
オートミール	2	6	80
粉チーズ	2	6	90
ごま	3	9	120
道明寺粉	4	12	160
マヨネーズ	4	12	190
牛乳	5	15	210
生クリーム	5	15	200
練りごま	5	15	210
トマトピュレ	5	15	210
トマトケチャップ	5	15	230
ウスターソース	6	18	240
わさび粉	2	6	70
カレー粉	2	6	80
からし粉	2	6	90
こしょう	2	6	100
脱脂粉乳	2	6	90
粉ゼラチン	3	9	130
うま味調味料	4	12	160
番茶（茶葉）	2	6	60
紅茶（茶葉）	2	6	60
レギュラーコーヒー	2	6	60
煎茶（茶葉）	2	6	90
ココア	2	6	90
抹茶	2	6	110

（1999年1月改訂）